薬剤ごとの違いがわかる

ステロイドの使い分け

豊富な薬剤情報と症例

Steroid

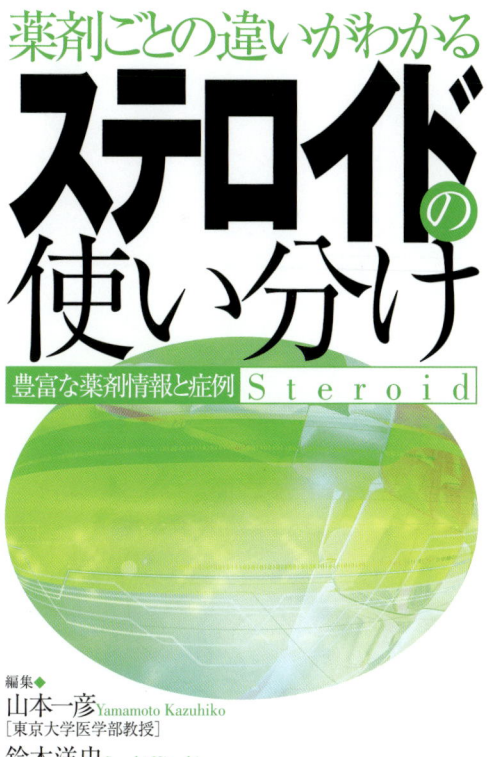

編集◆

山本一彦 Yamamoto Kazuhiko
［東京大学医学部教授］

鈴木洋史 Suzuki Hiroshi
［東京大学医学部教授・附属病院薬剤部長］

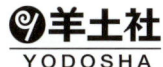

謹告
　本書に記載されている診断法・治療法に関しては，発行時点における最新の情報に基づき，正確を期するよう，著者ならびに出版社はそれぞれ最善の努力を払っております．しかし，医学，医療の進歩により，記載された内容が正確かつ完全ではなくなる場合もございます．
　したがって，実際の診断法・治療法で，熟知していない，あるいは汎用されていない新薬をはじめとする医薬品の使用，検査の測定および判読にあたっては，まず医薬品添付文書や機器および試薬の説明書で確認され，また処置技術に関しては十分考慮されたうえで，常に細心の注意を払われるようお願いいたします．
　本書記載の診断法・治療法・医薬品・検査法・疾患への適応などが，その後の医学研究ならびに医療の進歩により本書発行後に変更された場合，その診断法・治療法・医薬品・検査法・疾患への適応などによる不測の事故に対して，著者ならびに出版社はその責を負いかねますのでご了承ください．

序

　副腎皮質ステロイド，コルチコステロイド，グルココルチコイドなどと呼ばれているステロイドは，主として抗炎症作用と免疫抑制作用を期待され，多くの疾患，病態に使われている．しかし，実際にはステロイドの生理作用，薬理作用は多くの代謝系や臓器に及び，きわめて幅広い．そして副作用で大きな問題となる電解質コルチコイド作用を軽減させるためや，血中半減期の延長や受容体との結合を強化する目的で，種々の薬剤が開発され，投与形態もさまざまなものができている．

　それでは，多様な疾患・病態に対して，このように多くの種類の薬剤をどのように用いたらよいかという点に関して，最近重要視されている臨床エビデンスは，実はきわめて限られていると言ってよい．合成コルチゾンがはじめて臨床に使われて60年以上経ち，薬価も高くない薬剤を用いた臨床試験が，今後も多く行われることは期待できないであろう．そこで，使用のノウハウは経験に頼る部分も多くなる．この点では，ステロイドは今まで多くの領域で多くの経験が蓄積されている薬剤と言ってよいであろう．

　しかし，一人の医師として，実際に種々の病態にどのようにステロイドを用いたらよいか，ということに関しての情報は簡単には集めようとしても集まらないことが多い．たとえ周りに多くの医師がいる場合でも，よくわからないという答えの方が返ってくることが多い．

　本書はこのようなステロイドに関する臨床の状況をふまえ，実際の実践的な経験も含めた情報を少しでも多く収載することを目的として，医師と薬剤師の多くのエキスパートの方々に執筆いただいた．少しでも読者の皆様の臨床のお役に立てば幸いです．

2010年1月

編者を代表して
山本一彦

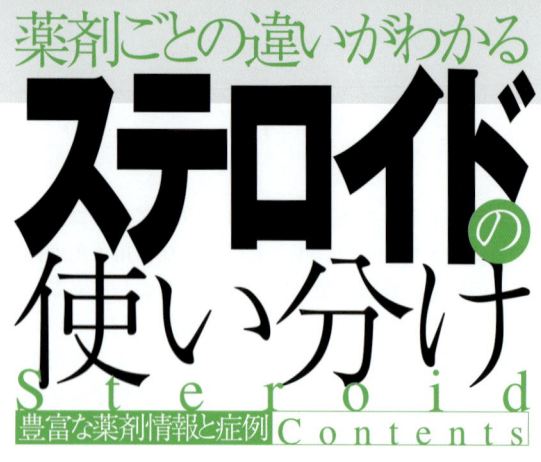

薬剤ごとの違いがわかる
ステロイドの使い分け
Steroid Contents
豊富な薬剤情報と症例

序 　　　　　　　　　　　　　　　　　　　　　　　　　　　　山本一彦

第1部　ステロイドの基礎知識

1. ステロイドを使うのはどんなときか
　　　　　　　　　　　　　大島久二，秋谷久美子，田中郁子　14
2. ステロイドの作用　　　　　　　　　　　清野敏一，川合眞一　17
3. ステロイドの種類と選び方　　大島久二，秋谷久美子，田中郁子　20
4. ステロイドの使い方
　〜初期投与量，減量・離脱，維持量の考え方〜
　　　　　　　　　　　　　大島久二，秋谷久美子，田中郁子　23
5. 相互作用　　　　　　　　　　大島久二，秋谷久美子，田中郁子　30
6. 副作用とその予防　　　　　　大島久二，秋谷久美子，田中郁子　33
7. 注意点　　　　　　　　　　　大島久二，秋谷久美子，田中郁子　44

第2部　薬剤編

1. 経口剤 ……………………………………………… 清野敏一，川合眞一

総論 ───────────────────────────── 48
各論 ───────────────────────────── 57
1.フルドロコルチゾン酢酸エステル／57　2.プレドニゾロン／59　3.メチルプレドニゾロン／62　4.トリアムシノロン／64　5.デキサメタゾン／66　6.ベタメタゾン／69　7.ヒドロコルチゾン／73　8.コルチゾン酢酸エステル／75

Contents

2. 注射剤 ……………………………………大野能之,三森経世
総論 —— 78
各論 —— 83
1.ヒドロコルチゾンコハク酸エステルナトリウム,ヒドロコルチゾンリン酸エステルナトリウム／83　2.ベタメタゾンリン酸エステルナトリウム／85　3.デキサメタゾンリン酸エステルナトリウム／87　4.トリアムシノロンアセトニド／89　5.プレドニゾロンコハク酸エステルナトリウム／91　6.メチルプレドニゾロンコハク酸エステルナトリウム／93

3. ステロイド外用剤 ……………………………大谷道輝,古江増隆
総論 —— 96
各論 —— 127
1.ストロンゲスト群／127　2.ベリーストロング群／129　3.ストロング群／135　4.ミディアム群／139　5.ウィーク群／141

4. 吸入ステロイド ……………………………長瀬幸恵,杣 知行,永田 真
総論 —— 144
各論 —— 155
1.フルチカゾンプロピオン酸エステル（FP）／155　2.ベクロメタゾンプロピオン酸エステル（BDP）／158　3.ブデソニド（BUD）／160　4.シクレソニド（CIC）／161

5. 鼻噴霧用薬 ……………………………………柳原良次,増山敬祐
総論 —— 165
各論 —— 171
1.ベクロメタゾンプロピオン酸エステル液状製剤／171　2.ベクロメタゾンプロピオン酸エステル粉末製剤／172　3.フルチカゾンプロピオン酸エステル／174　4.モメタゾンフランカルボン酸エステル水和物／176　5.フルチカゾンフランカルボン酸エステル／177

6. 眼軟膏・点眼液 ………………………………関根祐子,高村悦子
総論 —— 180
各論 —— 190
1.ベタメタゾンリン酸エステルナトリウム／190　2.ベタメタゾンリン酸エステルナトリウム・フラジオマイシン硫酸塩配合／190　3.デキサメタゾンメタスルホ安息香酸エステルナトリウム／190　4.フルオロメトロン／191　5.メチルプレドニゾロン・フラジオマイシン硫酸塩配合／191　6.プレドニゾロン／191

第3部 疾患編

1. 膠原病 ……鈴木康夫 194
1. 全身性エリテマトーデス（SLE） 198
2. 関節リウマチ（RA） 204
3. 多発性筋炎/皮膚筋炎 208
4. 血管炎症候群 211

2. 血液疾患 ……西村純一，柴山浩彦，水木満佐央，金倉 譲 215
1. 自己免疫性溶血性貧血（AIHA） 215
2. 特発性血小板減少性紫斑病（ITP） 218
3. 悪性リンパ腫（非ホジキンリンパ腫） 220
4. 多発性骨髄腫 225
5. 血球貪食症候群 228
6. 血栓性血小板減少性紫斑病 233

3. 腎疾患 ……野島美久 237
1. 微小変化型ネフローゼ症候群 237
2. 巣状糸球体硬化症 242
3. 膜性腎症 245
4. IgA腎症 249
5. 急速進行性糸球体腎炎（RPGN） 252

4. 呼吸器疾患 ……山口正雄 257
1. 気管支喘息 257
2. 特発性間質性肺炎（IIPs） 264
3. 膠原病随伴性間質性肺炎 268
4. 好酸球性肺炎 272
5. サルコイドーシス 276

5. 脳神経疾患 ……真崎勝久，吉良潤一 279
1. 多発性硬化症（MS） 279
2. 重症筋無力症（MG） 283

Contents

   3. 慢性炎症性脱髄性多発根ニューロパチー（CIDP）　　287
   4. 急性細菌性髄膜炎　　290
   5. 脳腫瘍，脳・脊髄への転移性腫瘍に対する症状緩和　　293

6. 甲状腺疾患 ……………………………………久保田 憲　296
亜急性甲状腺炎　　296

7. 消化管・肝胆膵 ………………………野中康一，喜多宏人　300
   1. 潰瘍性大腸炎（UC）　　300
   2. クローン病　　305
   3. 自己免疫性肝炎（AIH）　　308

8. 皮膚科疾患 ……………………………………中川秀己　311
   1. アトピー性皮膚炎　　311
   2. 蕁麻疹　　320
   3. 虫刺症　　322
   4. 薬　疹　　323
   5. 自己免疫性水疱症（天疱瘡と類天疱瘡）　　327
   6. 結節性紅斑　　331

9. 眼科疾患 ………………………………高瀬　博，望月　學　333
   1. ぶどう膜炎　　333
   2. 結膜炎　　340
   3. 特発性視神経炎　　343

10. 耳鼻咽喉科疾患 ………………………國井直樹，岡本美孝　346
   1. 突発性難聴・急性感音難聴　　346
   2. 顔面神経麻痺　　351
   3. アレルギー性鼻炎　　355

索引
  医薬品索引　　358
  事項索引　　361

Color Atras

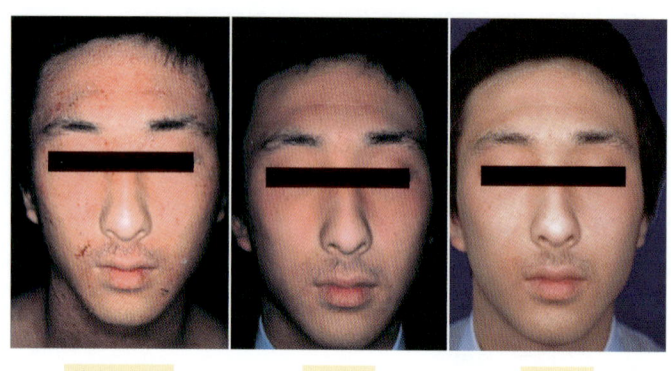

治療開始前　　　　　3日後　　　　　　7日後

写真1　顔面　典型初診例（17歳/男性）
(本文317ページ図2参照)

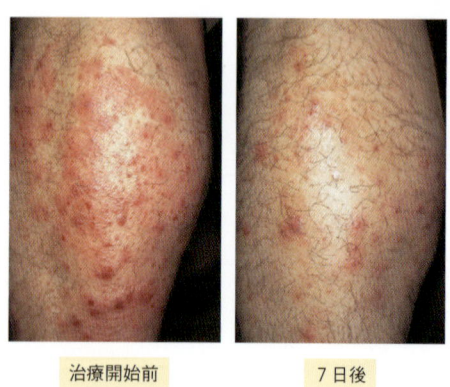

治療開始前　　　　　7日後

写真2　下肢　ステロイド外用剤中止後の再燃例（25歳/男性）
(本文318ページ図3参照)

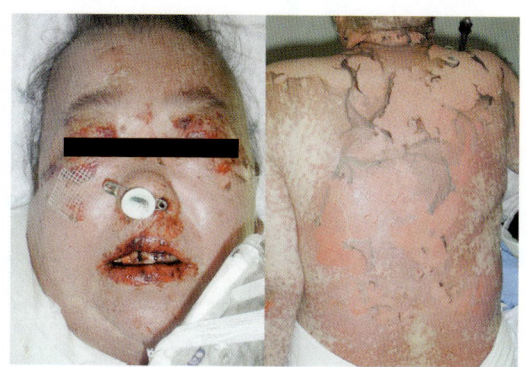

写真3 抗真菌薬による中毒性表皮壊死症の症例
（本文324ページ図4参照）

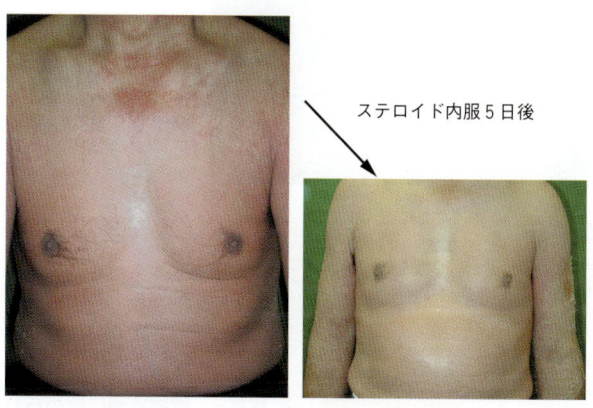

ステロイド内服5日後

写真4 64歳，男性．去痰薬による紅皮症型薬疹
（本文325ページ図5参照）

Color Atras

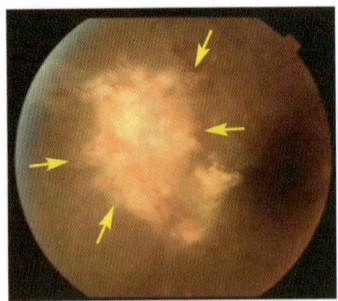

写真5 右眼視神経乳頭肉芽腫
(本文337ページ図3参照)

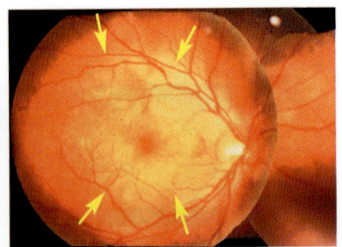

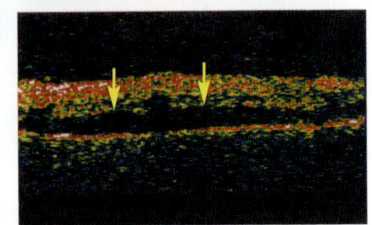

写真6 漿液性網膜剥離
(本文338ページ図4参照)

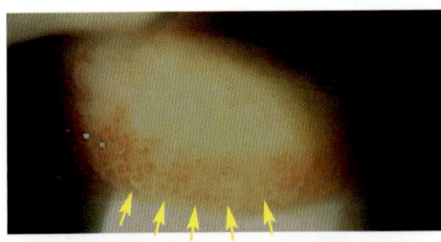

写真7 上眼瞼結膜の乳頭形成
(本文341ページ図5参照)

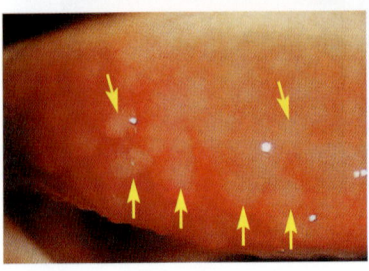

写真8 眼瞼結膜に認められた石垣状乳頭増殖
(本文342ページ図6参照)

執筆者一覧

■ 編 集

山本　一彦	東京大学医学部アレルギー・リウマチ内科
鈴木　洋史	東京大学医学部附属病院薬剤部

■ 執筆者 (掲載順)

山本　一彦	東京大学医学部アレルギー・リウマチ内科
大島　久二	国立病院機構東京医療センター膠原病内科
秋谷久美子	国立病院機構東京医療センター膠原病内科
田中　郁子	藤田保健衛生大学医学部臨床検査部
清野　敏一	東京大学医学部附属病院薬剤部
川合　眞一	東邦大学医療センター大森病院リウマチ膠原病センター
大野　能之	東京大学医学部附属病院薬剤部
三森　経世	京都大学大学院医学研究科臨床免疫学
大谷　道輝	東京通信病院薬剤部
古江　増隆	九州大学医学部皮膚科学教室
長瀬　幸恵	東京大学医学部附属病院薬剤部
杣　知行	埼玉医科大学呼吸器内科，アレルギーセンター
永田　真	埼玉医科大学呼吸器内科，アレルギーセンター
柳原　良次	東京大学医学部附属病院薬剤部
増山　敬祐	山梨大学大学院医学工学総合研究部耳鼻咽喉科・頭頸部外科
関根　祐子	千葉大学薬学部臨床薬学講座実務薬学
高村　悦子	東京女子医科大学眼科
鈴木　康夫	東海大学医学部内科学系リウマチ内科学
西村　純一	大阪大学大学院医学系研究科血液・腫瘍内科学

柴山　浩彦	大阪大学大学院医学系研究科血液・腫瘍内科学
水木満佐央	大阪大学大学院医学系研究科血液・腫瘍内科学/化学療法部
金倉　　譲	大阪大学大学院医学系研究科血液・腫瘍内科学
野島　美久	群馬大学大学院医学系研究科生体統御内科学
山口　正雄	帝京大学医学部内科学講座
真崎　勝久	九州大学大学院医学研究院神経内科学
吉良　潤一	九州大学大学院医学研究院神経内科学
久保田　憲	東京都立駒込病院内分泌代謝科
野中　康一	埼玉医科大学国際医療センター消化器内科
喜多　宏人	埼玉医科大学国際医療センター消化器内科
中川　秀己	東京慈恵会医科大学皮膚科学講座
高瀬　　博	東京医科歯科大学大学院医歯学総合研究科眼科学
望月　　學	東京医科歯科大学大学院医歯学総合研究科眼科学
國井　直樹	千葉大学大学院医学研究院耳鼻咽喉科頭頸部腫瘍学
岡本　美孝	千葉大学大学院医学研究院耳鼻咽喉科頭頸部腫瘍学

第1部 ステロイドの基礎知識

1. ステロイドを使うのはどんなときか　　1
2. ステロイドの作用　　2
3. ステロイドの種類と選び方　　3
4. ステロイドの使い方　　4
5. 相互作用　　5
6. 副作用とその予防　　6
7. 注意点　　7

第1部 ステロイドの基礎知識

1. ステロイドを使うのはどんなときか

大島久二，秋谷久美子，田中郁子

　一般的に治療薬としての「ステロイド」とは，グルココルチコイド製剤を指しているが，産婦人科，乳腺科，泌尿器科では性ホルモン製剤を示すこともある．本書では，グルココルチコイド製剤であるステロイドを扱っている．

　治療として用いる量，すなわち薬理量としてのステロイドには，強力な抗炎症作用と免疫抑制作用がある．このため，膠原病などの免疫異常と炎症病態を主体とする多臓器疾患のみならず，各臓器別疾患でも同様の病態のときに使用される．これら臓器別疾患としては，間質性肺炎や気管支喘息などの呼吸器疾患，ネフローゼなどの腎疾患，潰瘍性大腸炎やクローン病などの炎症性腸疾患，自己免疫性肝炎などの肝疾患，多発性硬化症や重症筋無力症などの神経筋疾患，白血病などの血液疾患，心筋炎などの循環器疾患など内科疾患のみならず，特発性難聴などの耳鼻科疾患，多くの皮膚科疾患，ぶどう膜炎などの眼科疾患など，ほぼすべての臨床の場で用いられている．

　ここで注意すべき点は，抗菌薬と異なり，ステロイド治療は根本治療ではなく，あくまで対症療法の域を出ない治療法である，ということである．もちろん短期的なステロイド治療のみで病態が消失することもあるが，その場合には自然経過でも軽快するものを早期に改善しているにすぎないことが多い．

　しかし，臨床の場でこれだけ広く，かつ副作用も重篤なものがあることが知られているにもかかわらず治療薬としてステロイドが用いられている訳は，他にかわる治療薬がないということにつきる．すなわち，これまでの経験からステロイドが有効であることが知られている場合，ほかの治療薬で軽快しない，あるいはほかの治療薬がない場合にステロイドを用いることになる．どのような場合に用いるかの個々の病態については，本書の「第3部 疾患編」を参照していただきたい．

そのほか，グルココルチコイドは生命維持に必須のホルモンであるため，副腎不全では補充療法として用いられる．この場合には副作用ということは考える必要はなく，服用をやめない，ということを注意すればよいことになる．

1. 局所投与と全身投与

ステロイドには，経口剤のほか，注射剤，吸入剤，皮膚外用剤，鼻噴霧用薬，点眼液・眼軟膏がある．

このうち局所投与に用いる吸入剤，外用剤，鼻噴霧用薬，点眼薬は，全身投与（経口または注射）による全身作用は必要ないが，局所に高濃度で作用させたい場合に使用される．局所投与では，全身投与に比べて全身へ副作用をほとんど心配しないでよいが，局所の副作用には注意を払う必要がある．使用する病態は全身投与と同じく免疫異常が想定される局所の炎症性病態であり，ほかに有効な治療薬がない場合である．

吸入ステロイドは気管支喘息・肺気腫などの呼吸器疾患に対して使用される．また，鼻噴霧用薬，点眼液・眼軟膏，皮膚外用剤はそれぞれ耳鼻科，眼科，皮膚科領域において使用され，経口や注射ステロイドと併用されることもある．

全身投与（経口剤あるいは注射剤）する場合の基本は，多臓器病変のために全身に作用させる必要のある，または病変局所に局所投与できない病態に対しての使用，ならびに局所病変であっても局所投与（皮膚外用・鼻噴霧用薬・点眼）では効果が不十分な場合である．

全身投与には経口剤と注射剤がある．ステロイドの経口投与は通常安定して吸収されて作用を発揮するため，多くの全身疾患に対する治療薬として第1選択薬として用いられる．注射剤が必要な場合は，嘔吐や消化管通過障害，呼吸苦，意識障害，手術前などで経口摂取が不可能な場合と，下痢・吸収不良症候群などで吸収が悪いと予測される場合である．

経口で投与されるステロイドは，化学的に修飾を受けていないステロイドそのものであり，主に小腸で吸収され，投与量の約80%が体内で利用（バイオアベイラビリティー）される．経口投与後，約1〜2時間で血中ステロイド濃度はピークとなり，その後半減期（「3．ステロイドの種類と選び方」参照）に従い血中濃度は減少する．これに対して注射剤は，ステロイドを水溶性にさせるためのさまざまな側鎖が化学的に結合

されており，その側鎖は注射後肝臓ですみやかに除去され，効果のあるステロイド本体に変換されて体内に分布する．注射では，注射終了時に血中ステロイド濃度はピークとなり，その後半減期に従い減少する．そのため，ステロイドを数分で静脈注射した場合には血中ピーク濃度は高くなるが，早く消失する．

memo

第1部 ステロイドの基礎知識

2. ステロイドの作用

清野敏一，川合眞一

　ステロイドは強力な抗炎症作用，免疫抑制作用などを示す薬剤として，きわめて広範な疾患に使用されている．その適応範囲は広く，適応症が最も多い薬剤といえる．また，剤形の種類も多く，経口剤，注射剤，軟膏剤や点眼，吸入，坐剤などの外用剤などきわめて多種にわたっている．

　ステロイドの生理作用と薬理作用を表1に示した．ステロイド療法は**補充療法**と**薬理療法**の2つに大きく分けられる．補充療法はホルモンとしての本来の使用法であって，副腎皮質不全などに対して不足分を補充することを目的とする．一方，薬理療法はステロイドの薬理作用，特に抗炎症作用，抗アレルギー作用，抗免疫作用，抗腫瘍作用などを利用する治療法である．

　ステロイドの適応症の概略を図1に示した．補充療法の必要な病態は主に副腎皮質不全であり，副腎皮質そのものの破壊による原発性副腎皮質不全と，下垂体や視床下部の疾患によって起こる続発性副腎皮質不全に分類される．原発性副腎皮質不全には天然型のヒドロコルチゾンの経口投与によって治療することを原則とする．

　一方，ステロイドの薬理療法は多岐にわたる．主たる使用目的である炎症，アレルギー，免疫を考えた場合の作用機序として重要なものは，免疫抑制作用と抗炎症作用である．その主な作用点は，種々の炎症性サイトカインの産生抑制と，アラキドン酸代謝にかかわる種々の酵素の発現抑制によるプロスタグランジン産生抑制である．それら以外の作用点も報告されており，ステロイドの強力な作用はこれらが共同して発揮されるものと考えられている．ステロイドの作用は投与量とも関係する．例えば，抗体産生抑制作用は抗炎症作用に比べ多量のステロイドが必要であり，通常プレドニゾロンとして1日30mg未満では十分な作用はみられない．一方，抗炎症作用は5〜10mgでも認められる．それゆえ疾患や

表1 ステロイドの生理作用と薬理作用

糖代謝	末梢組織：糖利用↓，肝：糖新生↑，グリコーゲン合成↑，糖耐性↓
タンパク代謝	末梢組織：タンパク同化↓，肝：酵素誘導↑，血清，尿：アミノ酸↑，クレアチン↑，尿酸排泄↑
脂質代謝	脂質分解（部位による）↑↓，血中脂肪酸↑，血中コレステロール↑
電解質代謝	血清K↓，K排泄↑，血清Na↑，Na排泄↓，アルカローシス↑
血液成分	総白血球数↑，好酸球↓，好塩基球↓，リンパ球↓，赤血球数↑，好中球↑，血清タンパク（細胞により，増殖，分化，浸潤，分泌の抑制）
神経系	中枢神経：興奮性↑，うつ状態↑，味覚↓，嗅覚↓
循環器系	心臓：収縮力↑，拍動数↑，血管収縮↑
消化器系	胃液分泌↑
内分泌系	ACTH，成長ホルモン，甲状腺刺激ホルモンなど分泌↓，インスリン分泌↑
結合組織	骨，軟骨，皮膚：コラーゲン産生↓，ムコ多糖合成↓
免疫系	胸腺，リンパ節重量↓，サイトカイン産生↓，抗体産生↓，細胞性免疫↓
炎症反応	血管透過性↓，白血球遊走↓，肉芽腫形成↓，種々の炎症性サイトカイン↓，アラキドン酸代謝にかかわる酵素↓，ホスホリパーゼA_2↓，シクロオキシゲナーゼ-2↓，膜結合型プロスタグランジンE合成酵素-1↓

↑上昇，↓低下，↑↓上昇または低下
文献1より引用

病態により投与量が異なる．また，ステロイドの治療的役割は疾患ごとにさまざまであり，全身性エリテマトーデス（systemic lupus erythematosus，以下，SLEと略す）のようにほぼ絶対適応となる疾患から，関節リウマチのように相対的な適応にとどまるものもある．同一疾患においても，その重症度や臓器障害の範囲によってその投与量は異なり，プレドニゾロン1日20 mg以下の少量投与から大量投与まで病態の重症度に応じて選択する．ステロイド療法以外に特異的な治療法がなく，重要臓器障害を呈する場合（悪性関節リウマチ，多発性筋炎などの膠原病・膠原病類縁疾患，急性白血病，悪性リンパ腫などの悪性血液疾患，重症筋無力症，多発性硬化症などの自己免疫疾患）は一般に大量療法の適応となる．

薬理効果が期待される場合

- 全身性疾患 ― 古典的膠原病／血管炎症候群
- 局所での効果を期待する疾患
  - 関節の炎症（局所療法も含む）
  - 肺－間質性肺炎，喘息（吸入ステロイドも含む）
  - 腎－ネフローゼ症候群
  - 消化管－潰瘍性大腸炎・クローン病（注腸，動注を含む）
  - 肝臓－自己免疫性肝炎
  - 神経筋－多発性硬化症・重症筋無力症
- 病態改善 ― 癌末期・脳浮腫・好酸球増多症・移植医療

生理作用が期待される場合

- ホルモン欠損 ― 下垂体不全・副腎不全
- その他 ― 副腎酵素欠損症・デキサメタゾン抑制性高血圧

図1　ステロイドの適応症
文献2より引用改変

＜文　献＞
1)「今日の治療薬」（水島裕／編），南江堂，2009
2)「ステロイド薬の選び方と使い方」（矢野三郎／監，佐藤文三／編），南江堂，1999

memo

第1部　ステロイドの基礎知識

3. ステロイドの種類と選び方

大島久二，秋谷久美子，田中郁子

　臨床で使用されているステロイドはきわめて多岐にわたっている．

　局所投与で用いられる吸入剤，鼻噴霧用薬，点眼液・眼軟膏ではそれぞれ数種類あるのみであり，あえてステロイドの面から選択をする必要はないといえる．一方，皮膚外用剤には多種類のステロイドが発売されている．後述する全身投与の場合とは異なり，修飾基，配合剤により局所作用の強弱が明らかになっている．さらに，局所病変の状態により配合剤を選択して投与することとなる．詳細は本書第2部3．ステロイド外用剤ならびに「第3部 8．皮膚科疾患」の項を参照していただきたい．

　ステロイド経口剤としては，大きく分けて3種類の薬剤が利用可能である（表2）．結論としては，通常はプレドニゾロンで治療開始すればよい．

　プレドニゾロン以外を選択する場合もあるが，以下の各薬剤の特徴を理解して使用する．

1. ミネラルコルチコイド作用の強さ

　最も特徴的なのはミネラルコルチコイド作用の強弱である．生理的に分泌されるステロイドである**コルチゾール・コルチゾン系のステロイドが最もミネラルコルチコイド作用が強い**．プレドニゾロンは軽度のミネラルコルチコイド作用があるが，その他のステロイドはミネラルコルチコイド作用をほとんどもたない．通常プレドニゾロンを大量投与しても，ミネラルコルチコイド作用としての急激な高血圧，浮腫を呈することはないが，それらが現れる場合，あるいは腎不全で浮腫・高血圧がある場合にはミネラルコルチコイド作用がない薬剤を用いる場合がある．

　一方，アジソン病など副腎不全に対して補充療法として用いる場合には，ミネラルコルチコイド作用のあるコルチゾール・コルチゾン系の経口剤を用いる．応用として，ステロイド長期投与例でプレドニゾロンで1日5mg以下に減量することができ，脱力，低血圧，好酸球増加など副

表2 各種ステロイド投与量と対応量

ステロイド (化学構造)	抗炎症作用	Na貯留効果	対応量 (mg)	1錠中の含有量 (mg)	血中半減期 (時間)	生物学的半減期 (時間)
〈短時間作用型〉						
コルチゾール	1	1	20	20	1.5〜2	8〜12
コルチゾン	0.8	0.7	25	25	0.5	8〜12
〈中間作用型〉						
プレドニゾロン	4	0.6	5	5と1	3	18〜36
メチルプレドニゾロン	5	0.5	4	4と2	3.5	18〜36
〈長時間作用型〉						
デキサメタゾン	25	0	0.75	0.5	4	36〜54
ベタメタゾン	25	0	0.6	0.5	4	36〜54

文献1より

腎不全の合併を示唆する症例では,コルチゾール・コルチゾンに変更することも考慮すべきであろう.

2. 血中半減期

次の特徴は,血中半減期である.コルチゾール・コルチゾン系が最も短く,ついでプレドニゾロン,メチルプレドニゾロンで,最も長いのがベタメタゾン・デキサメタゾンである.通常初期投与はプレドニゾロンで1日3分割で行うので,コルチゾール・コルチゾン系では4分割,ベタメタゾン・デキサメタゾンでは2〜3分割が相当の投与方法となる.ここで注意しなければならないのは,夕方以降にベタメタゾン・デキサメタゾンを治療量投与すると,半減期が長いので翌朝まで副腎抑制が強くかかるということである.反面,ステロイドの治療効果としても全日にわたり継続するともいえるので,それを理解してプレドニゾロン以外の選択を行う.

3. 抗炎症効果

　各ステロイドは，その抗炎症効果によって相対的相当量がわかっている．抗炎症効果に差がある理由としては，各ステロイドの血中タンパクへの結合率，ステロイドレセプターへの結合親和性，血中半減期の差が挙げられ，実際の動物実験で検証されている．実証された数値とは多少異なるが，現実的には1錠中にほぼ同様の抗炎症効果としての薬効をもつ相当量が含まれている．近年はプレドニゾロン1mg錠など少量投与をしやすい薬剤が出てきているが，古典的な錠剤1錠中には，コルチゾールは20mg，コルチゾンは25mg，プレドニゾロンは5mg，メチルプレドニゾロンは4mg，ベタメタゾン・デキサメタゾンは0.5mgが含まれ，ほぼ同じ抗炎症効果をもつと考えてよい．したがって，他のステロイドに変更する場合には，上記の「大体同じ抗炎症効果をもつ量」に変更するのが原則である．

<文　献>
1) Kelley's Textbook of Rheumatology 8th ed. (eds：Firestein, G. S. et al.), p865, W. B. Saunders, 2009

第1部 ステロイドの基礎知識

4. ステロイドの使い方
〜初期投与量，減量・離脱，維持量の考え方〜

大島久二，秋谷久美子，田中郁子

　ステロイド治療の基本は，初期に必要十分量の投与を行うことにより病勢を安定させ，その後徐々にステロイド量を減量していくことである．

1. 経口ステロイドの初期投与量

　ステロイドを投与する前に，患者の病態を十分把握し，必要な初期ステロイド量を決める．各疾患により初期投与量は異なるが，多くの場合はその疾患の病勢，罹患臓器の種類，全身症状の有無でステロイド量が異なってくる．

　例えば全身性エリテマトーデス（systemic lupus erythematosus：SLE）では，障害臓器とその程度により初期投与量が異なる．詳細は各疾患の項目を参考にする．

2. 投与方法
1）経口剤

　意外に知られておらず，また医師によって異なっているのが1日内での投与方法である．すなわち，1日何分割で投与するのかである．

　経口投与の場合，ステロイド初期投与は**通常は1日3分割で行う．正確に分割できない場合は，夕方，次に昼を少なめにする**．例えば1日プレドニゾロン40mg投与の場合，5mg錠を用いて朝3錠，昼3錠，夕2錠の計8錠を1日で投与する．

　一般に，**炎症病態の強い疾患，例えば血管炎症候群や成人スチル病では，最低朝昼夕の3分割でなければ発熱は抑えられない**．3分割でも早朝に発熱を認めることもあり，その場合には就寝前も含めて4分割が有効であることが多い．

　一方，**朝1回投与は副腎抑制を最低限に抑えるために用いられる**．免疫異常是正のためにステロイドを用いる場合，例えば重症筋無力症では，

大量投与のはじめからあるいは早期に朝1回の投与を用いることが多い．

関節リウマチでは少量のステロイド（プレドニゾロンで5 mg/日前後）を用いることが多い．通常は朝1回投与から始めるが，夕方以降あるいは朝方に痛みが強い場合には朝昼あるいは朝夕の2分割とする．

また，経口ステロイドを食前か食後のどちらに投与すべきかというと，食後に服用させるのが一般的であり，十分吸収されて効果を発揮する．

一方，2日分を一括して朝に投与し，次の投与は3日目とするのが隔日投与である．しかし，1日分割の場合と同じ理由で炎症病態の強い疾患では非投与日に症状が悪化する．もしこうなれば連日投与に戻す．

2）注射剤

注射剤は，原則として経口投与できない場合に用いる．当初注射剤を用いた場合でも，経口投与できるようになれば経口投与するのが原則である．

ステロイドの選び方，初期投与量，継続期間，減量の仕方は経口の場合と同じである．しかし，投与方法は，現実として少し異なる．すなわち，初期大量投与時は経口では原則1日3分割であるが，注射剤では朝，夕の2分割，あるいは1日中の持続投与となる．

3）投与方法の基本

投与方法の基本として知っておくべきこととして以下のことがある．①ステロイド自体の血中半減期は経口でも注射でも変わらない．②経口投与では徐々に吸収されるため，血中濃度のピークが投与後30分〜2時間後くらいの間にあるが，注射剤では注射あるいは点滴速度により大きく変わるということである．注射剤を数分で，すなわちワンショットで静脈投与すると，数分で血中濃度はピークとなり経口投与よりはるかに高くなるが，数時間後にはかえって低下している．

実際に注射剤を使用する場合はステロイド大量投与となることが多いが，プレドニゾロンで1日60〜80 mgを超える場合には，経口で1日3分割と1日の持続点滴で均等に投与する場合には，抗炎症効果はほぼ同等と考えられている．したがって，これ以上のステロイドを用いる場合には1日の持続点滴でかまわない．

持続点滴以外では，経口投与をまねて1日2回の点滴で分割投与することも行われる．この場合には，1〜2時間かけて点滴投与することになる．

3. 初期投与量の継続期間

ステロイド投与は初期に多くの量を用い，その後減量していくのが原則である．例外として少量（プレドニゾロンで5 mg/日）を関節リウマチの初期投与量として用いることは多くある．

初期投与量は，通常1〜4週間継続する．すなわち，原病の病勢を十分抑えることができるように調節する．もし以下に示す指標の改善がない，あるいは不十分であれば，初期投与量の増加あるいは他の治療法の併用を考える．初期投与量を増加する場合には，**1.5倍量に増加するのを標準として適宜増減する**．ほかの治療法としては，ステロイド以外で即効性のある治療法として，血漿交換，免疫グロブリン大量療法がある．免疫抑制薬としては，シクロホスファミド大量投与（1 g/日点滴を1カ月に1度）以外は即効性はなく，3カ月以上経過をみないといけなくなる．

- 初期投与量は，通常1〜4週間継続する．
- 初期投与量を増加する場合には，1.5倍量に増加するのを標準として適宜増減する．

臨床的な症状で判定しやすいのが，**発熱，関節痛**である．これらは**初期投与量の期間中に消失することを確認してから減量を考慮する**．これらに伴う炎症反応（CRP・赤沈）は1〜2週で改善してきていることを確認するが，完全に正常化しなくてもよい．しかし，**4週で正常化しない場合は，その後減量困難になるので再度初期投与量を見直す必要がある**．

発熱，関節痛が初期投与量の期間中に消失することを確認してから減量を考慮する．

また，重篤な喘息発作時にステロイドを大量使用することも多い．喘息の場合にはほかの慢性の自己免疫疾患（膠原病など）と異なり，呼吸機能が改善すれば初期投与量の投与期間は比較的短い．

一方，タンパク尿やネフローゼの病態は，微小変化群を除いて初期投与量の期間中では消失しないことも多い．これらの場合は約6カ月程度してからステロイドの効果が現れることが多いので，初期投与量を4週程度継続してから減量に入る．

その他，胸水・心嚢液，皮疹，血清学的異常（SLEの抗DNA抗体・血清補体価，血管炎症候群の抗好中球細胞質抗体，特発性血小板減少性紫斑病

のPAIgGなど）は2〜4週では完全に正常化することは少ない．これらは3〜6カ月後に正常化することが確認できればよいと考えて治療にあたる．

4. 減量・離脱の仕方の基本

初期投与が順調にいけば，減量を試みる．関節リウマチに対する少量投与の場合を除き，**1〜4週で減量に入る**．

1）減量初期

減量初期の方法としては，**通常2週間で10％ずつ**であるが，急速に症状・検査所見が改善する場合にはそれより多く，あるいは早くしてもかまわない．特に喘息の発作時には，呼吸機能さえ回復していれば1週間で50％以上減量しても問題ない．

重要なことは，減量中でも症状の再燃がないこと，あるいは少しずつでも改善傾向であることを確認しつつ，検査でも再燃がないことと改善傾向を確認して減量をすることである．その結果，**最低初期には1週間に1度，2カ月目以降は2週間に1度は検査での確認を行う**．検査項目としては各疾患で異なるが，当初異常がはっきりみられたものを重点的に検索していく．

- 1〜4週で減量に入る．
- 減量初期の方法としては，通常2週間で10％ずつ
- 最低初期には1週間に1度，2カ月目以降は2週間に1度は検査での確認を行う．

2）減量中期

3カ月以上経過して減量が順調にいき，当初のステロイド量の約半分程度になってくれば，減量中期に入る．この時点で病勢がコントロールされていれば，さらにステロイドの減量を行う．この時期には，一度に減量する量としては10％と変わらないが，減量は2週間ではなく，少しずつ減量のペースを落とす．すなわち**3週間〜1，2カ月に一度減量する**．これは，病勢が収まってきている時期なので，減量の影響が出るのに時間がかかるようになってきているからである．

減量中期では減量のペースを落とし，3週間〜1，2カ月に1度10％ずつ減量する．

減量時に当初の治療開始前のような臨床症状や検査異常が現れることはまずなく，出るとしても軽微な異常あるいは増悪である．その場合には，1つ前のステップのステロイド量に戻す．

　もしこの時期に急速に減量してくると，少し遅れて原病の悪化がみられることがしばしばあり，その場合には1ステップ前のステロイド量に戻しても改善がみられず，さらに多くのステロイドを結果的に投与することになってしまう．

　ステロイド量がプレドニゾロンで10 mg/日程度になったら，やはり減量は10%ずつであるが，**減量のペースは数カ月に1度とする**．臨床症状と検査の増悪がないことを確認して減量を試みる．

　また，次の項目で触れる維持量という考え方もあり，どこまでステロイドを減量できるかということは，まだ定まった方法はない．したがって，その症例ごとに臨床症状と検査所見をみながら，時間をかけて判断していく必要がある．

5. ステロイド維持量

　喘息発作やアレルギー症状などの急性の疾患以外で，慢性の病気（膠原病など）では，重要臓器が障害されている場合に維持量としてステロイドをある量継続して投与する考え方がある．

　その代表がSLEで腎障害を伴っている場合である．明確なエビデンスはないが，この場合にプレドニゾロンで10 mg/日以下に減量してくると腎症の再発がみられることが経験的にしばしばあった．そのため，10 mgを維持量として継続的に投与するという考え方である．この場合実際に腎症の再発は少ないが，ステロイドの副作用としての問題がある．しかし，腎症が再発した場合には再度ステロイド大量療法をしないといけなくなるので，結果的に維持量を投与していた方がステロイド総投与量として少なくなる．現時点ではどのような症例で腎症の再発がみられやすいのか，再発を早期に発見できる方法はないかが検討されている．少なくともSLEにおける腎症では，抗DNA抗体の上昇と補体価の低下がみられないようにステロイド量をコントロールすることが重要であり，それらが問題ない場合にはステロイド減量も可能であると思われている．また，血管炎症候群では抗好中球細胞質抗体の推移も再発の参考となるため，それが上昇しないようにコントロールすることが大切である．

6. ステロイド最低必要量

慢性疾患に対してステロイド療法を行う場合，ステロイドは根治療法ではない．したがって，病勢を抑えるためにステロイドを投与するという考え方である．

前述の維持量の考え方と重複する点があるが，ステロイド治療開始1～2年しても，それ以上減量すると臨床症状や検査異常が出現してくるという場合が多い．これは，疾患そのものが消失したわけではないため，活発な疾患の活動性がなくとも，疾患そのものがみえ隠れしている状態と解釈できる．

この場合には，これらの異常がみえない最低限のステロイド量を投与する．そして6カ月～1年程度してから再減量を試みる．決して無理に減量を試みるべきではなく，そうすると結果的に再度ステロイド大量投与を必要としてしまうことがある．

7. 副腎不全が考えられる量

ステロイドを減量し，プレドニゾロンで5 mg/日以下になると，原病の病勢は落ち着いているのにもかかわらず，副腎不全を思わせる症状が出ることがある．具体的には，**元気が出ない，食欲がない，だるい，すぐ疲れる**といった症状がある．検査異常としては，**好酸球増加**がある．

副腎不全の検査としての**血清コルチゾール（早朝）**と**副腎皮質刺激ホルモン（ACTH）**の測定も1つの助けとなる．

この場合には，生理的にステロイドが必要とされているので，これらの症状がない最低量のステロイドを投与する．ミネラルコルチコイド作用のある**コルチゾール・コルチゾン系の経口剤に変更するのも1つの方法**である．この場合には，プレドニゾロンと同じ効力（前述）のある量に変更するとともに，血中半減期が短いので朝昼，あるいは朝夕に投与するのがよい．

8. 投与スケジュールの立て方の基本

これまでに各ステージでのステロイドの投与の仕方を述べた．

ステロイド投与を開始する場合には，大まかに前述のステージを想像して治療計画を立てることができる．

多くの場合，ステロイド中等量（プレドニゾロンで30 mg/日）以上を

投与する場合には，入院で行うことが多いであろう．特にはじめて中等量以上を投与する場合は，入院のうえ，治療効果と副作用のチェックをするのが望ましいといえよう．

入院してステロイド治療を開始して順調に経過した場合，いつ外来治療とするかが問題である．外来治療を考える前提は，病勢が予測したように収まっていること，重篤な副作用が出ていないことがまず前提となる．これらに問題がなければ，後は病院の形態，患者ならびに家族の状況にもよるが，最近はプレドニゾロンで30 mg/日以下となれば外来治療に移行することが多い．しかし，退院してもまずは入院と同じ安静を保ち，少しずつ散歩など活動度を上げていくことが大切であり，退院してすぐ仕事に復帰することはしない方がよい．

memo

第**1**部　ステロイドの基礎知識

5. 相互作用

大島久二，秋谷久美子，田中郁子

　ステロイドには，さまざまな側面から広く薬物相互作用を考える必要がある（表3）．特に，代謝，同種類あるいは相反する効果，吸収とタンパク結合，受容体拮抗という側面である．このなかで特に代謝と効果・副作用の面からが重要であり，以下に述べる．

1. 薬物代謝の面から

　ステロイドの代謝は，主にステロイド骨格のA環の還元反応とそれに続くグルクロン酸抱合と，肝臓のP450のCYP3A4による6β位の水酸化反応がある．ステロイドの種類によりこれらの代謝経路の割合が異なっている．**コルチゾール・コルチゾンの主な代謝経路はA環であるが，デキサメタゾンやベタメタゾンでは6β位が主である．プレドニゾロンはその中間であり，6β位の代謝は一部である．**

　A環の還元反応とグルクロン酸抱合は他の薬剤によりあまり影響を受けないが，6β位の代謝はCYP3A4に依存するので，CYP3A4に影響を与える薬剤では，相互作用が起こる．

　CYP3A4により代謝を受ける薬剤は多くあり，これらの薬剤使用時には，ステロイドの代謝が低下して，より強くステロイドの効果が認められることがある．しかし，現実的にはプレドニゾロン使用時にはステロイド効果にはほとんど変化はみられない．効果減弱が疑われれば約20%増量して経過をみるのがよいと思われる．一方，併用薬の方の代謝が主にCYP3A4であればその薬剤の効果が強く現れることがあるので，その注意が必要であり，その薬剤の減量が必要なこともある．また，デキサメタゾンやベタメタゾン使用時にはステロイド効果の増強に注意する必要があり，効果が十分現れていると判断できたときには早期の減量を試みる．さらに，CYP3A4を直接阻害する薬剤も知られており，グレープフルーツもそのなかに入る．これらの薬剤等併用時には，同じように対

表3 ステロイドと薬物相互作用

機序	併用薬剤	ステロイドの種類	注意点
代謝 (CYP3A4誘導)	リファンピシン フェノバルビタール カルバマゼピン フェニトイン モダフィニル	コルチゾール<プレドニゾロン<デキサメタゾン・ベタメタゾン	2週でステロイド増量(プレドニゾロンで2倍)
代謝 (CYP3A4拮抗)	エリスロマイシン・クラリスロマイシン クロナゼパム ゲフィチニブ シクロベンザプリン タダラフィル シクロスポリン・タクロリムス フェンタニル イミプラミン塩酸塩 ヒドロキシジン塩酸塩 など	コルチゾール<プレドニゾロン<デキサメタゾン・ベタメタゾン	特に併用薬剤の効果に注意.プレドニゾロン効果減弱時には20%増加で経過をみる.
代謝 (CYP3A4阻害)	イトラコナゾール エリスロマイシン・クラリスロマイシン グレープフルーツ シメチジン レボキセチンなど	コルチゾール<プレドニゾロン<デキサメタゾン・ベタメタゾン	プレドニゾロン効果減弱時には20%増加で経過をみる.
類似作用	免疫抑制薬	すべてのステロイド	感染症発症により注意
	利尿薬 甘草 エタクリン酸		低カリウム血症に注意
	非ステロイド性抗炎症薬		消化性潰瘍に注意
相反作用	血糖降下薬 インスリン	すべてのステロイド	血糖コントロールに注意
	ワルファリン		ワルファリン量再調整
タンパク結合	経口避妊薬	デキサメタゾン・ベタメタゾン<プレドニゾロン<コルチゾール・コルチゾン	プレドニゾロン効果減弱時には20%増加で経過をみる.
その他	生ワクチン	すべてのステロイド	弱毒ワクチンによる感染症発症の可能性があり,原則避ける.

処する.

臨床的に重要なのが，CYP3A4を誘導する薬剤である．その代表としてはリファンピシン，フェニトイン，フェノバルビタール，カルバマゼピンなどがあり，ステロイドの代謝が早まりステロイドの効果が減弱するのでステロイドを増量する必要がある．**通常これらの薬剤開始2週後にはCYP3A4が完全に誘導されるので，その少し前にステロイドの増量を行う．**コルチゾール，コルチゾンは増量しなくてもよいが，プレドニゾロンの場合には2倍に増量する．

2. 同じあるいは相反する作用

ステロイドには抗炎症作用のほかに免疫抑制作用がある．したがって，免疫抑制薬を併用するときには，免疫抑制という面で感染症併発により注意を払うことが必要となる．また，ミネラルコルチコイド作用としての低カリウム血症は，同様の作用をもつ薬剤（利尿薬，甘草など）の併用で発現しやすくなる．

一方，相反する作用として，血糖降下薬やインスリンによる血糖値の変動，ワルファリンの抗凝固作用減弱が知られており，これらの薬剤をすでに併用しているときには，再度調整が必要である．

そのほか，副作用の面から，**非ステロイド性抗炎症薬による消化性潰瘍は，ステロイド併用時には頻度がさらに高くなることが推測されており**，また，腹痛などの臨床症状が現れにくくなるので，軽度な症状・検査値異常でも消化性潰瘍を疑って消化管検索を行う必要がある．消化性潰瘍の部位としては胃が最も頻度が高いが，小腸や大腸の潰瘍もある．

また，弱毒である生ワクチンは，ステロイド投与時にはそれによる感染症発症の恐れが指摘されているので，原則使用を避けるのが望ましい．通常の死菌ワクチン・遺伝子組換えの部分タンパクワクチンであれば接種はかまわない．

6. 副作用とその予防

大島久二，秋谷久美子，田中郁子

1. 発現時期（表4）

ステロイドの副作用には多種のものがあるが，その副作用発現の時期については十分認知されていない．

発現時期で重要であるのは，ステロイド大量あるいは中等量以上投与した場合，数時間～数日でみられる副作用である．これには，**高血糖**，**不整脈**，**高血圧**があり，ステロイド投与患者で何を観察する必要があるかという点で重要である．

一方，少量でも長期にわたる投与では，多くの教科書的な副作用が現れやすい．このなかでも骨粗鬆症は近年予防法が確立しつつある．

また，ステロイドの重大な副作用に関するその初発症状を表5に示した．

表4 副作用発現時期

数時間から （大量投与）	数日から （中等量以上）	1～2カ月 （中等量以上）	3カ月以上 （少量でも）
高血糖	高血圧	感染症（細菌）	感染症（ウイルス・結核）
不整脈	不整脈	無菌性骨壊死	満月様顔貌
	高血糖	骨粗鬆症	二次性副腎不全
	精神障害	満月様顔貌	骨粗鬆症
	浮腫	脂質異常症	脂質異常症・動脈硬化
		精神障害	白内障・緑内障
		緑内障	消化性潰瘍
		ステロイド筋症	高血糖
		消化性潰瘍	
		高血糖	

表5 ステロイド療法における重大な副作用とその初期症状

重大な副作用	初期症状
感染症, 感染症の悪化	「発熱, 喉が痛む, 咳が出る, 痰が出る, 口内炎, 発疹, 水膨れができる, 尿の回数が増える, 尿が濁る, 排尿時に痛みを感じる」など
消化性潰瘍	「胃のもたれ, 食欲低下, 胸やけ, 吐き気, 胃が痛い, 空腹時にみぞおちが痛い, 便が黒くなる」など
骨粗鬆症	「腰が痛む, 背中が痛む, 胸が痛む, 腰が曲がってきた, 背が低くなった」など
精神障害	「寝付きが悪い, 気分が高揚する, いつもと違って気分が沈む, 物事に集中しない, いらいらする, 悪い夢ばかり見る」など
血栓症	「頭痛, ろれつがまわらない, 急な気分不快, 吐き気, 嘔吐, 突然起こる腹痛, 鋭い胸の痛み, 息切れ, そけい部や足の痛み, わきの下や腕の痛み, 手足の腫れ, むくみ, 冷感」など
白内障	「物が見えにくい, 霧がかかったように見える, かすんで見える, 光がまぶしく感じる, 明るい所の方が見えにくい, 太陽を背景にした物が見えにくい, 物がいくつにも見える」など
緑内障	「明るい光を見ると光の輪が見える, にじんで見える, かすんで見える, 眼がまぶしい, 眼の充血, 頭が重い, 眼が疲れやすい, 眼が乾く, 気分が悪い, 眼痛」など
糖尿病	「いつもと違って体がだるい, のどが渇く, 尿の量が増える」など
骨頭無菌性壊死	「歩くときや立ち上がるときの股関節付近の痛み, 腰の痛み, 膝の痛み, 臀部の痛み, 太もも全面の痛み」など
ミオパチー	「全身特に足がだるい, 低い椅子から立てなくなる, 足がふらつく, 転びやすくなる, 腕が挙げづらくなる」など
副腎不全	「発熱, 食欲がない, 吐き気, 嘔吐, 頭痛, 全身がだるい, 眠気, 腹痛, 関節痛, 不機嫌 (小児)」など

文献1より改変

2. 満月様顔貌

　ステロイド投与量に比例して顔面には脂肪がつき, 丸くなってくる. 同時に肩から首の後ろにも脂肪がつく. これはこの部分の脂肪が他の部位と異なり, ステロイド投与により, より増加しやすいためである.

　本症は, 女性のステロイド服用者が最も気にする点である. ステロイド中等量以上投与でほぼ必発の副作用であるが, 医学的には全く問題なく, ステロイド減量とともに改善し, 通常プレドニゾロンで10 mg/日程

度になるとほとんど目立たなくなる．逆に，プレドニゾロン10mg/日以下でステロイド処方を開始した場合には，最初からほとんど目立たない．

また，本症はステロイド投与直後から現れるものではなく，通常投与開始3〜4週で現れはじめ，ステロイドがむしろ減量されていくに従い3カ月後くらいが最も顕著になる．さらに，ステロイドにより食欲が亢進することが多いので，通常必要なエネルギー以上の食事摂取をしているとより顕著になる．したがって，ステロイド中等量以上投与の場合は病院食を守るように指導するしかない．ちなみに，ステロイドによる食欲亢進を抑える薬剤はない．

3. 座瘡・皮膚菲薄化

ステロイド投与開始後，若い人では座瘡が数週間で現れる．予防する手段はないが，皮膚科の診察も受け，適宜対症的に対処する．ステロイド減量とともに改善する．

一方，高齢者では，ステロイド治療開始後数カ月で皮膚が薄くなる．このため，軽微な外傷でも瘡部の治癒が遅くなったり，皮膚表層の毛細血管が軽度の伸展により破れて皮下出血を起こしやすくなる．特にアスピリンなど抗血小板薬を併用しているとより起こりやすい．これを予防・治療する手段はないが，臨床的には問題ない．

4. 消化性潰瘍 (表6)

ステロイド投与による副作用として教科書的には有名である．しかし消化性潰瘍とステロイドの関連は以前より議論の対象となってきた．これまで無作為対照試験は行われていないが，個々の観察研究では，ステロイド投与群でわずかに消化性潰瘍の頻度が高いようであるが有意差は認められない．また，これらの研究を合わせて簡単なメタ分析をしても，同様に有意差は認められない．これらからは，ステロイドによる消化性潰瘍は因果関係が薄いと学問的にはいえそうである．しかし，臨床の場では実情は異なっている．それは，非ステロイド性抗炎症薬の併用が多い点である．これまで経験的にステロイド使用時における消化性潰瘍が問題となってきたのは，ステロイド投与と共に非ステロイド性抗炎症薬を併用することが多かったからであり，実際に関節リウマチではほとんどの場合両者を併用している．非ステロイド性抗炎症薬には，頻度の多

表6 ステロイドと消化性潰瘍

ステロイド	総数	消化性潰瘍	出血	穿孔
−	1,491	15（1％）	4（0.3％）	1（0.1％）
＋	2,067	28（1.4％）	7（0.3％）	7（0.3％）

Conn, O.C., NEJM, 1976

	ステロイド＋		ステロイド−	
	潰瘍	総数	潰瘍	総数
Empire Rheumatism Council（1957）	1	38	0	39
Joint committee（1960）	2	41	1	35
Harris（1983）	0	18	0	16
Total	3	97	1	90
		(3.1％)	N.S.	(1.1％)

　少は別としてほとんどの薬剤で消化性潰瘍が副作用として認められている．ステロイド併用時，特に高齢者あるいはどちらかの薬剤が長期投与されている場合には消化性潰瘍に注意しなければならない．

　以上のことより，実際の臨床の場ではステロイド投与時には最低限胃粘膜保護薬など，消化性潰瘍に配慮した投薬を行うのが望ましいと考えられる（表7）．また，非ステロイド性抗炎症薬の消化性潰瘍予防と治療にはプロトンポンプインヒビターが唯一有効な薬剤であることから，消化性潰瘍の既往のある場合，発症が予測されるストレス時には，ステロイド投与開始とともに同薬を併用するのがよい．

5. 脂質異常症・動脈硬化

　ステロイド治療による動脈硬化もステロイドの副作用として大変有名である．これは，ステロイド治療中の若年女性のSLE患者が心筋梗塞により死亡し，その剖検所見で冠動脈に著明な動脈硬化と石灰化を認めたこと，ならびにステロイド治療後すみやかに血清総コレステロール値や血清LDL値が上昇することから，当然のごとく扱われてきた．

　しかし，近年2つの臨床研究からステロイド投与による動脈硬化の進展は，再考の余地があることが判明してきた．すなわち，CTによる冠動脈石灰化または超音波検査による内頸動脈のプラーク形成をSLE患者で分析すると，これらの動脈硬化に関連する指標は年齢や病勢と関連し，

表7 ステロイドの副作用と対処法

重篤なもの	モニターの仕方	対処法
感染症誘発・増悪	予防投与,早期発見	適正な抗菌薬の使用
骨粗鬆症	骨塩量測定,骨代謝マーカー	ビス製剤,ビタミンK,ビタミンD
糖尿病	血糖,尿糖,HbA$_{1c}$	食事療法,インスリン使用
脂質異常症・動脈硬化	血中脂質測定,頸動脈エコー	食事療法,HMG-CoA還元酵素阻害薬
無菌性骨壊死	MRI,単純X線	安静,免荷,外科的治療
精神障害	日常観察	向精神薬,抗不安薬,抗うつ薬
消化性潰瘍	便潜血,抗潰瘍薬予防投与	胃粘膜保護薬,抗潰瘍薬
高血圧	血圧測定	塩分制限,降圧薬
下垂体・副腎不全	身体所見,好酸球増多	ステロイド補充,服薬指導
緑内障・白内障	定期的眼圧測定・眼科診察	点眼薬,外科的処置
ステロイド筋症	筋力テスト,尿中クレアチン・クレアチニン比増加	ステロイド減量
軽症なもの		
ニキビ様発疹,多毛症,満月様顔貌,食欲亢進,体重増加,月経異常,皮下出血,紫斑,多尿,多汗,不眠,浮腫,低カリウム血症		

ステロイド投与との関連はみられなかった．またステロイド投与量が多いほど，動脈硬化の危険因子とされる血清リポプロテイン（a）濃度の減少が多いことも知られてきており，脂質代謝の点からステロイドと動脈硬化との不一致も指摘されている．

これらの報告から直ちにこれまでいわれていたステロイドによる動脈硬化進展がないということは早計といえるが，これまで半ば盲目的にいわれていたステロイド投与すなわち動脈硬化進展といわれていた病態を新たに見直す機会と考えられる．

現時点ではまだステロイド投与時における動脈硬化を想定して対処する必要があると考えられるが，いかに病勢をコントロールするかも動脈硬化進展を予防する重要な因子であることを認識する必要があろう．

6. 骨粗鬆症

ステロイド性骨粗鬆症は，長期または大量投与時にはきわめて重篤な合併症であるが，近年有望な予防・治療薬が臨床応用可能となった．それはビスホスホネート製剤である．本剤をもとにしてステロイド性骨粗鬆症の予防・治療に関しての管理指針が示されている（図2）．

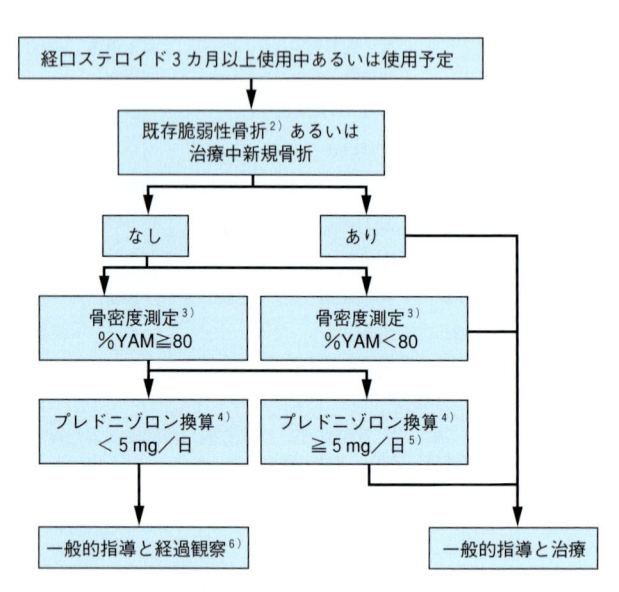

```
経口ステロイド3カ月以上使用中あるいは使用予定
            ↓
   既存脆弱性骨折[2]あるいは
       治療中新規骨折
         ↓         ↓
        なし       あり
         ↓         ↓
   骨密度測定[3]  骨密度測定[3]
    %YAM≧80    %YAM＜80
         ↓         ↓
  プレドニゾロン換算[4] プレドニゾロン換算[4]
     ＜5 mg／日    ≧5 mg／日[5]
         ↓         ↓
   一般的指導と経過観察[6]  一般的指導と治療
```

図2 ステロイド性骨粗鬆症の管理指針

YAM：若年成人平均値（20〜44歳）
注1）本ガイドラインは18歳以上を対象とする．
注2）脆弱性骨折の定義は原発性骨粗鬆症と同一である．
注3）骨密度測定は原発性骨粗鬆症（2000年度改訂版）に準ずる．
注4）1日平均投与量
注5）1日10mg以上の使用例では骨密度値が高くても骨折の危険性がある（骨折閾値％YAM90）．
注6）高齢者では骨折の危険性が高くなる．
・一般的指導：生活指導，栄養指導，運動療法は原発性骨粗鬆症のものに準ずる．
・経過観察：骨密度測定と胸腰椎X線撮影を定期的（6カ月〜1年ごと）に行う．
薬物治療
1．ビスホスホネート製剤を第1選択薬とする．
2．活性型ビタミンD_3，ビタミンK_2は第2選択薬とする．
文献2より

この管理指針案は，成人でステロイドを3カ月以上投与している，または投与予定の患者を対象としており，予防という観点まで踏み込んだものとなっている．そのうち，軽微な外力での骨折すなわち脆弱性骨折（単純X線上での脊椎圧迫骨折を含む）の存在，骨塩定量で若年成人（YAM）の80％未満，プレドニゾロンで5 mg/日以上のいずれかに当てはまる場合は，薬物による予防・治療が推奨されている．治療薬としては，ビスホスホネート製剤が第1選択薬とされている．しかし，本剤は若年者ならびに妊娠での安全性は確立しておらず，第2選択薬としてビタミンK_2製剤と活性型ビタミンD製剤が取り上げられている．

7. 感染症

ステロイド服用時の感染症は，現時点で最も注意すべき副作用・合併症といえよう．すなわち，ステロイドは免疫抑制により易感染性を引き起こすのみならず，抗炎症効果により感染症としての臨床症状（発熱，発赤，腫脹など）をマスクするからである．したがって，軽微な症状でも重篤な感染症を疑って検索をすることが必要となる．

実際の感染症の頻度としては，病気そのものの影響を除外すると，プレドニゾロン20 mg/日以上の投与例で，約2～3倍の頻度と考えられる（表8）．それ以下の投与例では，十分な解析はないが，投与量に比例していると考えられる．

感染症が考えられた場合には，早期に抗菌薬治療を開始する．必ずしも感染巣が明らかでない場合も多いので，血液・尿・喀痰の培養検査を施行した後広域の抗菌薬の投与を開始する．また，感染症発症前に，定期的に尿，喀痰の培養検査を行い，必要なときの抗菌薬の候補を考えておくことは臨床上大変役立つ．

また，ステロイド投与比較的初期には細菌感染，3カ月以上の長期投与ではウイルスと結核による感染症の頻度が多いとされる．しかし，実際の臨床の場ではこれらに惑わされることなく，**常に感染症発症のことを視野に入れて患者を観察することが必要である．**

特に間質性肺炎・肺線維症など器質的変化のある臓器や，日和見感染や通常では頻度の低い感染部位（縦隔など）にも注意を向けて検索することが必要である．

これらの患者では，肺・気管支細菌感染の予防にクラリスロマイシン

表8 ステロイド投与量と感染症の頻度（100例あたりの感染症の回数）

	有	無	P値相	相対危険度（95%CI）
平均投与量				
<20（mg）	17.8	14.2	0.03〜0.07	1.3（1.0〜1.6）
20〜40	6.8	3.2	0.003	2.1（1.3〜3.6）
>40	13.5	6.3	0.005	2.1（1.6〜2.9）
総投与量				
<500（mg）	0.8	0.8	0.95	0.9（0.1〜6.6）
500〜999	5.3	2.7	0.05〜0.27	2.0（1.0〜3.9）
1,000〜1,999	14.7	5.6	0.02	2.6（1.5〜4.6）
≧2,000	17.9	12.1	<0.001	1.5（1.2〜1.8）

（1T/日）やニューモシスチス肺炎予防にバクタ（2T/日を週3日）が有効とされている．

また，腹部では腹膜刺激症状が現れにくいこともあり，憩室炎や虫垂炎からの腹膜炎がマスクされて進展することもあるため，単純X線でのフリーエアも確認する必要がある．

8. 緑内障と白内障

ステロイド投与時の眼病変については一般的によく知られていると思われるが，現実的には必ずしも十分に対処されていないようである．ステロイド投与による緑内障・白内障の発生頻度は詳細には検討されていない．しかし緑内障については，ステロイドの全身投与により約35%の患者で眼圧が上昇し，約5%は著明に上昇するといわれている．ステロイドによる房水の排出障害が原因と考えられるが，眼圧降下薬が眼圧のコントロールに有効である．近年白内障の手術も進歩してきているが，ステロイド投与時には眼科医による定期的観察も考慮することが必要であろう．

9. 糖尿病・耐糖能異常

　ステロイド投与開始直後，すなわち開始日より血糖値が上昇する例がある．特に糖尿病がすでにある患者では，ステロイド開始により血糖値は上昇する．通常飲水ができれば，糖尿病性昏睡になることはない．また，ステロイドパルス療法など，ステロイドを大量投与する場合には，少なくとも数日で血糖をチェックするとよい．

　糖尿病患者ではステロイド治療開始後血糖のモニターをし，適宜糖尿病治療を強化する必要がある．治療法は通常の糖尿病と変わらないが，ステロイド投与量が減少するに従い改善していくので，糖尿病治療薬，特にインスリン量は適宜調節する必要がある．

　また，耐糖能異常のある患者では，ステロイド治療後糖尿病状態となるので適宜治療を行う．

　注意が必要なのは，むしろステロイド治療開始前に糖尿病や耐糖能異常を指摘されていない例である．2週間程度のステロイド治療では問題ないが，それ以上投与を継続する場合には血糖値，あるいはHbA1cをモニターする必要がある．

　ステロイドによる糖尿病は，末梢のインスリン抵抗性上昇によると考えられている．そのためインスリン分泌は亢進することが多く，ステロイド投与が長く続くと通常の糖尿病となり，継続的治療を要することも多い．

10. ステロイド筋症

　ステロイドの生理的作用として，タンパク異化作用がある．これは主に筋肉のタンパク分解をさしている．実際にはステロイド投与量に応じて筋量の低下が起こり，筋力は低下する．実際の症状としては，近位筋の筋力低下が自覚されやすく，歩行不安定，いすからの立ち上がりや階段昇降困難がある．

　通常ステロイド開始数週で症状が現れる．ステロイド減量後徐々に回復するが，以前の筋量に戻るには数カ月〜数年かかり，特に高齢者では回復が遅れる．現時点では対処方法はないが，少なくともステロイド大量投与時に筋力増強のトレーニングをしても意味はないと考えられており，ステロイド中等量以下に減量できてから日常生活のADLを上げることで筋力は回復してくる．

11. 高血圧症

ステロイドによる高血圧も古くから有名な副作用であるが、実際には頻度は必ずしも多くない。以前はステロイドによるミネラルコルチコイド作用が高血圧症の主因と考えられていたが、ミネラルコルチコイド作用のないステロイドでも高血圧症の発症は知られており、レニン・アンジオテンシン系などへの作用が考えられている。ステロイド開始後の高血圧症に対しては、塩分制限のほか、通常の高血圧症と同じく降圧薬で対処する。

12. 精神障害・不眠・食欲亢進

ステロイド精神病としては、さまざまな症状が報告されている。多い症状は躁状態であり、それと関連して不眠もよくみられる。一方、鬱状態になることもある。しかし、けいれんや意識障害は通常ない。

臨床的に問題となるのは、精神障害を原病自身がきたす場合である。それにはSLEによるループス精神病がある。本症は、ほかのSLEの活動性病変に遅れて発症することもあり、ステロイドによる精神障害と鑑別が大変難しいことがある。確実な鑑別方法はないが、ステロイドによる精神障害では、髄液内での免疫グロブリン産生亢進がない（IgGインデックス正常）ことや、ステロイド減量により症状が改善することで判定する。

一方、食欲亢進は症例により現れることがある。実際に食事量が多くなると満月様顔貌が増悪したり糖尿病を増悪させることとなる。残念ながら食欲を低下させる薬剤はなく、精神安定薬などで対処するしかない。

13. 二次性副腎不全

プレドニゾロン10 mg/日半年で副腎不全が起こるといわれる。また、プレドニゾロンで3 mg/日が正常人のステロイド分泌量とされ、それ以下に減量する場合は数カ月～年単位で徐々に減量するとともに、ステロイド投与を朝にする。手術などのストレスがある場合は、副腎不全の予防としてステロイド補充療法（ステロイドカバー）（後述）を行う。

14. 無菌性骨頭壊死

主に大腿骨骨頭にみられるが、長管骨の骨端であればどこにでも起こりうる。

近年骨壊死に対する概念が変化してきた．従来は，単純X線写真での変化により診断されてきた．しかし近年，MRIで早期に虚血性変化が観察しうるようになってきた．その結果，骨壊死には発生と発症という2つの概念が生まれた．すなわち，大腿骨骨頭などに虚血性変化が現れる「発生」と，単純X線上で壊死像が認められる「発症」である．自覚症状としての痛みは，通常発生から発症の間にみられる．したがって，発症前には，MRIによる検査が必要である．まだ予防・治療法は確立していないが，この発見は骨壊死発生のメカニズムを解明するうえでの大きな進歩となった．パルス療法などステロイド大量投与数カ月以内に「発生」しやすいが，自覚症状（痛み）や単純X線での変化などの「発症」は遅れる．「発生」直後にMRIで異常所見がみられる．「発生」してしまえばステロイド減量の意味はなく，治療は安静・加重軽減と安定期の外科手術となる．

15. 末梢血白血球変化

ステロイド治療開始数時間後より，末梢血の白血球数が増加する．ステロイド大量投与では，15,000程度になることも多い．一方，白血球分画では，好中球が増加し，リンパ球が減少し，好酸球はほとんど消失する．中等量以下ではその程度は減少する．

この白血球数，好中球，リンパ球の変化は，主に末梢血からリンパ節など中枢リンパ組織への移行によると考えられており，具体的な対処は必要としない．しかし，この変化は感染時にもみられる変化であり，感染症合併か否か，ほかの方法で検索して感染症の合併がないことを確認しつつ治療を継続する必要がある．

<文　献>
1)「重大な副作用回避のための服薬指導情報集（1-4）」（日本病院薬剤師会/編），じほう，2001
2) Nawata, H. et al.：JBMR, 23：105-109, 2005

第❶部 ステロイドの基礎知識

7. 注意点

大島久二，秋谷久美子，田中郁子

1. 正しく服用しているか

　ステロイドには，特に女性の患者が嫌う満月様顔貌などの副作用があり，あらかじめそれを説明して治療に入るが，実際に患者が正しく指示通りに服用しないことも稀にある．指示通りの服薬が守られているかのチェックは難しい面もあるが，特に通常の治療で反応性が悪い場合，予測したより満月様顔貌の程度が軽い場合，末梢血白血球数の増加がないあるいは少ない場合には，まず服薬が守られているかを確認して次の方策を考慮する．

2. アスピリン喘息

　純粋にステロイドそのものに対するアレルギーのあることはまずない．経口ステロイドは，化学構造的にステロイドそのものであるが，注射剤ではステロイドを水溶性にするための修飾（側鎖の添加）があり，それに対するアレルギー，特に喘息が知られており，それは広い意味でのアスピリン喘息のなかに含まれる．

　実際のステロイド注射剤の使用頻度からいって，コハク酸塩を側鎖にもったステロイド注射剤によるアスピリン喘息が多い．しかし，そのほかの側鎖をもったステロイド注射剤でもアスピリン喘息が起こる．したがって，**ステロイド注射剤によるアスピリン喘息患者では，側鎖の異なったステロイド注射剤を試してみることも可能である．または，内服薬に切り替えて治療を行う．**

3. ステロイドカバー

　ステロイド投与時には，原則として二次性副腎不全が起こっていると考えて対処するのが安全である．なぜなら，極度の血圧低下・意識障害など重篤な副腎不全が起こると，その後ステロイドを補充しても改善が

思わしくないからである．

通常の生活時には，生理的ステロイドの分泌量はプレドニゾロンで3 mg/日程度であり，早朝に分泌される．しかし，ストレス時，例えば手術，事故，極度の精神的ダメージのある場合には，生理的ステロイド分泌量も増加する．近年ではストレス時の生理的分泌は以前考えられていたより少量であるといわれてきている．

したがって，上記ストレスのある場合には，ステロイドの補充（ステロイドカバー）を行う．補充は生理的ステロイドであるコルチゾール・コルチゾン系の注射剤で行う．例えば小手術ではソル・コーテフ®注 50〜100 mg　1日1回　静注を行い，中等以上の手術では同薬を100〜200 mg　1日1回または2回　静注する．

4. 妊娠・授乳とステロイド療法

ステロイド投与時に，妊娠・授乳を経験する場合もときにみられる．胎児に対してステロイドは比較的安全な薬剤と考えられがちであるが，同じステロイドのなかでも**デキサメタゾンやベタメタゾンは胎盤での不活化率が低く胎児にも作用しやすい．プレドニゾロンは，胎盤で不活化されやすい．そのため，母胎の治療にはプレドニゾロンを用いるのが一般的である．**

その催奇形性については，動物種，動物の系統で異なることがわかっている．ヒトでは催奇形性の有無については相反する報告があり不明の点も多いが，少なくとも著明な催奇形率の上昇はなさそうである．さらに膠原病合併例の検討では重篤なステロイドによる影響はみられず，原病のコントロールが重要である．したがって，妊娠希望時には原病のコントロールを十分に行い，プレドニゾロンを使用することにより妊娠を許可することが多いが，通常プレドニゾロンで10 mg/日以下で妊娠を許可することが行われている．この場合，妊娠による原病の悪化が知られているので，原病の活動性の把握を十分にするべきである．

母胎がステロイドを服用している場合の授乳は，避けられているのが通常であろう．しかし，実際のデータでは意外と乳汁中へのステロイドの移行はほとんど無視できるほどであるとの報告が多い．プレドニゾロンで80 mg/日服用時でも乳児は自分のステロイド分泌量の10％以下を乳汁を通して摂取しているにすぎないという．現状では乳汁への移行の個

人差があることと，人工栄養での代替が可能であることから，初乳以外は授乳をさせないのがよいと考える．

5. 禁忌

各種ステロイドの添付文書には，さまざまな禁忌がある．しかし，ステロイドそのものは，ほかに有効な治療法がなく，そのままでは生命あるいは重要臓器障害の危険があるために使用されているわけであり，きちんとした対処をしながら使用する．

例えば，感染症があれば有効あるいは広域の抗菌薬との併用，結核があれば抗結核薬の併用，胃潰瘍があればプロトンポンプインヒビターの併用などであり，ほかの有効な治療法を併用しながらステロイドを使用する．したがって，これらの合併症があるかないかを十分検索してステロイドを使用することが重要である．

memo

第2部 薬剤編

1. 経口剤　**1**
2. 注射剤　**2**
3. ステロイド外用剤　**3**
4. 吸入ステロイド　**4**
5. 鼻噴霧用薬　**5**
6. 眼軟膏・点眼液　**6**

第2部 薬剤編

1. 経口剤

清野敏一，川合眞一

1. ステロイドの種類

　ステロイドの全身投与には経口剤と注射剤があり，特殊な状況を除いて経口投与が最も一般的である．経口的にステロイドを投与した場合，消化管での吸収率は通常70～100％と高く，食事の影響は少ない．また，投与後の血中濃度も1～2時間ですみやかにピークとなるため，経口投与が最も推奨される投与方法である．注射剤はショック状態，喘息重積状態，経口摂取不能の重症患者，ステロイドの大量投与のため経口では投与困難な場合などに用いられる．ステロイドは水に難溶性であるため，注射に用いる製剤はコハク酸エステル，リン酸エステルなどのようにエステル化されており，投与後は生体内のエステラーゼにより水解されて遊離型となってから作用を発揮すると考えられている．また，ステロイドは標的細胞内で遺伝子発現，タンパク合成を介してその作用を発揮する．そのため静注剤は効果発現までに通常3～4時間以上かかることになる[1]．

　現在臨床で使われている主なステロイドの種類と作用の特徴を表1に示した．これらの薬剤はヒドロコルチゾンを基本骨格として化学修飾させて合成されているが，二重結合を加えたり，フッ素を導入することなどにより，作用増強が図られている．**血中半減期が長い薬剤ほどグルココルチコイド作用が強力である．半減期延長に加えてレセプターの結合親和性も同様に順に強力である．**これらの種類により力価の違いが生じる．

　ヒドロコルチゾンは内因性のステロイドであり，より生理的な作用を求める場合，すなわち副腎不全における補充療法などに適している．

　一方，薬理作用を期待する場合に，プレドニゾロンは上記の性質がいずれも中等度であるため最も使いやすいステロイドであり，1錠5mgに加えて2.5mg錠，1mg錠が市販されており，微量の用量の調節がしやすいなどの利点から臨床で汎用されている．また，**プレドニゾロンは，ヒドロコルチゾンに比べて電解質作用が明らかに少なく，高血圧，心不全**

表1 主な合成ステロイドの特徴

作用時間分類	一般名	主な商品名	臨床的対応量 (mg)	グルココルチコイド作用	ミネラルコルチコイド作用	血漿中半減期 (時)	生物活性の半減期 (時)	HPA抑制量 (mg/日)[*1]
短時間型	ヒドロコルチゾン	コートリル®錠 10mg	20	1	1	1.5	8〜12	30
短時間型	コルチゾン酢酸エステル	コートン®錠 25mg	25	0.8	0.8	1.5	8〜12	37.5
短時間型	フルドロコルチゾン酢酸エステル	フロリネフ®錠 0.1mg	—	10	125	7.2	8〜12	—
中間型	プレドニゾロン	プレドニン®錠 5 mg プレドニゾロン®錠1mg	5	4	0.8	2.75	12〜36	7.5
中間型	メチルプレドニゾロン	メドロール®錠 2 mg, 4 mg	4	5	0.5	3.0	12〜36	6
中間型	トリアムシノロン	レダコート®錠 4 mg	4	5	0	4.2	24〜48	6
長時間型	デキサメタゾン	デカドロン®錠 0.5mg エリキシル 0.01%	0.75	25〜30	0	5.0	36〜54	0.75〜1
長時間型	ベタメタゾン	リンデロン®錠 0.5mg 散 0.1% シロップ 0.01%	0.75	25〜50	0	5.0	36〜54	0.75〜1

[*1] 長期投与により HPA〔視床下部−下垂体−副腎系(hypothalamic-pituitary-adrenocortical)〕機能を抑制すると考えられる1日投与量

文献2より引用改変

の誘発・増悪などの心配が少ないと考えられている.しかし,大量投与時には高血圧,心不全などのミネラルコルチコイド作用に対する注意が必要であり,投与中に血圧が上昇して降圧薬でも対処しづらい場合などには,ミネラルコルチコイド作用がより少ないメチルプレドニゾロンなどの同等量への変更も考慮する必要がある.プレドニゾロンによる治療

に良好に反応しない，あるいはより強力な作用を期待する場合などに，同力価のほかのステロイド，例えばベタメタゾン，デキサメタゾンなどへの変更が有効なことがある．デキサメタゾンとベタメタゾンは全身投与が可能なステロイドのなかで最も強力である．ただし，**半減期が長いステロイドは副腎抑制が強く，ステロイド離脱前にはこれらのステロイドは使わない方がよい**．臨床において，デキサメタゾンは抗悪性腫瘍薬（シスプラチンなど）投与に伴う消化器症状（悪心・嘔吐）に使用されることが多い．ステロイドの大量療法では，メチルプレドニゾロンなどのミネラルコルチコイド作用の少ないステロイドを用いる．各ステロイドの抗炎症作用には大きな違いがあるが，経口剤として市販されている1錠中にはヒドロコルチゾンの生理的分泌量（以前は20mgほどとされていたが，近年の研究から10mgほどであることがわかった）と同力価または2倍程度のステロイドが含まれるように工夫されている．

経口剤は通常の錠剤に加えてシロップ剤，散剤の剤形があるが，いずれも吸収率が良好でほぼ100％吸収される．また，ステロイドそのものは水には不溶性であるため，静脈注射用に各種水溶液製剤が市販されている．これらは一般に血中でステロイド本体に容易に転換され，経口剤と同様の利用率で使われる．患者の病態に合わせて経口投与から静脈投与（またはその逆）に切り替える場合，同じ種類であれば同量のステロイドで問題ないと考えられている[3]．

2. ステロイドの使い方

1）投与量

一般的なステロイド療法では，投与開始時に疾患活動性を抑制しうる必要十分量を投与し，徐々に減量していくのが原則であり，各疾患，病態，患者の体格，年齢，全身状態などを考慮したうえで投与量が決定されなければならない．疾患，病期，活動性などによって投与量は大きく異なってくる．一般的にプレドニゾロンで1日40mg以上は大量，20〜40mgまでが中等量，それ以下が少量といわれている．ステロイドの適応症，適応症ごとの投与量と使用上の注意事項を表2に示した．副腎不全，ショック，離脱症候群などは必ずステロイドを使用すべき適応症であり，重要臓器障害を有する膠原病諸疾患はほとんど適応となる．**重症の臓器障害には大量投与，炎症のみのコントロールには少量投与**という原則も

表2 ステロイドの適応症，投与量，使用上の注意

病　名	成人1日量 (プレドニゾロンとして)	使用上の注意
副腎不全 離脱症候群	5 mg（維持量）	急性副腎不全など，症状によってはショックに準じた治療
関節リウマチ 軽症膠原病	5〜10mg以下 10〜30mg	ほかの療法が無効のとき，症状が著しく強いときのみ使用．必ず減量，中止の可能性を考える
膠原病諸疾患 （特に重要臓器の病変に対して）	40〜60mg 症状，検査所見により漸減	臓器障害のある膠原病諸疾患（悪性関節リウマチ含む）．初期量を2〜4週投与後，1〜2週ごとに約10％ずつ漸減
薬物アレルギー 種々の皮膚疾患 ネフローゼ* 潰瘍性大腸炎* 亜急性甲状腺炎 自己免疫性肝炎 間質性肺炎*，BOOP，気管支喘息 溶血性貧血* 特発性血小板減少性紫斑病* 悪性腫瘍末期（対症的） 神経疾患（多発性硬化症，ギラン・バレー症候群，重症筋無力症）	10〜30mgあるいはやや低用量 *40〜60mg程度必要なことも多い	疾患によって異なるが，なるべく1週間以内で効果判定し，増減を考え，あまり長期にわたって使用しないようにする．腎，血液疾患では，2〜4週間くらいしないと効果がはっきりしないことがある
悪性腫瘍 （白血病，悪性リンパ腫など）	30〜60mg	通常，抗悪性腫瘍薬を併用 リンパ系の疾患の方が有効
頭蓋内圧亢進症	デキサメタゾンで8〜20mg/日などを短期間	一般にはマンニトールまたはグリセオールで治療し，ごく一部の例のみ使用
ショック 喘息重積状態	ヒドロコルチゾン 100〜1,000mg	通常点滴静注，一部急速静注することもある
手術時のステロイドカバー	30mg以下	術前投与量の維持で問題ないとする報告もあるが，前日より3日間のみ15〜30mg投与することが多い
多くの皮膚疾患	各種軟膏 1日1〜数回	局所少量では全身的副作用ほとんどなし．重症では密封包帯法（副作用あり）
各種関節炎（注射療法）	メチルプレドニゾロン懸濁液4〜40mg/回関節腔内注射	多量または頻回では全身作用あり．2週以上の間隔をあける．症状の強いときのみとし，定期投与は避ける
軟部組織の炎症（注射療法）	同上，局所注射．局所麻酔薬との混注が一般的	同上

文献4より引用

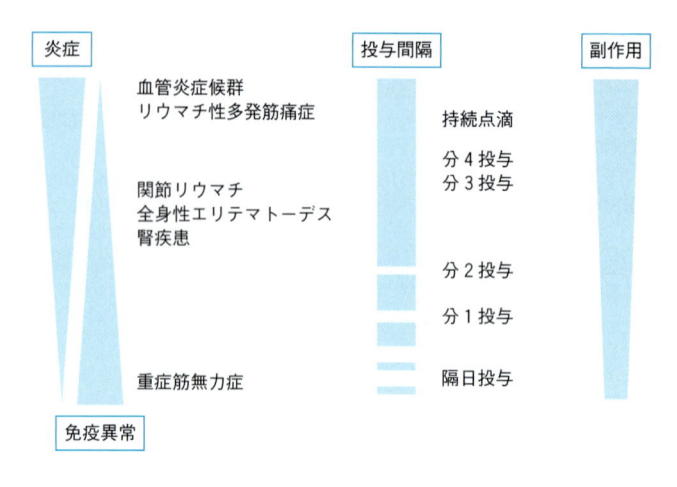

炎症		投与間隔	副作用
	血管炎症候群 リウマチ性多発筋痛症	持続点滴 分4投与 分3投与	
	関節リウマチ 全身性エリテマトーデス 腎疾患	分2投与 分1投与	
	重症筋無力症	隔日投与	
免疫異常			

図1 ステロイド投与量の効果と副作用
文献5より引用

投与量の目安となると考えられる.

2) 投与方法

ステロイドは投与量とともに投与方法にも注意が必要であり,特に**1日量を何分割して投与するかは重要**である.臨床では経口剤は疾患により朝1回から毎食後と就寝前投与の4分割まで幅広い投与方法が行われている(図1).初期導入投与で十分な抗炎症作用を期待する場合,1日投与量を3分割する連日均等分割投与が望ましいとされる.正確に分割できない場合には夕方,昼を少なめにする.一般に**炎症病態の強い疾患ほど分割投与が必要**である.初期投与量が20～30 mgの中等量でも分割投与が望ましい.一方,例えば重症筋無力症でははじめからあるいは早期に朝1回の投与を行うことが多い.関節リウマチでは少量のステロイド(プレドニゾロンで5 mg/日前後)を用いることが多く,通常は朝1回より始めるが,夕方以降,あるいは朝方に痛みが強い場合には朝昼,あるいは朝夕の2分割とする.

疾患のコントロールが良好となり,減量・維持の段階になると連日朝1回投与へと移行させる.これは,コルチコステロイドの内因性分泌リズムに近似させ,副腎萎縮などの副作用を軽減させることを目的として

いる．したがって，減量した結果の20～30mgなら朝1回投与とすることが多い．

3）減量の方法

減量の速度に関しても，その病態，症例によって異なるが，徐々に減量することが重要であり，急速な減量は原病の再燃をきたす．また，突然中止すると全身倦怠感，全身の関節痛，嘔気などをきたすステロイド離脱症候群を呈するため厳重な注意が必要である．また，減量開始は特に抗炎症作用を目的とした場合，明らかに活動性が抑制された時点で開始されることが重要である．炎症が完全に抑えられていない時点で減量が行われると再燃が惹起され，再び増量を余儀なくされ，結果として総投与量の増大を招くからである．減量はSLEや皮膚筋炎などで全身炎症が強く，初期投与量が中等量～大量必要である場合では1～2週間ごとに10～20％の範囲で減量するのが原則である．ステロイドが少量，すなわちプレドニゾロンとして1日10mg前後となった場合，それまでの減量スケジュールより慎重に減量を考える．一方，関節リウマチの疼痛抑制では，全身症状が強くなく，また初期投与量も少ないこともあり，1カ月以上の間隔をあけて10％程度ゆっくりと減量することが多い．いずれの場合においても，減量中に疾患の再燃がみられた場合には直前の投与量に戻すか，もしくは50～100％増量して，疾患のコントロールを試み，維持量を勘案する必要がある．ステロイド漸減中，一定量以下の投与量にした場合，その後再燃することが多いということが経験的に認められ，その投与量以下にしないで維持量としてステロイド投与を続ける．

4）間欠投与法

ステロイドを長期投与する場合，効果を維持しながら副作用を減ずる投与法が望まれる．そのような方法として考案されたのが間欠投与法であり，そのなかでも臨床では**隔日投与法**が最も普及している[6]．隔日投与ではプレドニゾロンなどミネラルコルチコイド作用が少なく，作用時間の比較的短い薬剤を48時間おきに朝1回投与する．プレドニゾロンは血中半減期が160～200分，生物学的半減期が12～36時間であり，48時間ごとに使用すると治療効果を落とさずに副作用が軽減されるため，最も汎用されている．天然型のステロイドであるヒドロコルチゾンは，生物学的半減期が8～12時間と短いため隔日投与に用いることができない．また，デキサメタゾンやベタメタゾンは，生物学的半減期が36～54時間

と長いので，隔日に投与しても副作用は減少しない．隔日投与法により軽減される副作用として**満月様顔貌などのクッシング症候，易感染性，下垂体副腎機能抑制**などが挙げられる．しかし，隔日投与の問題点として，炎症性疾患に投与した場合，非投与日に諸症状が出現すること，および治療効果が連日投与に比べて弱いことが挙げられる．したがって，疾患活動性が強く，コントロールが困難な場合には再度連日投与に変更する．

3. 使用上の注意事項

ステロイドの原則投与禁忌患者とその理由を表3に，また使用上の注意事項を表4に示した．いずれもステロイドの副作用に関連した事項であり，慎重な対応が望まれる．なお副作用については，p33「6．副作用とその予防」をご参照いただきたい．

使用上の注意において，「ステロイドの長期あるいは大量投与中の患者，または投与中止後6カ月以内の患者では，免疫機能が低下していることがあり，生ワクチンの接種により，ワクチン由来の感染を増強または持続させるおそれがあるので，これらの患者には生ワクチンを接種しないこと」と記載されている．これは，厚生労働省健康局長通知の規定による予防接種実施要領において，「免疫不全をきたすおそれのある治療を受けている患者として，長期あるいは大量の副腎皮質ステロイド使用中の患者，及びこれらの投与中止後6カ月以内の患者」と記載されていることによる．ただし，米国CDCの報告では20mg/日以下のプレドニゾン®（プレドニゾロンと同力価）の治療下では生ワクチン接種も可とされていることから，5mg/日以下程度のプレドニゾロン治療なら可と考えてもよいであろう．

また，多くの膠原病では女性の罹患率が高いため，妊娠・授乳時の注意も重要である．妊娠または妊娠している可能性のある婦人に対しては，動物実験で妊娠ラットにステロイドを大量投与した場合，口蓋裂の発生頻度が有意に増えたという報告があり，「治療上の有益性が危険性を上回ると判断される場合にのみ投与すること」と記載されている．ヒトでは明らかな催奇形性は報告されていない．**プレドニゾロンは胎盤の11β脱水素酵素によって多く代謝され，胎盤通過性は低いのでプレドニゾロン30mg/日以下では胎児への影響はほとんどないと言われている**[7]．一方，

表3 ステロイドの原則禁忌患者とその理由

原則禁忌の患者	禁忌の理由
1. 有効な抗菌薬が存在しない感染症、全身の真菌症の患者	グルココルチコイドはマクロファージのIL-1およびリンパ球のIL-2の分泌を抑制して細胞障害性T細胞の機能を抑制し、抗体産生を低下させ液性免疫を抑制する。それにより症状が増悪することがある
2. 消化性潰瘍の患者	グルココルチコイドは胃粘膜に作用して抗肉芽作用、タンパク異化作用により胃粘膜細胞の再生を抑制する。また、塩酸、ペプシン等の攻撃因子を増強し、胃粘液、プロスタグランジン等の防御因子を減弱させる。そのため、潰瘍治癒（組織修復）が障害されることがある
3. 精神病の患者	グルココルチコイドは辺縁系の神経伝達物質に影響を与える。セロトニン作動神経系を阻害してうつ状態をきたし、カテコールアミン作動系の活動を促進して興奮、統合失調症をきたすことが考えられている。そのため、症状が増悪することがある
4. 結核性疾患の患者	1と同様
5. 単純疱疹性角膜炎の患者	1と同様
6. 後嚢白内障の患者	症状が増悪することがある
7. 緑内障の患者	グルココルチコイドは房水産生を亢進させ、房水流出抵抗を増大させる。そのため、眼圧の亢進により、緑内障が増悪することがある
8. 高血圧の患者	グルココルチコイドによる高血圧症の成因には、電解質代謝作用による高血圧症の増悪のほか、腎におけるNa$^+$、Cl$^-$の再吸収増加作用による循環血漿量増大、カテコールアミンに対する血管反応の増強、レニン基質の増加、プロスタグランジンおよびカリクレイン・キニン系など、降圧系活性が関与していると考えられている
9. 電解質異常の患者	電解質代謝作用により、電解質異常が増悪することがある
10. 血栓症の患者	グルココルチコイド常用量の投与により、部分トロンボプラスチン時間の短縮、血液凝固因子第Ⅱ、Ⅴ、Ⅶ、Ⅹ、Ⅻの増加傾向および血小板凝集能の亢進が認められており、血液凝固促進作用によって症状が増悪することがある
11. 最近行った内臓手術創がある患者	グルココルチコイドは線維芽細胞の増殖を抑制して、肉芽形成を抑制する。そのため、創傷治癒（組織修復）が障害されることがある
12. 急性心筋梗塞の患者	心破裂を起こしたとの報告がある。グルココルチコイドは急性心筋梗塞の治癒過程を阻害し、冠動脈硬化を促進し、心室壁を脆弱化させると考えられている

各薬剤の医薬品添付文書、インタビューフォームより抜粋

表4 ステロイドの「使用上の注意事項」

1. 感染症の患者では免疫抑制作用により感染症が増悪するおそれがあるので、抗菌薬を併用するなど慎重に投与する。特に水痘または麻疹の感染には注意が必要である。
2. 糖尿病の患者では糖新生作用などにより、血糖が上昇して糖尿病が増悪するおそれがあるので、慎重に投与する。
3. 骨粗鬆症、腎不全、甲状腺機能低下、肝硬変、脂肪肝、脂肪塞栓症、重症筋無力症の患者および高齢者には慎重に投与する。
4. 誘発感染症、続発性副腎皮質機能不全、消化性潰瘍、糖尿病、精神障害などの重篤な副作用があらわれることがあるので、ほかの治療法によって十分治療効果が期待できる場合には本剤を投与しない。また、局所投与で十分な場合には局所療法を行う。
5. 本剤投与中に水痘または麻疹に感染すると、致命的な経過をたどることがあるので、投与前にこれら疾患の既往や予防接種の有無を確認するとともに既往のない患者には感染を極力避けるように配慮する。また、既往や予防接種を受けた患者であっても本剤投与中は発症の可能性があるので留意する。
6. 連用後、投与を急に中止すると、ときに発熱、頭痛、食欲不振、脱力感、筋肉痛、関節炎、ショックなどの離脱症状があらわれることがあるので、投与を中止する場合には、徐々に減量するなど慎重に行うこと。離脱症状があらわれた場合には直ちに再投与または増量すること。
7. 本剤の長期あるいは大量投与中の患者、または投与中止後6カ月以内の患者には生ワクチンを接種しない。

各薬剤の医薬品添付文書、インタビューフォームより抜粋

デキサメタゾンやベタメタゾンでは胎盤の11β脱水素酵素で代謝されないため胎盤を通過し、胎児への影響を及ぼす可能性があり、妊婦への治療にはこれらの薬剤は避けるべきであると考えられる。

授乳期のステロイドの投与に関しては、母乳中へ移行することがあるので、「授乳中の婦人には本剤投与時には授乳を避けさせること」と記載されている。授乳中のステロイドの影響に関しては、プレドニゾンでは単回投与で0.07%～0.23%が母乳中に移行するのみであるとされており、例えば、プレドニゾロン20 mg/日以下である場合には基本的に授乳が可能である。

1. フルドロコルチゾン酢酸エステル

■**商品名：フロリネフ®錠0.1 mg**

ヒドロコルチゾンのB環C-9αにフッ素，C-21にアセテート基を導入し，ヒドロコルチゾンと比較して，約10倍のグルココルチコイド作用，約125倍のミネラルコルチコイド作用を示す．一般の常用量（0.05〜0.2 mg/日）ではほとんどグルココルチコイド作用を示さない．**強力なミネラルコルチコイド作用を有する**ことから，電解質代謝に対する作用，糖質代謝に対する作用，生命維持作用があり，特に**そのNa貯留作用は合成副腎皮質ステロイド中最も強力なものの1つである．**

臨床ではコルチゾンおよびアルドステロンなどの生成・分泌が低下している塩喪失型先天性副腎皮質過形成症および塩喪失型慢性副腎皮質機能不全（アジソン病）の対症療法にグルココルチコイドとともに用いられ，きわめて少量の投与で治療効果が期待できる．現在，国内市場においてこれらの治療に用いられる唯一のミネラルコルチコイド製剤である．

【効能・効果】

塩喪失型先天性副腎皮質過形成症，塩喪失型慢性副腎皮質機能不全（アジソン病）

＊プレドニゾロンに類する適応はない

【用法・用量】

フルドロコルチゾン酢酸エステルとして，通常，1日0.02〜0.1 mgを2〜3回に分けて経口投与する．

なお，新生児，乳児に対しては0.025〜0.05 mgより投与を開始することとし，年齢，症状により適宜増減する．

＊年齢により感受性が低下するので，特に新生児・乳児期から血清電解質，レニン活性，血圧などを定期的に測定し，至適投与量に注意すること．

【薬物動態】

消化管から吸収され，すみやかに加水分解を受けてフルドロコルチゾンとなる．健常成人（n＝1）での最高血中濃度到達時間（T_{max}）は45分，血中半減期（$T_{1/2}$）は7.2時間であった．主な排泄経路は肝胆道系で，投与後すみやかに胆汁中に排泄され，その一部が腸肝循環するが，大部分は食物残渣とともに糞中に排泄される．

【作用機序】

強力なミネラルコルチコイド作用を有する合成副腎皮質ホルモンであり，11-デオキシコルチコステロンやアルドステロンと類似の電解質代謝作用を示し，尿細管におけるNaの再吸収促進，Kの排泄促進作用を有する．

【薬　価】　1錠 377.6円（2009年現在）．

■ 特徴と他薬との違い

- 先天性副腎皮質過形成あるいはアルドステロン欠乏状態における塩喪失状態においてみられる尿へのNa喪失やK排泄障害，細胞内Na低下・K蓄積，血清Na値低下や高K血症・酸血症などの電解質異常は，本剤の投与により矯正される．
- 過剰投与はNa蓄積，K喪失をもたらすので注意が必要である．
- 本剤のミネラルコルチコイド作用はきわめて少量で期待できるため，通常の治療量において，**グルココルチコイド作用（糖代謝への作用）は期待できない**．
- 本剤は強力なミネラルコルチコイド作用を有し，Na保持による循環血漿量の増加と$α$受容体刺激作用による血管収縮作用などをもつことから**高血圧の患者には原則投与しない**．

処方例　原発性副腎機能不全症（アジソン病）[8]

＜ミネラルコルチコイド作用をもつヒドロコルチゾンによりグルココルチコイド補充（処方1）を行っても起立性低血圧などのミネラルコルチコイド欠乏症状が強い場合に（処方2）を追加する＞

処方1）ヒドロコルチゾン（コートリル®錠）10mg　1錠
　　　　1日1回朝食後　14日分

処方2）フルドロコルチゾン（フロリネフ®錠）0.1mg　1錠
　　　　1日1回朝食後　14日分

■ 使用の際の留意点　※一般的な使用上の注意はp54に記載．

維持量決定までは頻回（1日1回以上）に，血清電解質は必要に応じて測定して，投与量を適宜増減する．本剤投与により高血圧，高Na血症，低K血症，浮腫などがあらわれたら減量するなど適切な処置を行う．食塩の摂取量にも注意する．特に長期投与する場合には血圧，血清電解質濃度の定期的な測定を行う．

そのほかはプレドニゾロンと同様．

■ **副作用**　※一般的副作用はp33に記載．

本剤の副作用の多くは，高血圧，高Na血症，低K血症，浮腫などのミネラルコルチコイド作用によると考えられる．したがって，副作用の発現を防止するためには，**定期的な血圧および血清電解質の測定を行い，本剤の用量および食塩摂取量を決定することが望ましい**．

本剤のグルココルチコイド作用は，ヒドロコルチゾンの約10倍である．通常の使用量ではグルココルチコイドにみられる副作用の発現は稀であると考えられるが，長期連用またはヒドロコルチゾンなどのグルココルチコイドとの併用に際し，他と同様の副作用症状発現の可能性が増大するため，グルココルチコイドに準じて設定されている．

(※フロリネフ®錠0.1mgの医療用医薬品添付文書，インタビューフォームより)

2.プレドニゾロン

■**商品名**：

錠剤（1mg）：プレドニゾロン®錠1mg
　　　　　　　プレロン®錠1mg

錠剤（2.5mg）：プレドハン®錠2.5mg
　　　　　　　プレロン®錠2.5mg

錠剤（5mg）：プレドニン®錠5mg
　　　　　　　プレドニゾロン®錠5mg
　　　　　　　プレロン®錠5mg

散剤（10mg/g）：プレドニゾロン®散1％

プレドニゾロンは最初に合成（1955年）されたステロイドであり，日本では経口剤として各科領域全般で最も頻用される．ヒドロコルチゾンのA環に二重結合を導入することにより，グルココルチコイドレセプターへの親和性が増強されて抗炎症効果が強くなり，また還元反応が抑制されることにより代謝が遅延し持続時間が長くなっている．Na貯留作用は若干弱くなっている．

【効能・効果】

1. 内科・小児科領域

① 内分泌疾患	慢性副腎皮質機能不全，急性副腎皮質機能不全，副腎性器症候群，亜急性甲状腺炎，甲状腺中毒症，甲状腺に伴う悪性眼球突出症，ACTH単独欠損症
② リウマチ疾患	関節リウマチ，若年性関節リウマチ，リウマチ熱，リウマチ性多発筋痛症
③ 膠原病	SLE，全身性血管炎，多発性筋炎，強皮症
④ 腎疾患	ネフローゼおよびネフローゼ症候群
⑤ 心疾患	うっ血性心不全
⑥ アレルギー性疾患	気管支喘息，喘息性気管支炎，アレルギー・中毒（薬疹などを含む），血清病
⑦ 重症感染症 （化学療法と併用）	
⑧ 血液疾患	溶血性貧血，白血病，顆粒球減少症，紫斑病，再生不良性貧血，凝固因子の障害による出血性素因
⑨ 消化器疾患	限局性腸炎，潰瘍性大腸炎
⑩ 重症消耗性疾患	重症消耗性疾患の全身状態の改善（癌末期など）
⑪ 肝疾患	劇症肝炎，胆汁うっ滞型急性肝炎，慢性肝炎，肝硬変
⑫ 肺疾患	サルコイドーシス，びまん性間質性肺炎
⑬ 結核性疾患 （抗結核薬と併用）	肺結核，結核性髄膜炎，結核性胸膜炎，結核性腹膜炎，結核性心のう炎
⑭ 神経疾患	脳脊髄炎，末梢神経炎，筋強直症，重症筋無力症，多発性硬化症，小舞踏病，顔面神経麻痺，脊髄蜘網膜炎
⑮ 悪性腫瘍	悪性リンパ腫および類似疾患，好酸性肉芽腫，乳癌の再発転移
⑯ その他内科的疾患	特発性低血糖症，原因不明の発熱

2. 外科領域

副腎摘除，臓器・組織移植，侵襲後肺水腫，副腎皮質機能不全患者の外科的侵襲，蛇毒・昆虫毒

3. 整形外科領域

強直性脊椎炎（リウマチ性脊椎炎）

4. 産婦人科領域

卵管整形術後の癒着防止，副腎皮質機能障害による排卵障害

5．泌尿器領域

前立腺癌，陰茎硬結

6．皮膚科領域

湿疹・皮膚炎群，蕁麻疹，痒疹群，乾癬および類症，掌蹠膿疱症，毛孔性紅色粃糠疹，扁平苔癬，成年性浮腫性硬化症，紅斑症，アナフィラクトイド紫斑，ウェーバークリスチャン病，皮膚粘膜眼症候群，レイノー病，円形脱毛症，天疱瘡群，デューリング疱疹状皮膚炎，先天性表皮水疱症，帯状疱疹，紅皮症，顔面播種状粟粒性狼瘡，アレルギー性血管炎およびその類症，潰瘍性慢性膿皮症，新生児スクレレーマ

7．眼科領域

内眼・視神経・眼窩・眼筋の炎症性疾患の対症療法，外眼部および前眼部の炎症性疾患の対症療法で点眼が不適当または不十分な場合，眼科領域の術後炎症

8．耳鼻科領域

急性・慢性中耳炎，滲出性中耳炎・耳管狭窄症，メニエル病およびメニエル症候群，急性感音性難聴，血管運動性鼻炎，アレルギー性鼻炎，花粉症，副鼻腔炎・鼻茸，進行性壊疽性鼻炎，喉頭炎・喉頭浮腫，食道の炎症，食道拡張術後，手術後の後療法，難治性口内炎および舌炎，味覚障害，唾液腺炎

【用法・用量】

通常成人にはプレドニゾロンとして，通常，1日5〜60mgを1〜4回に分割経口投与する．年齢，症状により適宜増減する．

【薬物動態】

健常成人（n＝16）での血中半減期（$T_{1/2}$）は2〜3時間であった．プレドニゾロンの一部はC-6位がCYP3A4により代謝され，6β-水酸化体になる．主な排泄部位は腎臓である．

【作用機序】

細胞膜を通過後，細胞内部でグルココルチコイドレセプター（GR）と結合し，標的遺伝子の発現を主に転写レベルで制御することで，種々の炎症性サイトカインの産生抑制，アラキドン酸代謝にかかわる種々の酵素の発現抑制によるプロスタグランジン産生抑制，リンパ球の機能抑制などにより抗炎症作用，免疫抑制作用など多彩な薬理作用を示す．

【薬　価】

1 mg錠（1錠 8.2円）
2.5 mg錠，5 mg錠（1錠 9.7円）
10 mg/g散（1 g 10.0円）

■ **特徴と他薬との違い**

- 生物学的半減期からは中間型とされるが，血漿中の半減期は2～3時間であり，ヒドロコルチゾン（1.5時間）と同じ短時間作用型とされ，隔日または4投3休（4日間服用後3日間休薬）など下垂体-副腎皮質系への影響を考慮した間欠投与法にも適している．
- 抗炎症作用はヒドロコルチゾンの3～4倍である．
- 電解質代謝作用はヒドロコルチゾンの約0.8倍である．
- 錠剤は直径約5.0 mmと小さく服用しやすいが，反面高齢者や関節リウマチ患者では半割や取り扱いがしにくい．
- 2.5 mg錠，1 mg錠が市販されており，投与量の微量調節がしやすい．
- 肝機能障害の患者では健常人と代謝に差が認められないが，**腎機能障害患者あるいは高齢者では代謝が阻害されやすいので，過剰投与にならないように注意が必要である．**

（※プレドニン®錠5 mgの医療用医薬品添付文書，インタビューフォームより）

3.メチルプレドニゾロン

■ **商品名：メドロール®錠（2 mg，4 mg）**

メチルプレドニゾロンは，プレドニゾロンのB環C-6位にメチル基を導入することにより，A環は還元反応を受けにくくなり，プレドニゾロンと比べてグルココルチコイド作用は増強され，逆にミネラルコルチコイド作用は減弱している．

【効能・効果】

1．内科・小児科領域	
① 内分泌疾患	慢性副腎皮質機能不全，急性副腎皮質機能不全，副腎性器症候群，亜急性甲状腺炎，甲状腺中毒症，甲状腺に伴う悪性眼球突出症，ACTH単独欠損症
② リウマチ疾患	関節リウマチ，若年性関節リウマチ，リウマチ熱，リウマチ性多発筋痛症
③ 膠原病	SLE，全身性血管炎，多発性筋炎，強皮症
④ 腎疾患	ネフローゼおよびネフローゼ症候群
⑤ 心疾患	うっ血性心不全

⑥ アレルギー性疾患	気管支喘息，喘息性気管支炎，アレルギー・中毒（薬疹等を含む），血清病
⑦ 重症感染症 （化学療法と併用）	
⑧ 血液疾患	溶血性貧血，白血病，顆粒球減少症，紫斑病，再生不良性貧血，凝固因子の障害による出血性素因
⑨ 消化器疾患	限局性腸炎，潰瘍性大腸炎
⑩ 重症消耗性疾患	重症消耗性疾患の全身状態の改善（癌末期等）
⑪ 肝疾患	劇症肝炎，胆汁うっ滞型急性肝炎，慢性肝炎，肝硬変
⑫ 肺疾患	サルコイドーシス，びまん性間質性肺炎
⑬ 結核性疾患 （抗結核薬と併用）	結核性髄膜炎，結核性胸膜炎，結核性腹膜炎
⑭ 神経疾患	脳脊髄炎，末梢神経炎，多発性硬化症，小舞踏病，顔面神経麻痺，脊髄蜘網膜炎
⑮ その他内科的疾患	特発性低血糖症

2．外科領域

副腎摘除，臓器・組織移植，侵襲後肺水腫，副腎皮質機能不全患者の外科的侵襲，蛇毒・昆虫毒

3．皮膚科領域

湿疹・皮膚炎群，蕁麻疹，痒疹群，乾癬および類症，掌蹠膿疱症，扁平苔癬，成年性浮腫性硬化症，紅斑症，アナフィラクトイド紫斑，ウェーバークリスチャン病，皮膚粘膜眼症候群，レイノー病，円形脱毛症，天疱瘡群，デューリング疱疹状皮膚炎，先天性表皮水疱症，帯状疱疹，紅皮症，顔面播種状粟粒性狼瘡，アレルギー性血管炎およびその類症，潰瘍性慢性膿皮症

4．眼科領域

内眼・視神経・眼窩・眼筋の炎症性疾患の対症療法，外眼部および前眼部の炎症性疾患の対症療法で点眼が不適当または不十分な場合，眼科領域の術後炎症

5．耳鼻科領域

血管運動性鼻炎，アレルギー性鼻炎，花粉症，進行性壊疽性鼻炎，食道の炎症，手術後の後療法，難治性口内炎および舌炎

【用法・用量】

　　通常成人にはメチルプレドニゾロンとして，通常，1日4〜48mgを1〜4回に分割経口投与する．年齢，症状により適宜増減する．

【薬物動態】

主に肝で代謝され，一次代謝は主として還元反応，二次代謝は抱合反応および腸肝循環が推測されている．主として尿中に排泄される．

【作用機序】 プレドニゾロンに準ずる．

【薬 価】

2 mg錠（1錠 11.5円）

4 mg錠（1錠 21.3円）

■ 特徴と他薬との違い

- **ヒドロコルチゾン，プレドニゾロンに比べ，抗炎症作用および糖質代謝作用は強い．** Na貯留作用はプレドニゾロンより弱く，ヒドロコルチゾンより著しく弱い．そのため，水溶性のコハク酸塩が注射用製剤としてパルス療法（メチルプレドニゾロン500〜1,000 mgの点滴静注を3日間行う方法）に使用されている．
- **下垂体－副腎系機能の抑制時間が短い群に属し，使いやすい．**
- 2種類（2 mg，4 mg）の規格があり，割線があるため，細かい用量調節がしやすい．
- 高血圧がある，またはプレドニゾロン投与中に血圧が上昇して降圧薬でも対処しづらい場合などに，ミネラルコルチコイド作用がより弱いメチルプレドニゾロンの同等量に変更する場合もある．

（※メドロール®錠2 mg，4 mgの医療用医薬品添付文書，インタビューフォームより）

4. トリアムシノロン

■**商品名：レダコート®錠（4 mg）**

トリアムシノロンは，プレドニゾロンのB環C-9α位にフッ素を導入して作用を強化し，さらにC-16αに水酸基（-OH）を導入することにより，**ミネラルコルチコイド作用をほぼ消失させている．グルココルチコイド作用はヒドロコルチゾンの約5倍である．**

【効能・効果】

1．内科・小児科領域	
① 内分泌疾患	慢性副腎皮質機能不全，急性副腎皮質機能不全，副腎性器症候群，亜急性甲状腺炎，甲状腺中毒症
② リウマチ疾患	関節リウマチ，若年性関節リウマチ，リウマチ熱，リウマチ性多発筋痛症
③ 膠原病	SLE，全身性血管炎，多発性筋炎，強皮症
④ 腎疾患	ネフローゼおよびネフローゼ症候群
⑤ 心疾患	うっ血性心不全
⑥ アレルギー性疾患	気管支喘息，喘息性気管支炎，アレルギー・中毒（薬疹等を含む），血清病
⑦ 重症感染症 （化学療法と併用）	
⑧ 血液疾患	溶血性貧血，白血病，顆粒球減少症，紫斑病
⑨ 消化器疾患	限局性腸炎，潰瘍性大腸炎
⑩ 重症消耗性疾患	重症消耗性疾患の全身状態の改善（癌末期等）
⑪ 結核性疾患 （抗結核薬と併用）	肺結核，結核性髄膜炎，結核性胸膜炎，結核性腹膜炎
⑫ 神経疾患	末梢神経炎，筋強直症，重症筋無力症，脊髄蜘網膜炎
⑬ 悪性腫瘍	悪性リンパ腫および類似疾患
⑭ その他内科的疾患	特発性低血糖症

2．外科領域

臓器・組織移植

3．整形外科領域

強直性脊椎炎（リウマチ性脊椎炎）

4．泌尿器領域

前立腺癌

5．皮膚科領域

湿疹・皮膚炎群，蕁麻疹，痒疹群，乾癬および類症，毛孔性紅色粃糠疹，扁平苔癬，成年性浮腫性硬化症，紅斑症，アナフィラクトイド紫斑，ウェーバークリスチャン病，皮膚粘膜眼症候群，レイノー病，円形脱毛症，天疱瘡群，デューリング疱疹状皮膚炎，帯状疱疹，紅皮症

6. 眼科領域

内眼・視神経・眼窩・眼筋の炎症性疾患の対症療法，外眼部および前眼部の炎症性疾患の対症療法で点眼が不適当または不十分な場合，眼科領域の術後炎症

7. 耳鼻科領域

血管運動性鼻炎，アレルギー性鼻炎，花粉症，難治性口内炎および舌炎

【用法・用量】
　通常成人にはトリアムシノロンとして，通常，1日4～48mgを1～4回に分割経口投与する．年齢，症状により適宜増減する．
【作用機序】プレドニゾロンに準ずる．
【薬　価】1錠 26.7円

■ 特徴と他薬との違い

- 理由は明らかではないが，ほかの薬剤と比較してトリアムシノロン投与で**ステロイド筋症（ミオパチー）を呈することが多い**[1]．
- ほかのステロイドとは逆に**食欲低下，体重減少，鎮静をきたすことがある**．理由は明らかではない[1]．
- 電解質代謝に及ぼす影響は，**Naや水分の貯留をきたさずに，むしろその排泄を促進し，Kの排泄を促進しない**といわれている．

(※レダコート®錠4mgの医療用医薬品添付文書，インタビューフォームより)

5.デキサメタゾン

■商品名：

錠剤：デカドロン®錠0.5mg
　　　デキサメタゾン®錠0.5mg
シロップ剤：デカドロン®エリキシル0.1mg/mL
　　　　　　デキサメタゾン®エリキシル0.1mg/mL（後発）
　　　　　　デキサメタゾン®E 0.1mg/mL（後発）

　デキサメタゾンは，プレドニゾロンのB環C-9α位にフッ素を導入して作用を強化し，さらにC-16αにメチル基を導入することにより，**グルココルチコイドレセプターへの親和性が増して作用が増強されるとともにミネラルコルチコイド作用をほぼ消失させている**．グルココルチコイド

作用はヒドロコルチゾンの25～30倍と強力である.

【効能・効果】

1．内科・小児科領域	
① 内分泌疾患	**下垂体抑制試験**，慢性副腎皮質機能不全，急性副腎皮質機能不全，副腎性器症候群，亜急性甲状腺炎，甲状腺中毒症，甲状腺に伴う悪性眼球突出症，ACTH単独欠損症
② リウマチ疾患	関節リウマチ，若年性関節リウマチ，リウマチ熱，リウマチ性多発筋痛症
③ 膠原病	SLE，全身性血管炎，多発性筋炎，強皮症
④ 腎疾患	ネフローゼおよびネフローゼ症候群
⑤ 心疾患	うっ血性心不全
⑥ アレルギー性疾患	気管支喘息，喘息性気管支炎，アレルギー・中毒（薬疹等を含む），血清病
⑦ 重症感染症（化学療法と併用）	
⑧ 血液疾患	溶血性貧血，白血病，顆粒球減少症，紫斑病，再生不良性貧血
⑨ 消化器疾患	限局性腸炎，潰瘍性大腸炎
⑩ 重症消耗性疾患	重症消耗性疾患の全身状態の改善（癌末期等）
⑪ 肝疾患	劇症肝炎，胆汁うっ滞型急性肝炎，慢性肝炎，肝硬変
⑫ 肺疾患	サルコイドーシス，びまん性間質性肺炎
⑬ 結核性疾患（抗結核薬と併用）	肺結核，結核性髄膜炎，結核性胸膜炎，結核性腹膜炎，結核性心のう炎
⑭ 神経疾患	脳脊髄炎，末梢神経炎，筋強直症，重症筋無力症，多発性硬化症，小舞踏病，顔面神経麻痺，脊髄蜘網膜炎
⑮ 悪性腫瘍	**抗悪性腫瘍薬（シスプラチンなど）投与に伴う消化器症状（悪心・嘔吐）**，悪性リンパ腫および類似疾患，好酸性肉芽腫，乳癌の再発転移
⑯ その他内科的疾患	特発性低血糖症，原因不明の発熱

2．外科領域

副腎摘除，臓器・組織移植，侵襲後肺水腫，副腎皮質機能不全患者の外科的侵襲，蛇毒・昆虫毒

3．整形外科領域

強直性脊椎炎（リウマチ性脊椎炎）

4．産婦人科領域

卵管整形術後の癒着防止

5．泌尿器領域

前立腺癌，陰茎硬結

6．皮膚科領域

湿疹・皮膚炎群，蕁麻疹，乾癬および類症，掌蹠膿疱症，扁平苔癬，成年性浮腫性硬化症，紅斑症，アナフィラクトイド紫斑，ウェーバークリスチャン病，皮膚粘膜眼症候群，レイノー病，円形脱毛症，天疱瘡群，デューリング疱疹状皮膚炎，先天性表皮水疱症，帯状疱疹，紅皮症，顔面播種状粟粒性狼瘡，アレルギー性血管炎およびその類症，潰瘍性慢性膿皮症，新生児スクレレーマ

7．眼科領域

内眼・視神経・眼窩・眼筋の炎症性疾患の対症療法，外眼部および前眼部の炎症性疾患の対症療法で点眼が不適当または不十分な場合，眼科領域の術後炎症

8．耳鼻科領域

急性・慢性中耳炎，滲出性中耳炎・耳管狭窄症，メニエル病およびメニエル症候群，急性感音性難聴，血管運動性鼻炎，アレルギー性鼻炎，花粉症，進行性壊疽性鼻炎，喉頭炎・喉頭浮腫，手術後の後療法，難治性口内炎および舌炎，味覚障害，唾液腺炎

【用法・用量】

1）通常成人にはデキサメタゾンとして，通常，1日0.5～8 mgを1～4回に分割経口投与する．年齢，症状により適宜増減する．
2）抗悪性腫瘍薬（シスプラチンなど）投与に伴う消化器症状（悪心・嘔吐）の場合は通常，成人にはデキサメタゾンとして1日4～20 mgを1～2回に分割経口投与する．ただし，1日最大20 mgまでとする．

【薬物動態】

主に肝で代謝され，代謝に関与するのはCYP3A4である．主として尿中に排泄される．

【作用機序】プレドニゾロンに準ずる．

【薬　価】

錠剤：デカドロン®錠0.5 mg　1錠 6.2円
　　　デキサメタゾン®錠0.5 mg　1錠 6.1円
シロップ剤：デカドロン®エリキシル0.1 mg/mL　1 mL 4.2円
　　　　　　デキサメタゾン®エリキシル0.1 mg/mL　1 mL 1.7円
　　　　　　デキサメタゾン®E 0.1 mg/mL　1 mL 1.7円

■ 特徴と他薬との違い

- デキサメタゾンのグルココルチコイド作用はヒドロコルチゾンの25〜30倍と強力である．下垂体-副腎系の抑制効果が強いこと，各種測定系においてヒドロコルチゾンなどの天然型ステロイドと交差反応を示さないことより，下垂体-副腎系抑制試験にも使用される．
- 特徴的な適応症として，抗悪性腫瘍薬（シスプラチンなど）投与に伴う消化器症状（悪心・嘔吐）に使用される．詳細な機序は明らかではないが，毛細血管の透過性を低下させ，中枢性嘔吐の原因となる大脳浮腫を軽減する，消化管細胞の傷害により出現した嘔吐の原因となるエンドトキシンの血中への放出を阻害する，食欲増進作用で制吐効果を示すなどの理由が考えられている．制吐使用に関する2006年アメリカ臨床腫瘍学会（ASCO）ガイドラインにおけるデキサメタゾンの位置づけでは，高リスクのレジメンに対してaprepitant（国内未発売）との併用で1日12 mg（日本では20 mg），中等リスクでは8 mgの投与が推奨されている[9]．
- **デキサメタゾンは中枢神経刺激作用や食欲増進作用が他のステロイドと比べて最も強い．**
- 生物学的半減期が36〜54時間と長いため，**隔日投与，4投3休など副腎皮質への影響を考慮した投与には適さない．**
- 特徴的な副作用として，しゃっくりが記載されている．

■ 使用上の注意　※一般的使用上の注意はp54に記載．

抗悪性腫瘍薬（シスプラチンなど）投与に伴う消化器症状（悪心・嘔吐）に対しては，本剤が抗悪性腫瘍薬と併用されるため，緊急時に十分対応できる医療施設においてがん化学療法に十分な知識・経験をもつ医師のもとで使用することとなっている．

（※デカドロン®錠0.5 mgの医療用医薬品添付文書，インタビューフォームより）

6. ベタメタゾン

■商品名：

錠剤：リンデロン®錠0.5 mg

ベタメタゾン®錠0.5 mg（後発）

リネステロン®錠0.5 mg（後発）

散剤：リンデロン®散1 mg/g

リネステロン®散1 mg/g（後発）

シロップ剤：リンデロン®シロップ0.1 mg/mL

ベタメタゾン®シロップ0.1 mg/mL（後発）

　ベタメタゾンは，プレドニゾロンのB環C-9α位にフッ素を導入して作用を強化し，さらにC-16βにメチル基を導入することにより，**グルココルチコイドレセプターへの親和性が増して作用が増強されるとともにミネラルコルチコイド作用をほぼ消失させている**．グルココルチコイド作用はヒドロコルチゾンの25～50倍と強力である．

【効能・効果】

1．内科・小児科領域	
① 内分泌疾患	**下垂体抑制試験**，慢性副腎皮質機能不全，急性副腎皮質機能不全，副腎性器症候群，亜急性甲状腺炎，甲状腺中毒症，甲状腺に伴う悪性眼球突出症，ACTH単独欠損症
② リウマチ疾患	関節リウマチ，若年性関節リウマチ，リウマチ熱，リウマチ性多発筋痛症
③ 膠原病	SLE，全身性血管炎，多発性筋炎，強皮症
④ 腎疾患	ネフローゼおよびネフローゼ症候群
⑤ 心疾患	うっ血性心不全
⑥ アレルギー性疾患	気管支喘息，喘息性気管支炎，アレルギー・中毒（薬疹等を含む），血清病
⑦ 重症感染症 （化学療法と併用）	
⑧ 血液疾患	溶血性貧血，白血病，顆粒球減少症，紫斑病，再生不良性貧血，凝固因子の障害による出血性素因
⑨ 消化器疾患	限局性腸炎，潰瘍性大腸炎
⑩ 重症消耗性疾患	重症消耗性疾患の全身状態の改善（癌末期等）
⑪ 肝疾患	劇症肝炎，胆汁うっ滞型急性肝炎，慢性肝炎，肝硬変
⑫ 肺疾患	サルコイドーシス，びまん性間質性肺炎
⑬ 結核性疾患 （抗結核薬と併用）	肺結核，結核性髄膜炎，結核性胸膜炎，結核性腹膜炎，結核性心のう炎

⑭ 神経疾患	脳脊髄炎,末梢神経炎,筋強直症,重症筋無力症,多発性硬化症,小舞踏病,顔面神経麻痺,脊髄蜘網膜炎
⑮ 悪性腫瘍	悪性リンパ腫および類似疾患,好酸性肉芽腫,乳癌の再発転移
⑯ その他内科的疾患	特発性低血糖症,原因不明の発熱

2.外科領域

副腎摘除,臓器・組織移植,侵襲後肺水腫,副腎皮質機能不全患者の外科的侵襲,蛇毒・昆虫毒

3.整形外科領域

強直性脊椎炎(リウマチ性脊椎炎)

4.産婦人科領域

卵管整形術後の癒着防止,副腎皮質機能障害による排卵障害

5.泌尿器領域

前立腺癌,陰茎硬結

6.皮膚科領域

湿疹・皮膚炎群,蕁麻疹,痒疹群,乾癬および類症,掌蹠膿疱症,毛孔性紅色粃糠疹,扁平苔癬,成年性浮腫性硬化症,紅斑症,アナフィラクトイド紫斑,ウェーバークリスチャン病,皮膚粘膜眼症候群,レイノー病,円形脱毛症,天疱瘡群,デューリング疱疹状皮膚炎,先天性表皮水疱症,帯状疱疹,紅皮症,顔面播種状粟粒性狼瘡,アレルギー性血管炎およびその類症,潰瘍性慢性膿皮症,新生児スクレレーマ

7.眼科領域

内眼・視神経・眼窩・眼筋の炎症性疾患の対症療法,外眼部および前眼部の炎症性疾患の対症療法で点眼が不適当または不十分な場合,眼科領域の術後炎症

8.耳鼻科領域

咽頭ポリープ・結節,急性・慢性中耳炎,滲出性中耳炎・耳管狭窄症,メニエル病およびメニエル症候群,急性感音性難聴,血管運動性鼻炎,アレルギー性鼻炎,花粉症,副鼻腔炎・鼻茸,進行性壊疽性鼻炎,喉頭炎・喉頭浮腫,食道の炎症,食道拡張術後,手術後の後療法,難治性口内炎および舌炎,味覚障害,唾液腺炎

【用法・用量】

1)錠剤,散剤:通常成人にはベタメタゾンとして,通常,1日0.5〜8mgを1〜4回に分割経口投与する.年齢,症状により適宜増減する.

2)シロップ剤:通常成人にはベタメタゾンとして,通常,1日0.5〜8mgを1〜4回に分割経口投与する.小児には1日0.15〜4mgを1〜4回に分割経口投与する.年齢,症状により適宜増減する.

【薬物動態】

主に肝で代謝され，代謝に関与するのはCYP3A4である．主として尿中に排泄される．

【作用機序】プレドニゾロンに準ずる．

【薬　価】

　錠剤：リンデロン®錠0.5mg　　1錠 17.4円

　　　　　ベタメタゾン®錠0.5mg（後発）　1錠 6.4円

　　　　　リネステロン®錠0.5mg（後発）　1錠 6.4円

　散剤：リンデロン®散1mg/g　　1g 34.6円

　　　　リネステロン®散1mg/g（後発）　1g 21.8円

　シロップ剤：リンデロン®シロップ0.1mg/mL　　1mL 7.7円

　　　　　　　ベタメタゾン®シロップ0.1mg/mL（後発）　1mL 3.2円

■ 特徴と他薬との違い

- ベタメタゾンのグルココルチコイド作用は**ヒドロコルチゾンの25〜50倍と強力である**．下垂体－副腎系の抑制効果が強いこと，各種測定系においてヒドロコルチゾンなどの天然型ステロイドと交差反応を示さないことより，下垂体－副腎系抑制試験にも使用される．
- 生物学的半減期が36〜54時間と長いため，**隔日投与，4投3休など副腎皮質への影響を考慮した投与には適さない**．
- 中間型のステロイド（プレドニゾロンなど）で効果が不十分な場合に同力価のベタメタゾンで効果を示すことがある．ただし，下垂体－副腎系の抑制も強くあらわれるため注意が必要である．
- 緩和ケア領域で腫瘍による神経圧迫，脊髄圧迫，頭蓋内圧亢進，軟部組織浸潤，骨転移，リンパ浮腫，腫瘍周囲の浮腫・炎症などによる痛みに対して使用される．末期癌特有の全身倦怠や食欲不振にも有効である．
- 特徴的な副作用として，しゃっくりが記載されている．
- 散剤，シロップ剤など複数の剤形があり，小児あるいは経管投与などの患者に対して投与しやすい．
- 錠剤は直径約5.0mmと小さくて服用しやすく，割線があるため投与量の調節がしやすいが，反面高齢者や関節リウマチ患者では半割や取り扱いがしにくい．

- ベタメタゾンのD環C-17の水酸基を吉草酸でエステル化することにより脂溶性を増強させたベタメタゾン吉草酸エステルは局所外用剤として汎用されている．

(※リンデロン®錠0.5mgの医療用医薬品添付文書，インタビューフォームより)

7.ヒドロコルチゾン

■**商品名：コートリル®錠10mg**

ヒドロコルチゾンは副腎皮質から分泌される生理的ステロイドであり，半減期が短い短時間型に分類され，その基本構造に修飾を加えてグルココルチコイド作用の増強，ミネラルコルチコイド作用の減弱を目的にさまざまなステロイドが合成されている．

【効能・効果】

1．内科・小児科領域	
① 内分泌疾患	慢性副腎皮質機能不全，急性副腎皮質機能不全，副腎性器症候群，亜急性甲状腺炎，甲状腺中毒症，甲状腺に伴う悪性眼球突出症，ACTH単独欠損症
② リウマチ疾患	関節リウマチ，若年性関節リウマチ，リウマチ熱
③ 膠原病	SLE，全身性血管炎，多発性筋炎，強皮症
④ 腎疾患	ネフローゼおよびネフローゼ症候群
⑤ アレルギー性疾患	気管支喘息，アレルギー・中毒（薬疹等を含む），血清病
⑥ 重症感染症 （化学療法と併用）	
⑦ 血液疾患	溶血性貧血，白血病，顆粒球減少症，紫斑病，再生不良性貧血，凝固因子の障害による出血性素因
⑧ 消化器疾患	限局性腸炎，潰瘍性大腸炎
⑨ 重症消耗性疾患	重症消耗性疾患の全身状態の改善（癌末期等）
⑩ 肝疾患	慢性肝炎，肝硬変
⑪ 肺疾患	サルコイドーシス
⑫ 結核性疾患 （抗結核薬と併用）	肺結核，結核性髄膜炎，結核性胸膜炎，結核性腹膜炎，結核性心のう炎
⑬ 神経疾患	脳脊髄炎，末梢神経炎，筋強直症，重症筋無力症，多発性硬化症，小舞踏病，顔面神経麻痺，脊髄蜘網膜炎

⑭ 悪性腫瘍	悪性リンパ腫および類似疾患
⑮ その他内科的疾患	特発性低血糖症，原因不明の発熱

2．外科領域

副腎摘除，副腎皮質機能不全患者の外科的侵襲，蛇毒・昆虫毒

3．産婦人科領域

卵管整形術後の癒着防止

4．皮膚科領域

湿疹・皮膚炎群，蕁麻疹，痒疹群，乾癬および類症，掌蹠膿疱症，成年性浮腫性硬化症，紅斑症，ウェーバークリスチャン病，皮膚粘膜眼症候群，円形脱毛症，天疱瘡群，デューリング疱疹状皮膚炎，紅皮症，顔面播種状粟粒性狼瘡，アレルギー性血管炎およびその類症

5．眼科領域

内眼・視神経・眼窩・眼筋の炎症性疾患の対症療法，外眼部および前眼部の炎症性疾患の対症療法で点眼が不適当または不十分な場合

6．耳鼻科領域

急性・慢性中耳炎，滲出性中耳炎・耳管狭窄症，メニエル病およびメニエル症候群，急性感音性難聴，アレルギー性鼻炎，花粉症，喉頭炎・喉頭浮腫，食道の炎症，食道拡張術後，手術後の後療法，難治性口内炎および舌炎，味覚障害，唾液腺炎

【用法・用量】

通常成人にはヒドロコルチゾンとして，通常，1日10〜120 mgを1〜4回に分割経口投与する．年齢，症状により適宜増減する．

【薬物動態】

血中半減期（$T_{1/2}$）は1.5時間であり，主に肝でグルクロン酸抱合を受けて生物学的に作用のないテトラヒドロ化合物となり，主に尿中に排泄される．

【作用機序】プレドニゾロンに準ずる．

【薬　価】1錠 6.5円

■ 特徴と他薬との違い

- ヒドロコルチゾンは副腎皮質から分泌される天然型のステロイドであり，主に副腎皮質不全などの補充療法に用いられる．
- 一般的に副腎皮質からの1日の生理的な分泌量はヒドロコルチゾンとして10 mgである．他の合成ステロイド（プレドニゾロンなど）は1錠中にそれに該当する量または2倍程度の量が含まれている．

- 副腎皮質不全は，副腎皮質そのものの破壊による原発性副腎皮質不全と下垂体や視床下部の疾患によって起こる続発性副腎皮質不全に分類されるが，原発性副腎皮質不全に対しては天然型であるヒドロコルチゾンの経口投与によって治療することが原則である．通常成人では1日20～30mgで開始し，最終的に1日15～20mgでコントロール可能なことが多い．
- 下垂体機能低下症を伴う続発性副腎皮質不全の場合にはヒドロコルチゾンは少量ですむことが多い．
- プレドニゾロンなどと比較すると**グルココルチコイド作用が弱く，Naの貯留などを招く電解質作用が強い**ため，抗炎症作用，免疫抑制作用などの薬理療法には使いにくい面がある．
- ショック時の大量療法（注射剤）などにおいては有用な薬剤である．

> **処方例** **下垂体（前葉）機能低下症**[8]
>
> ＜維持補充療法，ACTH欠乏に対して＞
>   処方1）ヒドロコルチゾン（コートリル®錠）10mg　1.5錠
>   （朝1錠，夕0.5錠）
>   1日2回朝夕食後　14日分
>
> ＜維持補充療法，ACTH，TSHがともに欠乏している場合．ただしこの場合，グルココルチコイドの補充を先に行うことが重要．甲状腺ホルモンを先に補充するとグルココルチコイドが急速に代謝されて減少し，急性副腎不全を招くことがある＞
>   処方1）ヒドロコルチゾン（コートリル®錠）10mg　1.5錠
>   （朝1錠，夕0.5錠）
>   1日2回朝夕食後　14日分
>   処方2）レボチロキシンナトリウム（チラーヂン®S錠）0.05mg　2錠
>   1日1回朝食後　14日分

（※コートリル®錠10mgの医療用医薬品添付文書，インタビューフォームより）

8.コルチゾン酢酸エステル

■商品名：コートン®錠 25mg

　コルチゾン酢酸エステルはヒドロコルチゾンのC-11がケト基になっている．それ自体ではグルココルチコイドレセプターに結合せず，グルコ

コルチコイド作用を示さないが，生体内でヒドロコルチゾンに還元され，作用を発揮する．そのため，**グルココルチコイド作用，ミネラルコルチコイド作用のいずれもヒドロコルチゾンと比べて少し弱い．**

【効能・効果】

1．内科・小児科領域	
① 内分泌疾患	慢性副腎皮質機能不全，急性副腎皮質機能不全，副腎性器症候群，亜急性甲状腺炎，甲状腺中毒症，甲状腺に伴う悪性眼球突出症，ACTH単独欠損症
② リウマチ疾患	関節リウマチ，若年性関節リウマチ，リウマチ熱
③ 膠原病	SLE
④ 腎疾患	ネフローゼおよびネフローゼ症候群
⑤ アレルギー性疾患	気管支喘息，アレルギー・中毒（薬疹等を含む），血清病
⑥ 重症感染症 （化学療法と併用）	
⑦ 血液疾患	溶血性貧血，白血病，顆粒球減少症，紫斑病，再生不良性貧血，凝固因子の障害による出血性素因
⑧ 消化器疾患	限局性腸炎，潰瘍性大腸炎
⑨ 重症消耗性疾患	重症消耗性疾患の全身状態の改善（癌末期等）
⑩ 肝疾患	慢性肝炎，肝硬変
⑪ 肺疾患	サルコイドーシス，びまん性間質性肺炎
⑫ 結核性疾患 （抗結核薬と併用）	肺結核，結核性髄膜炎
⑬ 神経疾患	脳脊髄炎，末梢神経炎，小舞踏病，顔面神経麻痺
⑭ 悪性腫瘍	悪性リンパ腫および類似疾患
⑮ その他内科的疾患	特発性低血糖症

2．外科領域
副腎摘除，副腎皮質機能不全患者の外科的侵襲

3．皮膚科領域
湿疹・皮膚炎群，蕁麻疹，乾癬および類症，紅斑症，皮膚粘膜眼症候群，天疱瘡群，デューリング疱疹状皮膚炎，紅皮症

4．眼科領域
内眼・視神経・眼窩・眼筋の炎症性疾患の対症療法，外眼部および前眼部の炎症性疾患の対症療法で点眼が不適当または不十分な場合

5. 耳鼻科領域

アレルギー性鼻炎，花粉症

【用法・用量】

通常成人にはコルチゾン酢酸エステルとして，通常，1日12.5〜150 mgを1〜4回に分割経口投与する．年齢，症状により適宜増減する．

【薬物動態】

体内で酢酸エステル結合は加水分解され，コルチゾンは主に肝臓で代謝され，そのほとんどが腎臓を通じて尿中に排泄される．血中半減期（$T_{1/2}$）は1.5時間，生物学的半減期は8〜12時間である．

【作用機序】プレドニゾロンに準ずる．

【薬　価】1錠 26.7円

■ 特徴と他薬との違い

● ヒドロコルチゾンと同様に血中半減期は1.5時間，生物学的半減期は8〜12時間と短時間作用型であり，主に副腎皮質不全などの補充療法に用いられる．

（※コートン®錠25mgの医療用医薬品添付文書，インタビューフォームより）

<文　献>

1) 「ステロイド薬の選び方と使い方」（矢野三郎/監，佐藤文三/編），南江堂，1999
2) 「ステロイド薬（服薬指導のためのQ&A）」（宮本謙一/著），p12，フジメディカル出版，2006
3) 川合眞一，他：研修医のためのステロイドの使い方のコツ．臨床研修プラクティス，5：14-17，2008
4) 「今日の治療薬」（水島裕/編），南江堂，2009
5) 大島久二，他：研修医のためのステロイドの使い方のコツ．臨床研修プラクティス，5：21-29，2008
6) 「臨床各科でのステロイド薬の使い方-基礎から臨床まで」（安田圭吾/編），永井書店，pp44-49，2001
7) 小寺雅也：ステロイドの使い方．MB Derma，136：55-63，2008
8) 「薬剤師・薬学生のための臨床医学」（矢崎義雄，乾賢一/編），文光堂，2005
9) 池末裕明：悪心・嘔吐に対する制吐剤使用．月刊薬事，49：229-234，2007

第2部 薬剤編

2. 注射剤

大野能之，三森経世

1. 注射剤を使うのはどんなときか？

注射剤には全身作用を目的に静注あるいは筋注するものと，局所作用を目的に局所注入するものがある．一般に全身作用を目的に注射剤を使用する場合は静注で用いられることが多い．経口でなく静注での投与が必要となるときは，ショック状態，喘息重積状態，経口摂取不能な重症患者や，パルス療法など大量のステロイドが必要なため経口剤では服用量が多くなりすぎる場合などである．筋注でステロイドを用いることはほとんどない．ステロイドのデポ製剤の筋注が花粉症などの治療に行われることがあったが，この投与方法は持続的な作用による全身的な副作用のリスクが高いことなどから推奨されない．一方局所投与は，関節腔など局所に限定させて効果を期待したい場合に行われる．

2. 注射剤の種類と選び方

主なステロイドの注射剤を表に示す．グルココルチコイドおよびミネラルコルチコイド作用，血中および生物学的消失半減期など，成分に由来する特徴は前項「第2部 1. 経口剤」などをご参照いただきたい．

1）パルス療法

パルス療法の場合は，通常メチルプレドニゾロンが用いられる．パルス療法にメチルプレドニゾロンが用いられている利点は，ミネラルコルチコイド作用がほかのステロイドに比べて最も弱い分類であり，作用時間も短すぎず長すぎないことが挙げられる．

2）副腎不全

救急領域などにおいて，敗血症性ショックで相対的副腎不全状態にある場合や急性副腎不全の場合は，ヒドロコルチゾンが用いられる．ステロイドの突然の服用中止や手術前後の副腎不全の予防にも同様にヒドロコルチゾンが使用される．しかし，血圧上昇や体液貯留が問題となるケ

表 主なステロイドの注射剤

■コルチゾン系製剤

ソル・コーテフ®（ヒドロコルチゾンコハク酸エステルナトリウム）
水溶性ハイドロコートン®（ヒドロコルチゾンリン酸エステルナトリウム）

■フッ素付加副腎皮質ホルモン製剤

リンデロン®（ベタメタゾンリン酸エステルナトリウム）
デカドロン®，オルガドロン®（デキサメタゾンリン酸エステルナトリウム）
ケナコルト®-A皮内用関節腔内用水懸注（トリアムシノロンアセトニド）
ケナコルト®-A筋注用関節腔内用水懸注（トリアムシノロンアセトニド）
リメタゾン®（パルミチン酸デキサメタゾン）

■プレドニゾロン系製剤

水溶性プレドニン®（プレドニゾロンコハク酸エステルナトリウム）
ソル・メドロール®（メチルプレドニゾロンコハク酸エステルナトリウム）
デポ・メドロール®（酢酸メチルプレドニゾロン）

ースでは，ミネラルコルチコイド作用が特に少ないベタメタゾンやデキサメタゾンが用いられる．

3）気管支喘息

　気管支喘息患者の急性増悪（発作）時にヒドロコルチゾンやメチルプレドニゾロンなどの静脈内投与が適応となることがある．この際の注意点として，**気管支喘息患者の約10％にアスピリン喘息の患者がいる**．アスピリン喘息の患者では**コハク酸エステル型のステロイド（ソル・コーテフ®，ソル・メドロール®，水溶性プレドニン®など）は喘息を悪化させることがある**．また，リン酸エステル型のステロイド（水溶性ハイドロコートン®，リンデロン®，デカドロン®など）にも防腐剤や添加物（パラベン類，亜硝酸塩など）が含有されており，同様の副作用を起こすことがあり，やはり注意が必要である．

4）局所注射療法

　トリアムシノロンアセトニドの水懸注は水に難溶性で局所にとどまる性質があり，関節腔内や炎症巣に注射し高濃度かつ持続効果を期待する際に使用される．

3. 注射剤の使い方

1) パルス療法

　パルス療法はメチルプレドニゾロン1,000 mgを3日間点滴静注することを1クールとして行い，必要に応じてくり返す治療法である．この1,000 mg/日という投与量は，最初の腎移植の際の有用性の報告を参考に定められた量であるが，疾患によっては500 mg/日と1,000 mg/日で効果に差がなく，感染症は500 mg/日の方が少ない傾向にあったとする報告もある．具体的な点滴静注の方法としては，200〜500 mL程度の生理食塩液あるいは5％ブドウ糖液に溶解して1時間以上かけて投与する．パルス療法終了後には，疾患によって異なるがプレドニゾロン50〜60 mg/日程度の後治療に移行する．

2) 副腎不全における補充療法

　副腎不全に対するステロイドの補充療法では，ヒドロコルチゾン100〜250 mgを点滴で1時間以上かけて投与する．初日は6時間ごとくらいで投与して，2日以降は1日量150〜200 mgに減量し，その後も症状などを確認しながら漸減していく．

3) 気管支喘息

　気管支喘息患者の急性増悪（発作）時には，前述のとおり，いずれのステロイド注射剤でも**過敏症に注意**が必要であるため，**急速静注は避けて30分〜1時間程度は時間をかけて点滴静注することが望ましい**．

4) 局所投与

　トリアムシノロンアセトニドを関節内注射する際には，10〜20 mgを投与する．注射間隔は同一関節につき4週間以上の間隔をあけることを原則とする．

5) 経口からの切り替え，経口への切り替え

　一般にステロイドはいずれも吸収がよく，初回通過効果の代謝の寄与も少ないため，経口投与時のほとんどが全身循環に移行する．したがって，経口剤から注射剤への切り替え，あるいはその逆の場合も，基本的には同量で切り替えるのが一般的である．しかし，バイオアベイラビリティーの違いや，吸収能の個人差，消化管疾患による吸収低下などの可能性もあるので，切り替え後は臨床効果を注意深くモニターすることが重要である．

4. 相互作用

　注射剤特有の相互作用というのは特にない．経口剤と同様に主に薬物代謝酵素であるCYP3A4を阻害あるいは誘導する薬剤との相互作用に注意が必要である．前述したとおり，多くのステロイドは初回通過効果の代謝をあまり受けない．したがって，薬物動態的な相互作用は主として全身循環後の影響であり，経口投与でも静脈内投与でも同じ薬物であれば大きな差はない．**CYP3A4の活性変動による相互作用の受けやすさは，阻害の場合でも誘導の場合でも，一般にデキサメタゾン＝ベタメタゾン＞メチルプレドニゾロン＞プレドニゾロン＞ヒドロコルチゾンの順と**なっている．例えば，強力なCYP3A4の阻害剤であるイトラコナゾールの経口剤を併用した場合のデキサメタゾンの血中濃度曲線下面積（AUC）上昇は，経口投与時で約3.7倍，静脈内投与時でも約3.3倍と大きく上昇する．しかし，イトラコナゾールをプレドニゾロンと併用した場合のプレドニゾロンのAUC上昇は，経口投与時でも1.2倍程度と影響は小さい．一方で，リファンピシンのような強力なCYP3A4の誘導剤の場合は，プレドニゾロンでも経口投与・静脈内投与ともに約50％にAUCを低下させ，注意が必要である．これら以外の組み合わせの具体的な相互作用の程度は各論（p83～95）をご参照いただきたい．

　また，薬力学的な相互作用（作用増強や作用拮抗）も経口剤と同様であるので，前項「第2部　1．経口剤」をご参照いただきたい．

5. 副作用

　通常，ステロイドの静脈内投与が必要な場合は，パルス療法に代表されるように経口剤に比べて投与量が多いので，当然，用量依存的な副作用により注意が必要となる．前項とのくり返しになるが，重篤な副作用として，感染症誘発，消化性潰瘍，精神症状，糖尿病，血栓・塞栓，骨粗鬆症，骨壊死，副腎機能抑制などが挙げられる．さらに，パルス療法による大量投与となると，メチルプレドニゾロンのミネラルコルチコイド作用が無視できなくなり，血圧上昇，不整脈，浮腫，電解質異常などの副作用に注意が必要である．また，**パルス療法では頭痛や味覚異常（金属味），全身倦怠が起こることがあるが，点滴時間を長くすれば軽減することがある**．パルス療法で特に重要な副作用は，著明な免疫抑制に伴う**日和見感染症**である．必要に応じて，抗真菌薬，抗結核薬，ST合剤

などの予防投与が行われる．また，ステロイドパルス療法の重大な合併症として**大腿骨頭壊死**があり，ステロイド大量投与数カ月以内に発症しやすい．

6. 注意点

注射剤特有の注意点としては，**投与速度**が挙げられる．前述のとおりアスピリン喘息患者は，コハク酸塩や添加物による過敏症に注意が必要なため，急速静注は避けて30分〜1時間程度は時間をかけて点滴静注することが望ましい．また，特にパルス療法時など大量投与時では，頭痛や味覚異常，全身倦怠といった副作用は投与速度にも依存すると考えられ，1時間以上はかけて投与することが望まれる．

7. 禁忌

感染症のある関節腔内，滑液嚢内，腱鞘内または腱周囲の投与は感染症が増悪する可能性があるため禁忌である．

memo

1. ヒドロコルチゾンコハク酸エステルナトリウム ヒドロコルチゾンリン酸エステルナトリウム

■商品名：ソル・コーテフ®

　　　　水溶性ハイドロコートン®

　ヒドロコルチゾンはコルチゾールの別名である．すなわち内因性ステロイドであるコルチゾールと同じ物質としての薬剤である．したがって，主として副腎不全やショック・手術時などのストレス状況下に対するコルチゾールの補充療法の目的で使用される．注射用のヒドロコルチゾン製剤は，溶解性を高めるためにコハク酸エステル（ソル・コーテフ®）あるいはリン酸エステル化合物（水溶性ハイドロコートン®）になっている．

【適　応】

・ソル・コーテフ®250 mg，500 mg，1,000 mgの効能効果

　急性循環不全（出血性ショック，外傷性ショック）およびショック様状態における救急．

・ソル・コーテフ®100 mgの効能効果

　急性副腎皮質機能不全（副腎クリーゼ），慢性副腎皮質機能不全（原発性，続発性，下垂体性，医原性），気管支喘息，喘息発作重積状態，アナフィラキシーショックなど（注：ほかにも非常に多数の効能効果あり）．

・水溶性ハイドロコートン®の効能効果

　外科的ショックおよびショック様状態における救急，または術中・術後のショック．

【投与量・投与方法】

　症状や症例により異なるが，1回100～1,000 mgを1日1～数回，静注または点滴静注する．ソル・コーテフ®100 mgでは，ほかにも筋肉内注射など多数の投与方法が添付文書上では認められている．

【禁　忌】

・薬剤の成分に過敏症の既往歴のある患者（添加物にも注意．パラベン類を含有）

・生ワクチンまたは弱毒性ワクチンの接種（ソル・コーテフ®）

・生ワクチンの接種（水溶性ハイドロコートン®：長期あるいは大量投

与中の患者，または投与中止後6カ月以内の患者）
- 感染症のある関節腔内または腱周囲の投与（ソル・コーテフ®100 mg）
- 動揺関節の関節腔内（ソル・コーテフ®100 mg）

【代謝経路】

コハク酸ヒドロコルチゾンおよびリン酸ヒドロコルチゾンは体内に吸収後すみやかに解離され，その生物学的作用，代謝などはヒドロコルチゾンを投与したときとほぼ同様に行われる．ヒドロコルチゾンは肝臓などでA環の還元やC-17位側鎖の酸化的切断を受けた後，大部分はグルクロン酸抱合体の形で尿中に排泄される．

【相互作用】

バルビツール酸誘導体（フェノバルビタール），フェニトイン，リファンピシンなどは酵素誘導によりヒドロコルチゾンの代謝を促進して，作用を減弱させる．一般にこれらの薬剤の酵素誘導の強度は**リファンピシン＞フェニトイン＝バルビツール酸誘導体**である．具体的な報告例としては，フェニトインはヒドロコルチゾンのクリアランスを25%増加させたとの報告がある．相互作用に注意は必要であるが，**天然型のヒドロコルチゾンはCYP3A4による代謝の寄与が低く，その活性変動による相互作用の影響も他の合成ステロイドに比べれば小さい．**

■ 特徴と他薬との違い

- ヒドロコルチゾンはコルチゾールの別名である．すなわち内因性ステロイドであるコルチゾールと同じ物質としての薬剤である．
- 主として副腎不全やショック・手術時などのストレス状況下に対するコルチゾールの補充療法の目的で使用される．
- コルチゾールの正常な1日の産生量は10 mg程度であるが，重度のストレスを受けると，少なくとも1日の産生量は10倍増加する．したがって，突然の服薬中止時や手術時などの副腎不全時には1日数百mgのヒドロコルチゾンが静注で投与される．
- 術中・術後のショックに保険適応があるヒドロコルチゾン製剤は水溶性ハイドロコートン®である
- ショック以外にも保険適応があるヒドロコルチゾン製剤はソル・コーテフ®の100 mgの規格である
- 血中半減期は約1.5時間，生物学的半減期は8〜12時間の短時間作用

型である．

■ 使用の際の留意点や注意点

- アスピリン喘息患者などは，コハク酸塩や添加物による過敏症に注意が必要なため，急速静注は避けて30分〜1時間程度は時間をかけて点滴静注することが望ましい．
- 静脈内投与する際も，血管痛，静脈炎があらわれることがあるので，できるだけゆっくり（100 mgあたり数分間かけて）投与することが望ましい．

2. ベタメタゾンリン酸エステルナトリウム

■商品名：リンデロン®

　ベタメタゾンをリン酸エステル化して水溶性とした注射剤である．ミネラルコルチコイド作用はコルチゾンやプレドニゾロンに比べて少ない．また，生物学的半減期は36〜54時間の長時間作用型に分類される．したがって，**比較的大量で長期的なステロイド療法でNaや水の貯留を避けたい場合，持続的な抗炎症，抗アレルギー作用を期待したい場合**などに有用である．

【適　応】

- リンデロン®注2 mg，4 mg，20 mg（0.4％製剤）の効能効果
　慢性副腎皮質機能不全（原発性，続発性，下垂体性，医原性），急性副腎皮質機能不全（副腎クリーゼ），気管支喘息，喘息発作重積状態，全身性エリテマトーデス（SLE），アナフィラキシーショックなど（注：ほかにも非常に多数の効能効果あり）．

- リンデロン®注20 mg，100 mg（2％製剤）の効能効果
　出血性ショックにおける救急，または術中・術後のショック．

【投与量・投与方法】

　症状や症例により異なるが，1回2〜10 mgを1日1〜数回，静注または点滴静注する．0.4％製剤では他にも筋肉内注射など多数の投与方法が添付文書上では認められている．2％製剤をショックに対して使用する場合には，1回体重1 kgあたり0.5〜4 mgを静脈内注射し，症状が改善

しない場合には，適宜追加投与する．

【禁　忌】
・薬剤の成分に過敏症の既往歴のある患者（添加物にも注意．亜硝酸塩を含有）
・生ワクチンの接種（長期あるいは大量投与中の患者，または投与中止後6カ月以内の患者）
・感染症のある関節腔内，滑液嚢内，腱鞘内または腱周囲の投与（0.4%製剤）
・動揺関節の関節腔内（0.4%製剤）

【代謝経路】
　ベタメタゾンを経口投与したとき，尿中には未変化体，6β-水酸化体，20-ジヒドロ体，6β-水酸化体-20-ジヒドロ体などが確認され，尿中に排泄された総放射活性の約70%がグルクロン酸抱合体，15〜30%が非抱合体であった．6β-水酸化体への主な代謝酵素はCYP3A4である．

【相互作用】
　CYP3A4の誘導剤あるいは阻害剤との相互作用に注意が必要となる．しかし，これらの薬剤との具体的な臨床報告は少ない．デキサメタゾンとほぼ同様の化学構造（16β-メチル基か16α-メチル基かの違い）であり同様の代謝経路をたどると考えられ，**代謝活性の変動による相互作用もデキサメタゾンと同様にステロイドのなかでは影響が大きいと予測される．**

■ 特徴と他薬との違い

- ベタメタゾンをリン酸エステル化して水溶性とした注射剤である．
- ミネラルコルチコイド作用はコルチゾンやプレドニゾロンに比べて少ない．
- 比較的大量で長期的なステロイド療法でNaや水の貯留を避けたい場合，持続的な抗炎症，抗アレルギー作用を期待したい場合などに有用である．
- 出血性ショック，術中・術後のショックに保険適応があるベタメタゾン製剤は20 mgと100 mgの2%製剤
- 血中半減期は約3.5時間，生物学的半減期は36〜54時間の長時間作用型である．

■ **使用の際の留意点や注意点**

- アスピリン喘息患者などでは，添加物（亜硝酸塩）による過敏症に注意が必要なため，急速静注は避けて30分～1時間程度は時間をかけて点滴静注することが望ましい．
- 静脈内投与する際も，血管痛，静脈炎があらわれることがあるので，できるだけゆっくり投与することが望ましい．
- 生物学的半減期が長く，抗炎症作用が強い反面，特別の理由がない限り長期使用は控えるべきである．特に，ステロイドの離脱を期待する場合には副腎抑制のために使用しにくい．

3.デキサメタゾンリン酸エステルナトリウム

■ **商品名：デカドロン®，オルガドロン®**

デキサメタゾンをリン酸エステル化して水溶性とした注射剤である．ミネラルコルチコイド作用はコルチゾンやプレドニゾロンに比べて少ない．また，生物学的半減期は36～54時間の長時間作用型に分類される．したがって，比較的大量で長期的なステロイド療法でNaや水の貯留を避けたい場合，持続的な抗炎症，抗アレルギー作用を期待したい場合などに有用である．また，多発性骨髄腫に対するほかの化学療法剤との併用療法，化学療法時の過敏症や嘔吐の予防などにも汎用されているステロイドである．

【適　応】

慢性副腎皮質機能不全（原発性，続発性，下垂体性，医原性），急性副腎皮質機能不全（副腎クリーゼ），気管支喘息，喘息発作重積状態，アナフィラキシーショック，悪性リンパ腫，好酸性肉芽腫，乳癌の再発転移，多発性骨髄腫に対する他の抗悪性腫瘍薬との併用療法，抗悪性腫瘍薬（シスプラチンなど）投与に伴う消化器症状（悪心・嘔吐）など（注：ほかにも非常に多数の効能効果あり）．

【投与量・投与方法】

症状や症例により異なるが，1回2～10mg（デキサメタゾンリン酸エステルとして）を1日1～数回，静注または点滴静注する．

【多発性骨髄腫に対する他の抗悪性腫瘍薬との併用療法における用法・用量】

ビンクリスチン硫酸塩,ドキソルビシン塩酸塩との併用において,デキサメタゾンリン酸エステルナトリウムの投与量および投与法は,通常1日量デキサメタゾンリン酸エステルナトリウムを40mgとし,21～28日を1クールとして,第1日目～第4日目,第9日目～第12日目,第17日目～第20日目に投与する.

【抗悪性腫瘍薬（シスプラチンなど）投与に伴う消化器症状（悪心・嘔吐）に対する用法・用量】

通常,成人には1日4～20mgを,1日1回または2回に分割して静注または点滴静注する(最大20mgまで).

【禁　忌】

- ・薬剤の成分に過敏症の既往歴のある患者（添加物にも注意.亜硫酸塩を含有）
- ・生ワクチンの接種（長期あるいは大量投与中の患者,または投与中止後6カ月以内の患者）
- ・感染症のある関節腔内,滑液嚢内,腱鞘内または腱周囲の投与
- ・動揺関節の関節腔内

【代謝経路】

体内ですみやかに活性型のデキサメタゾンに脱エステル化される.主な代謝経路はCYP3A4による6β-水酸化である.デキサメタゾンリン酸エステルNaを静注後24時間後までに尿中に排泄される未変化体は約6％であった.

【相互作用】

CYP3A4の誘導剤あるいは阻害剤との相互作用に注意が必要となる.ステロイドのなかでもCYP3A4による代謝の寄与が大きいため,相互作用の程度も比較的大きい.例えば,フェニトインはデキサメタゾンのクリアランスを140％増加させる（血中濃度が半分以下になる）ことが報告されている.また,強力なCYP3A4の阻害剤であるイトラコナゾールの経口剤を併用した場合のデキサメタゾンの血中濃度曲線下面積（AUC）上昇率は,経口投与時で約3.7倍,静脈内投与時でも約3.3倍と大きく上昇する.

■ 特徴と他薬との違い

- デキサメタゾンをリン酸エステル化して水溶性とした注射剤である．
- ミネラルコルチコイド作用はコルチゾンやプレドニゾロンに比べて少ない．
- 比較的大量で長期的なステロイド療法でNaや水の貯留を回避したい場合，持続的な抗炎症，抗アレルギー作用を期待したい場合などに有用である．
- 多発性骨髄腫に対するほかの化学療法剤との併用療法，化学療法時の過敏症や嘔吐の予防などにも汎用されている
- 血中半減期は約3.5時間，生物学的半減期は36～54時間の長時間作用型である．

■ 使用の際の留意点や注意点

- アスピリン喘息患者などでは，添加物（パラベン類，亜硫酸塩）による過敏症に注意が必要なため急速静注は避けて30分～1時間程度は時間をかけて点滴静注することが望ましい．
- 静脈内投与する際も，血管痛，静脈炎があらわれることがあるので，できるだけゆっくり投与することが望ましい．
- 生物学的半減期が長く，抗炎症作用が強い反面，特別の理由がない限り長期使用は控えるべきである．特に，ステロイドの離脱を期待する場合には副腎抑制のために使用しにくい．

4.トリアムシノロンアセトニド

■商品名：ケナコルト®-A皮内用関節腔内用水懸注
ケナコルト®-A筋注用関節腔内用水懸注

　トリアムシノロンアセトニドの局所用あるいは筋注用注射剤である．トリアムシノロンはプレドニゾロンの9α位にフッ素，16α位に水酸基が置換され，グルココルチコイド作用を高め，ミネラルコルチコイド作用を弱めたステロイドである．さらに，16α位と17α位の水酸基をアセトンと縮合させたのが，トリアムシノロンアセトニドである．生物学的半減期は24～48時間の中時間作用型に分類されるが，筋注した場合は血中

への移行が緩徐であり，2～3週間にわたり有効濃度が維持される．しかし，筋注による投与方法は持続的な作用による全身的な副作用のリスクが高いことから一般に推奨されない．一方で，局所投与は関節腔など局所に限定させて効果を期待したい場合に行われる．

【適応】

関節リウマチ，関節周囲炎，内眼・視神経・眼窩・眼筋の炎症性疾患の対症療法など（注：ほかにも非常に多数の効能効果あり）．

【投与量・投与方法】

症状や症例により異なるが，関節腔内投与であれば，トリアムシノロンアセトニドとして，1回2～40 mgを注射する．原則として投与間隔を4週間以上とすること．

【禁忌】

- 薬剤の成分に過敏症の既往歴のある患者（添加物にも注意．パラベン類を含有）
- 生ワクチンの接種（長期あるいは大量投与中の患者，または投与中止後6カ月以内の患者）
- 感染症のある関節腔内，滑液囊内，腱鞘内または腱周囲の投与
- 動揺関節の関節腔内

【代謝経路】

トリアムシノロンはプレドニゾロンなどに比較して，腎からの排泄はすみやかであるが，代謝は受けにくいステロイドであると考えられている．筋注時に血中半減期がきわめて長くなるのは，本剤がきわめて難溶性のため筋注部位から少量ずつ放出されることに依存していると考えられる．トリアムシノロンアセトニドを筋注後のトリアムシノロンの濃度は非常に低く，トリアムシノロンへの変換は非常に遅いと考えられる．

【相互作用】

ほかの合成ステロイドに比べてCYP3A4の寄与は小さいと考えられるが明確でなく，CYP3A4の誘導剤や阻害剤との相互作用に関する報告もない．したがって，一応の注意は必要であろう．

■ 特徴と他薬との違い

- トリアムシノロンアセトニドの局所用あるいは筋注用注射剤である．
- トリアムシノロンはプレドニゾロンの9α位にフッ素，16α位に水酸

基が置換され，グルココルチコイド作用を高め，ミネラルコルチコイド作用を弱めたステロイドである．さらに，16α位と17α位の水酸基をアセトンと縮合させたのが，トリアムシノロンアセトニドである．
- 生物学的半減期は24～48時間の中時間作用型に分類されるが，筋注した場合は血中への移行が緩徐であり，2～3週間にわたり有効濃度が維持される．しかし，この投与方法は持続的な作用による全身的な副作用のリスクが高いために一般に推奨されない．
- 一方で，局所投与は，関節腔など局所に限定させて効果を期待したい場合に行われる．

■ 使用の際の留意点や注意点

- ステロイド注入療法の最も重篤な副作用はステロイド関節症と感染である．予防のためには，投与間隔を1カ月以上あけることが望ましい．
- 感染のおそれがある部位への局所注入は避け，消毒をしっかり行う．
- 関節内投与でも経口投与の1/3～1/5の全身移行があると考えられるので，全身性の副作用にも留意する．

5.プレドニゾロンコハク酸エステルナトリウム

■商品名：水溶性プレドニン®

プレドニゾロンをコハク酸エステル化して水溶性とした注射剤である．ミネラルコルチコイド作用はコルチゾンに比べれば少ない．また，生物学的半減期は12～36時間の中時間作用型に分類される．プレドニゾロンコハク酸エステルNaは，プレドニゾロンの経口投与不能時の全身投与を目的として開発された注射剤である．

【適応】

慢性副腎皮質機能不全（原発性，続発性，下垂体性，医原性），急性副腎皮質機能不全（副腎クリーゼ），気管支喘息，喘息発作重積状態，SLE，アナフィラキシーショックなど（注：ほかにも非常に多数の効能効果あり）．

【投与量・投与方法】

症状や症例により異なるが，1回10～100 mg（プレドニゾロンとして）を1日1～数回，静注または点滴静注する．

【禁　忌】
- ・薬剤の成分に過敏症の既往歴のある患者
- ・感染症のある関節腔内，滑液嚢内，腱鞘内または腱周囲の投与
- ・動揺関節の関節腔内

【代謝経路】

体内で徐々にプレドニゾロンに脱エステル化される．プレドニゾロンの一部はC-6位が代謝され6β-水酸化体になる，その主な代謝経路はCYP3A4である．しかし，プレドニゾロンを経口投与した場合の尿中排泄率は，未変化体が30～40％あり，6β-水酸化体が10～30％であることから，CYP3A4による代謝の寄与はそれほど大きくないと考えられる．

【相互作用】

ステロイドのなかでもCYP3A4による代謝の寄与は比較的小さいため，CYP3A4の阻害剤との相互作用の程度も比較的小さい．例えば，強力なCYP3A4の阻害剤であるイトラコナゾールをプレドニゾロンと併用した場合のAUC上昇率は経口投与時でも1.2倍程度である．しかし，逆に**リファンピシンなどの強力なCYP3A4の誘導剤の場合は，この程度のCYP3A4の寄与でも受ける影響は大きく，リファンピシンの併用によりプレドニゾロンは経口投与でも静脈内投与でも約50％にAUCが低下するため注意が必要である．**

■ 特徴と他薬との違い

- ● プレドニゾロンをコハク酸エステル化して水溶性とした注射剤である．
- ● ミネラルコルチコイド作用はコルチゾンに比べれば少ない．
- ● 血中半減期は約2.5時間，生物学的半減期は12～36時間の中時間作用型に分類される．
- ● プレドニゾロンの経口投与不能時の全身投与を目的として開発された注射剤である．

■ 使用の際の留意点や注意点

- アスピリン喘息患者などは，コハク酸塩や添加物による過敏症に注意が必要なため，急速静注は避けて30分〜1時間程度は時間をかけて点滴静注することが望ましい．
- 静脈内投与する際も，血管痛，静脈炎があらわれることがあるので，できるだけゆっくり投与することが望ましい．

6. メチルプレドニゾロンコハク酸エステルナトリウム

■商品名：ソル・メドロール®

　メチルプレドニゾロンをコハク酸エステル化して水溶性とした注射剤である．ミネラルコルチコイド作用はコルチゾンやプレドニゾロンに比べて少ない．また，生物学的半減期は12〜36時間の中時間作用型に分類される．パルス療法の際に，一般に選択されるステロイドである．腎臓移植に伴う免疫反応の抑制，受傷後8時間以内の急性脊髄損傷患者における神経機能の改善，気管支喘息などにも使用される．

【適　応】

- 急性循環不全（出血性ショック，感染性ショック）
- 腎臓移植に伴う免疫反応の抑制
- 受傷後8時間以内の急性脊髄損傷患者（運動機能障害および感覚機能障害を有する場合）における神経機能障害の改善
- 気管支喘息
- 再発または難治性の悪性リンパ腫に対する他の抗悪性腫瘍薬との併用療法

【投与量・投与方法】

・出血性ショック

　通常，メチルプレドニゾロンとして1回125〜2,000 mgを緩徐に静注または点滴静注する．なお，症状が改善しない場合には，適宜追加投与する．

・感染性ショック

　通常，成人にはメチルプレドニゾロンとして1回1,000 mgを緩徐に静注または点滴静注する．なお，症状が改善しない場合には，1,000 mg

を追加投与する．なお，年齢，症状により適宜増減する．

- 腎臓移植に伴う免疫反応の抑制

  通常，成人にはメチルプレドニゾロンとして1日40～1,000 mgを緩徐に静注または点滴静注する．なお，年齢，症状により適宜増減する．

- 受傷後8時間以内の急性脊髄損傷患者（運動機能障害および感覚機能障害を有する場合）における神経機能障害の改善

  受傷後8時間以内に，メチルプレドニゾロンとして30 mg/kgを15分間かけて点滴静注し，その後45分間休薬し，5.4 mg/kg/時間を23時間点滴静注する．

- 気管支喘息

  通常，成人にはメチルプレドニゾロンとして初回量40～125 mgを緩徐に静注または点滴静注する．その後，症状に応じて，40～80 mgを4～6時間ごとに緩徐に追加投与する．

  通常，小児にはメチルプレドニゾロンとして1.0～1.5 mg/kgを緩徐に静注または点滴静注する．その後，症状に応じて，1.0～1.5 mg/kgを4～6時間ごとに緩徐に追加投与する．

- 再発または難治性の悪性リンパ腫に対する他の抗悪性腫瘍薬との併用療法

  他の抗悪性腫瘍薬との併用において，本剤の投与量および投与方法はメチルプレドニゾロンとして250～500 mgを1日1回5日間，緩徐に静注または点滴静注する．これを1コースとして，3～4週ごとにくり返す．

【禁　忌】

- 薬剤の成分に過敏症の既往歴のある患者
- 生ワクチンまたは弱毒性ワクチンの接種

【代謝経路】

主な代謝経路はCYP3A4による6β-水酸化である．

【相互作用】

CYP3A4の誘導剤あるいは阻害剤との相互作用に注意が必要となる．プレドニゾロンに比べてCYP3A4による代謝の寄与が大きい．例えば，強力なCYP3A4の阻害剤であるイトラコナゾールの経口剤を併用した場合のメチルプレドニゾロン静脈内投与時の血中濃度曲線下面積（AUC）上昇率は約2.6倍上昇する．

■ 特徴と他薬との違い

- メチルプレドニゾロンをコハク酸エステル化して水溶性とした注射剤である．
- ミネラルコルチコイド作用はコルチゾンやプレドニゾロンに比べて少ない．
- 生物学的半減期は12〜36時間の中時間作用型に分類される．
- パルス療法の際に，一般に選択されるステロイドである．
- 腎臓移植に伴う免疫反応の抑制，受傷後8時間以内の急性脊髄損傷患者における神経機能の改善，気管支喘息などにも使用される．

■ 使用の際の留意点や注意点

- アスピリン喘息患者などは，コハク酸塩による過敏症に注意が必要なため急速静注は避けて30分〜1時間程度は時間をかけて点滴静注することが望ましい．
- 静脈内投与する際も，血管痛，静脈炎があらわれることがあるので，できるだけゆっくり投与することが望ましい．

<文　献>
- 「ステロイド薬の選び方・使い方ハンドブック」（山本一彦／編），羊土社，2007
- Czock, D. et al. : Pharmacokinetics and pharmacodynamics of systemically administered glucocorticoids. Clin. Pharmacokinet., 44：61-98, 2005
- Stockley's drug interactions, Pharmaceutical Press, 2007
- Goodman & Gilman's The Pharmacological Basis of Therapeutics, 11th , McGRAW-HILL, 2005
- ソル・コーテフ®の医薬品添付文書とインタビューフォーム
- 水溶性ハイドロコートン®の医薬品添付文書とインタビューフォーム
- リンデロン®の医薬品添付文書とインタビューフォーム
- デカドロン®の医薬品添付文書とインタビューフォーム
- オルガドロン®の医薬品添付文書とインタビューフォーム
- ケナコルト®の医薬品添付文書とインタビューフォーム
- 水溶性プレドニン®の医薬品添付文書とインタビューフォーム
- ソル・メドロール®の医薬品添付文書とインタビューフォーム

3. ステロイド外用剤

大谷道輝, 古江増隆

1. ステロイドの化学構造の改変

ステロイド外用剤は，1952年にGoldmanら[1]やSulzbergerら[2]が酢酸コルチゾンの優れた抗炎症効果を報告してから50年以上が経過している．ステロイドは価格が高かったことなどから，生理活性を高めることを目的として，図1に示すようにエステル化，アセトニド化，脱水酸基化，メチル基や水酸基およびハロゲンの導入など化学構造の改変により作用を増強させ，'69年に開発された最も作用の強いクロベタゾールプロピオン酸エステルが'79年にデルモベート®として発売され，現在の5段階ランクのステロイド外用剤が揃った．

その間に長期使用や密封療法などの使用により，局所および全身性の副作用が出現し，大きな問題となった．そのため，'80年代には作用と副作用の乖離を目的とし，適応された局所においてのみ薬理活性を示し，適応部位から血液中に入ると代謝されて不活性化される「アンテドラッグ」という概念が提唱された．日本では酪酸プロピオン酸ヒドロコルチゾン（パンデル®）が最初に発売され，プレドニゾロン吉草酸エステル酢酸エステル（リドメックス®）やジフルプレドナート（マイザー®）などが続いて開発された．これらのステロイドは体内のエステラーゼでエステルが加水分解されることにより作用が減弱し，全身性副作用が軽減すると考えられている．ジフルプレドナートの血管収縮作用は，未変化体に対し，真皮内および血中の代謝産物はそれぞれ1/4および1/30に減弱しており，副作用軽減に寄与すると考えられる．

ステロイド外用剤の開発は'93年にベタメタゾン酪酸エステルプロピオン酸エステル（アンテベート®）の軟膏とクリームが発売され，その後行われていない．なお，アンテベート®は名称から誤解を受けやすいが原則的には「アンテドラッグ」ではない．

このようにステロイド外用剤では副作用の軽減が検討されてきたが，

コルチコステロイド自身が主にレセプターを介して作用を発現する薬理学的性質から，理想的な作用と副作用の完全な乖離を示すステロイド外用剤の開発は実現されていない．

2. ステロイド外用剤のランク

ステロイド外用剤の薬理作用のランク付けは'70年代～'80年代に血管収縮試験や二重盲検試験の成績などを中心として数多くの検討が行われてきたが，ランクに若干の差が認められ統一されていなかった．これは日本では開発時にベタメタゾン吉草酸エステルとの臨床比較試験しか行われてこなかったことが原因と考えられる．

このランクは最近になって，厚生科学研究班「アトピー性皮膚炎治療ガイドライン1999」[3]に掲載され統一されたが，翌年の日本皮膚科学会「アトピー性皮膚炎治療ガイドライン2000」[4]では，ハルシノニド（アドコルチン®），デキサメタゾンプロピオン酸エステル（メサデルム®）がベリーストロングからストロングへ，プレドニゾロン吉草酸エステル酢酸エステル（リドメックス®）がストロングからミディアムへランク付け変更になった．これを受けて厚生科学研究班「アトピー性皮膚炎治療ガイドライン2001」[5]でもこのランクが採用され，それ以降の両ガイドラインでは表1に示すようなストロンゲスト，ベリーストロング，ストロング，ミディアム，ウィークのカタカナ表示の5つのランクに分類され統一されている．

ステロイド外用剤の薬理効果に関しては，基剤による違いも検討されている．皮膚外用剤は，一般に油脂性基剤に比べ，乳剤性基剤のクリームが吸収性が優れているが，表2に示すように実際の臨床効果ではデルモベート®やジフラール®などのように軟膏とクリームの効果が同じものや，ビスダーム®やネリゾナ®などのように軟膏の方がクリームより優れるものがある．これらの原因については詳細には解明されていない．

3. ステロイド外用剤の選択

ステロイド外用剤の選択は，症状の重症度に応じて選択する．アトピー性皮膚炎の**重症度の判定**は，一般の医師向けの厚生科学研究班「アトピー性皮膚炎治療ガイドライン2002」[6]と専門医師向けの日本皮膚科学会の「アトピー性皮膚炎治療ガイドライン2009」[7]では異なっている．

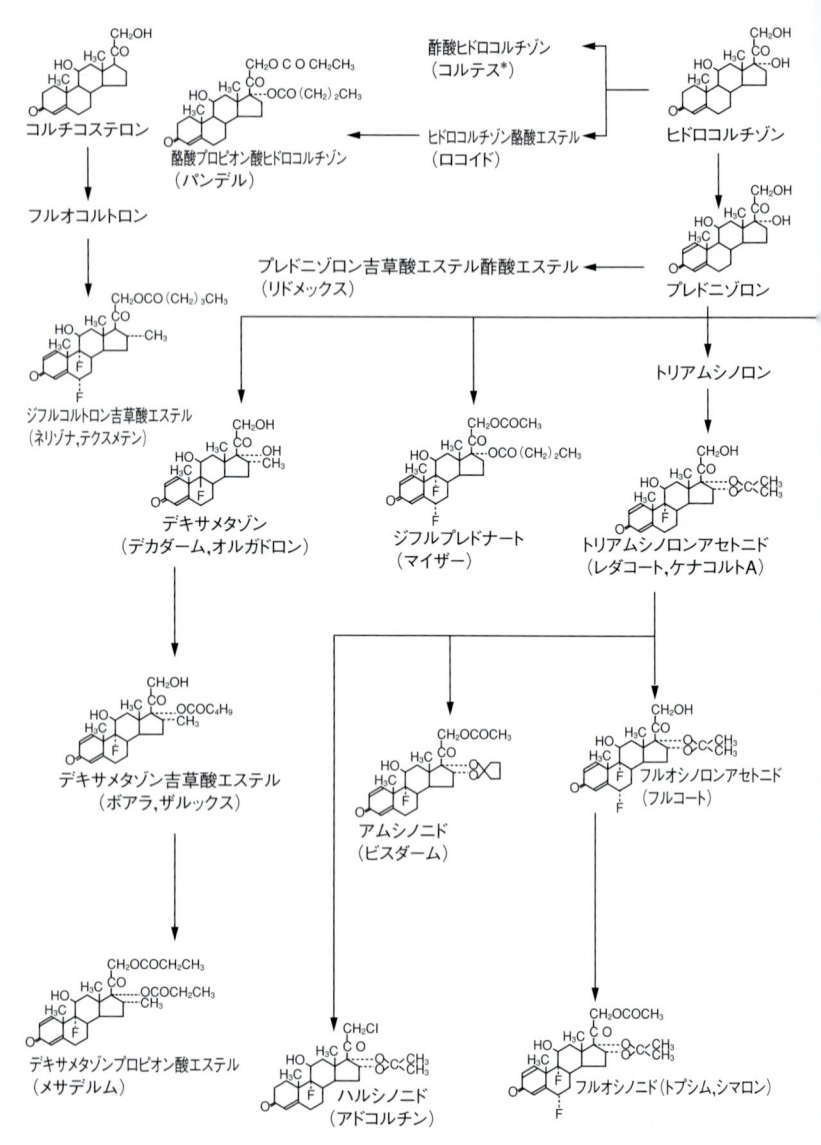

図1 ステロイド外用剤の系統図

武田克之, 他：外用ステロイドの構造と薬理活性. ホルモンと臨床, 35：1327-1336, 1989より一部改変.
＊コルテスは現在発売中止

第2部

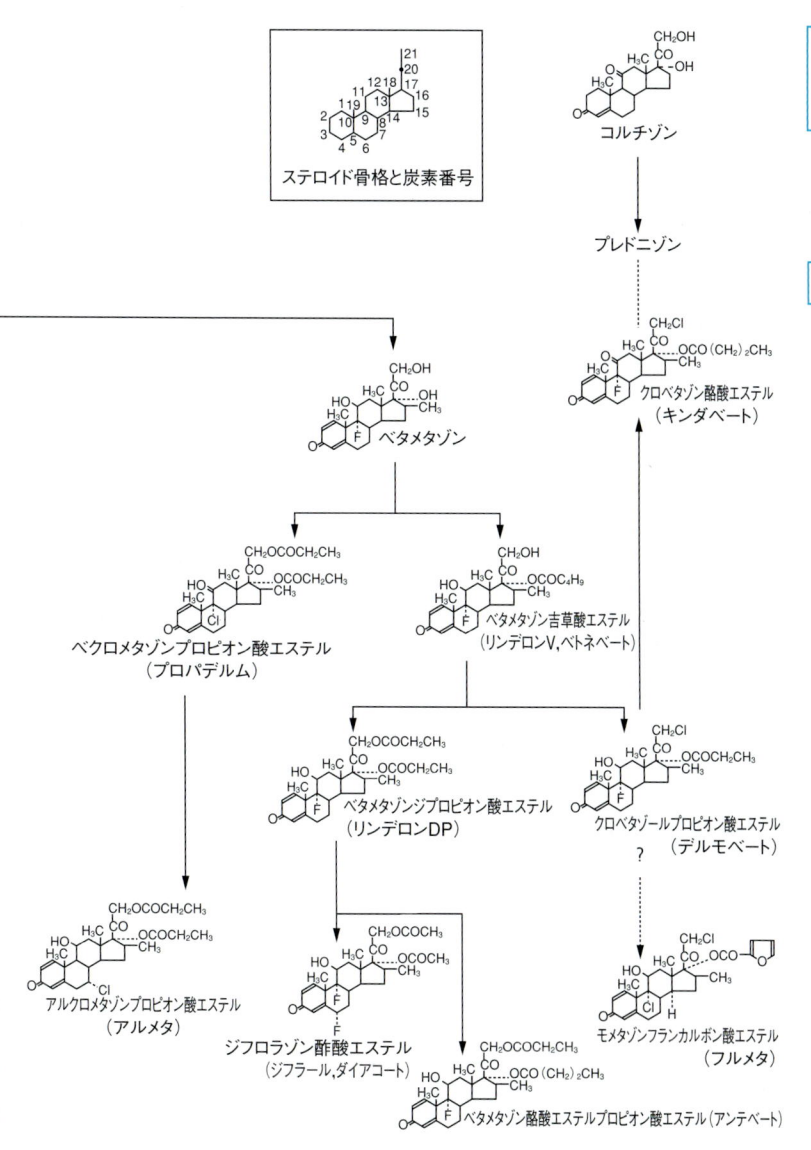

3 ステロイド外用剤

ステロイド骨格と炭素番号

コルチゾン

↓

プレドニゾン

↓

クロベタゾン酪酸エステル
（キンダベート）

ベタメタゾン

ベクロメタゾンプロピオン酸エステル
（プロパデルム）

ベタメタゾン吉草酸エステル
（リンデロンV、ベトネベート）

ベタメタゾンジプロピオン酸エステル
（リンデロンDP）

クロベタゾールプロピオン酸エステル
（デルモベート）

アルクロメタゾンプロピオン酸エステル
（アルメタ）

ジフロラゾン酢酸エステル
（ジフラール、ダイアコート）

モメタゾンフランカルボン酸エステル
（フルメタ）

ベタメタゾン酪酸エステルプロピオン酸エステル（アンテベート）

第2部　薬剤編　99

表1 ステロイド外用剤のランク

グループ	一般名	代表的な製品名
ストロンゲスト	クロベタゾールプロピオン酸エステル ジフロラゾン酢酸エステル	デルモベート® ジフラール®,ダイアコート®
ベリーストロング	モメタゾンフランカルボン酸エステル ベタメタゾン酪酸エステルプロピオン酸エステル フルオシノニド ベタメタゾンジプロピオン酸エステル ジフルプレドナート ブデソニド アムシノニド ジフルコルトロン吉草酸エステル 酪酸プロピオン酸ヒドロコルチゾン	フルメタ® アンテベート® トプシム®,シマロン® リンデロン®DP マイザー® ブデソン® ビスダーム® ネリゾナ®,テクスメテン® パンデル®
ストロング	デプロドンプロピオン酸エステル デキサメタゾンプロピオン酸エステル デキサメタゾン吉草酸エステル ハルシノニド ベタメタゾン吉草酸エステル ベクロメタゾンプロピオン酸エステル フルオシノロンアセトニド	エクラー® メサデルム® ボアラ®,ザルックス® アドコルチン® リンデロン®V,ベトネベート® プロパデルム® フルコート®,フルゾン®
ミディアム	プレドニゾロン吉草酸エステル酢酸エステル トリアムシノロンアセトニド フルメタゾンピバル酸エステル アルクロメタゾンプロピオン酸エステル クロベタゾン酪酸エステル ヒドロコルチゾン酪酸エステル	リドメックス® レダコート®,ケナコルト®A ロコルテン® アルメタ® キンダベート® ロコイド®
ウィーク	プレドニゾロン	プレドニゾロン®

　厚生科学研究班では表3に示すように炎症の程度と皮疹面積から評価する.

　これに対し，日本皮膚科学会では重症度判定では表4に示すように「個々の皮疹の重症度」が最も重要であり，「個々の皮疹の重症度」の判定には高い専門性が要求されることを強調している.

　ステロイド外用剤使用は，図2に示すように厚生科学研究班アトピー性皮膚炎治療ガイドラインの薬物療法の基本例[6]にも示されている.図2に示すように，ステロイド外用剤のランクは重症度と年齢に応じて，**重症度だけでなく，皮疹の部位や年齢も考慮して使い分けることに留意すべきで**

表2 ステロイド外用剤の臨床効果の評価

ランク		薬剤
ストロンゲスト	a	0.05% clobetasol 17-propionate（デルモベート®）
	a	0.05% diflorasone diacetate（ジフラール®，ダイアコート®）
ベリーストロング	d	0.05% fluocinonide（トプシム®）
	a	0.064% betamethasone 17,21-dipropionate（リンデロン® DP）
	a	0.05% difluprednate（マイザー®）
	b	0.1% amcinonide（ビスダーム®）
	b	0.1% diflucortolone 21-valerate（ネリゾナ®，テクスメテン®）
	b	0.1% hydrocortisone 17-butyrate 21-propionate（パンデル®）
ストロング	c	0.12% dexamethasone 17-valerate（ボアラ®，ザルックス®）
	a	0.1% halcinonide（アドコルチン®）
	d	0.12% betamethasone 17-valerate（リンデロン® V，ベトネベート®）
	d	0.025% beclometasone 17,21-dipropionate（プロパデルム®）
	d	0.025% fluocinolone acetonide（フルコート®）
	b	0.3% prednisolone 17-valerate 21-acetate（リドメックス®）
ミディアム	d	0.1% triamcinolone acetonide（レダコート®，ケナコルト® A）
	d	0.02% flumetasone pivalate（ロコルテン®）
		0.05% clobetasone 17-butyrate（キンダベート®）
	d	0.1% hydrocortisone 17-butyrate（ロコイド®）
	d	0.1% dexamethasone（デカダーム®，オルガドロン®）
ウィーク		0.5% methylprednisolone（メドロール®）
	d	0.25%，0.5% prednisolone（プレドニゾロン®）
	d	1% hydrocortisone acetate（コルテス®）

註：aは軟膏とクリームが同ランクであるもの
　　bは軟膏がクリームより1ランク上であるもの
　　cは軟膏がクリームより1ランク下であるもの
　　dは軟膏とクリームの差が不明のもの
医事新報，No3255，1986より引用

ある．年齢では2歳未満，2～12歳，13歳以上に分けて選択する．その他，ガイドラインには具体的な注意が以下のように記載されている．

① ステロイド外用剤の強度，剤型は重症度に加え，個々の皮疹の部位と症状および年齢に応じて選択する．

② ステロイド外用に際しては，次の点に留意する．

　1）顔面にはステロイド外用剤はなるべく使用しない．用いる場合，可能な限り弱いランクのものを短期間にとどめる．

　2）ステロイド外用剤による毛細血管拡張や皮膚萎縮などの副作用は使用期間が長くなるにつれて起こりやすい．

表3 アトピー性皮膚炎の重症度のめやす（厚生科学研究会/編2002）

軽　症：面積にかかわらず軽度の皮疹*のみみられる
中等症：強い炎症を伴う皮疹**が体表面積の10％未満にみられる
重　症：強い炎症を伴う皮疹**が体表面積の10％以上，30％未満にみられる
最重症：強い炎症を伴う皮疹**が体表面積の30％以上にみられる

*軽度の皮疹：軽度の紅斑，乾燥，落屑主体の病変
**強い炎症を伴う皮疹：紅斑，丘疹，びらん，浸潤，苔癬化などを伴う病変
文献6より引用

表4 皮疹の重症度と外用剤の選択（日本皮膚科学会/編2009改訂版）

	皮疹の重症度	外用剤の選択
重症	高度の腫脹／浮腫／浸潤ないし苔癬化を伴う紅斑，丘疹の多発，高度の鱗屑，痂皮の付着，小水疱，びらん，多数の掻破痕，痒疹結節などを主体とする	必要かつ十分な効果のあるベリーストロングないしストロングクラスのステロイド外用剤を第1選択とする．痒疹結節でベリーストロングクラスでも十分な効果が得られない場合は，その部位に限定してストロンゲストクラスの使用もある
中等症	中等症までの紅斑，鱗屑，少数の丘疹，掻破痕などを主体とする	ストロングないしミディアムクラスのステロイド外用剤を第1選択とする
軽症	乾燥および軽度の紅斑，鱗屑などを主体とする	ミディアム以下のステロイド外用剤を第1選択とする
軽微	炎症症状に乏しい乾燥症状主体	ステロイドを含まない外用剤を選択する

乳幼児・小児：原則として，重症と中等症では上記より1ランク低いステロイド外用剤を使用する．ただし，効果が得られない場合は十分な管理下で上記ランクのステロイド外用剤を使用する
文献7より引用

　　　3）ステロイド外用剤のランクとその使用量をモニターする習慣をつける．
　　　4）長期使用後に突然中止すると皮疹が急に増悪することがあるので，中止あるいは変更は医師の指示に従うよう指導する．
　　　5）急性増悪した場合は，ステロイド外用剤を必要かつ十分に短期間使用する．
　③ 症状の程度に応じて，適宜ステロイドを含まない外用剤を使用する．
　④ 1〜2週間をめどに重症度の評価を行い，ランクなどの変更を検討する．

薬物療法の基本例

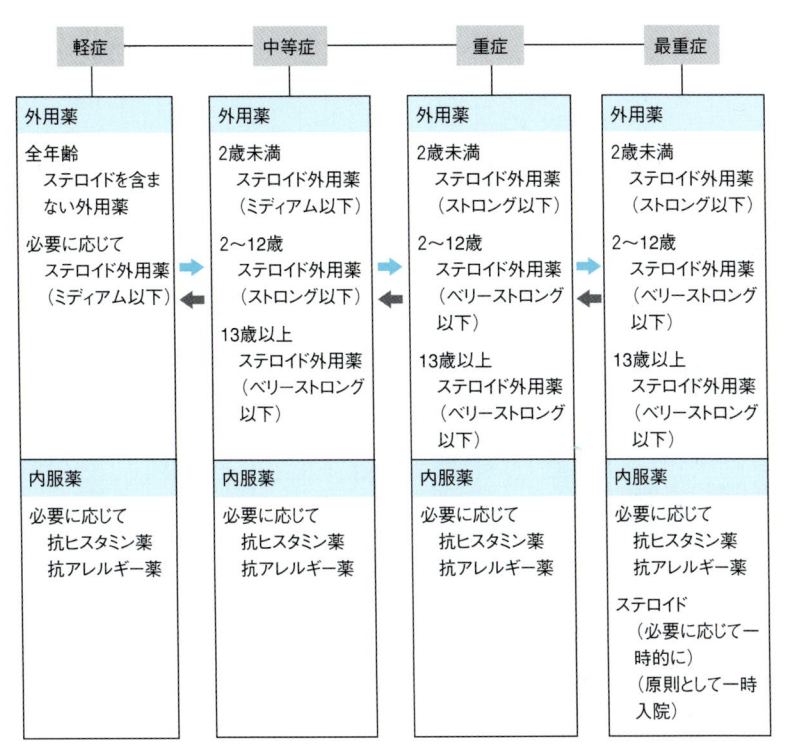

```
┌──────────┬──────────┬──────────┬──────────┐
│   軽症   │  中等症  │   重症   │  最重症  │
└──────────┴──────────┴──────────┴──────────┘
```

外用薬	外用薬	外用薬	外用薬
全年齢 　ステロイドを含まない外用薬 必要に応じて 　ステロイド外用薬 　（ミディアム以下）	2歳未満 　ステロイド外用薬 　（ミディアム以下） 2～12歳 　ステロイド外用薬 　（ストロング以下） 13歳以上 　ステロイド外用薬 　（ベリーストロング以下）	2歳未満 　ステロイド外用薬 　（ストロング以下） 2～12歳 　ステロイド外用薬 　（ベリーストロング以下） 13歳以上 　ステロイド外用薬 　（ベリーストロング以下）	2歳未満 　ステロイド外用薬 　（ストロング以下） 2～12歳 　ステロイド外用薬 　（ベリーストロング以下） 13歳以上 　ステロイド外用薬 　（ベリーストロング以下）

内服薬	内服薬	内服薬	内服薬
必要に応じて 　抗ヒスタミン薬 　抗アレルギー薬	必要に応じて 　抗ヒスタミン薬 　抗アレルギー薬	必要に応じて 　抗ヒスタミン薬 　抗アレルギー薬	必要に応じて 　抗ヒスタミン薬 　抗アレルギー薬 ステロイド 　（必要に応じて一時的に） 　（原則として一時入院）

➡ 十分な効果が認められない場合（ステップアップ）　⬅ 十分な効果が認められた場合（ステップダウン）

図2　アトピー性皮膚炎の薬物療法の基本例
文献6より引用

　ステロイド外用剤は炎症性皮膚疾患を中心に広く使用されるが，医療用医薬品添付文書上では『湿疹・皮膚炎群』ではすべての製品が効能・効果としてもつものの，『尋常性白斑』は表5に示すように**トプシム®**しか適応がない．そのため，効能・効果を確認して選択すべきである．

表5 おもな副腎皮質ステロイド外用剤の効能・効果一覧表

(数字:次ページ参照)

効能・効果	リンデロン®-DP	リンデロン®-V	リンデロン®-VG	デルモベート®	ジフラール® ダイアコート®	トプシム®	ネリゾナ®	ビスダーム®	リドメックス®	パンデル®	フルコート®	キンダベート®	ロコイド®	ベトネベート-N®	プロパデルム®	マイザー®	ボアラ® アラックス® ザルックス®	メサデルム®	アルメタ®	アンテベート®
基剤*	O,C,S	O,C	L	O,C,L	O,C	O,C	O,C,L,A	O,C,L	O,C,L	O,C,L	O,C,L	O,C,L,A	O,C	O,C	O,C	O,C	O,C	O,C,L	O	O,C,L
湿疹・皮膚炎群	6	1	1	9	3	4	1	3	5	6	1	1	8	4	2	1	4	6	3	7	9'
皮膚瘙痒症																				
痒疹群		13	13		13	13	13	13		11	13	13		13	14	13	10	12	13	13	13'
虫刺され																				
乾癬																				
掌蹠膿疱症																				
扁平苔癬		15			15	15		15			15			15		15		15		15
光沢苔癬																				
皮膚アミロイドーシス					16	17		16						17		17		16		
毛孔性紅色粃糠疹																				
ジベルバラ色粃糠疹																				
紅斑症		19	18			19								19		19	20	20		
紅皮症		21																		
慢性円板状エリテマトーデス																				
薬疹・中毒疹																				
円形脱毛症		22			22			22												
熱傷		23	注																	
凍瘡																				
天疱瘡群	24																			
類天疱瘡	25	26			25	25														26
痔核																				
術創(耳鼻科領域)		31	31																	
進行性壊疽性鼻炎																				
尋常性白斑																				
特発性色素性紫斑	27					27'									27		27	27	28	
肥厚性瘢痕・ケロイド																				
肉芽腫症	29				29	29									29		29	29		
悪性リンパ腫	30				30	30												30	30	

*O:軟膏, C:クリーム, L:ローションまたはソリューション, S:ゾル, A:エアゾルまたはスプレー

- 左記表示の適応症のみ
- 湿疹, びらん, 結痂を伴うか, または二次感染を併発しているもの
- リンデロン-VGローションでは熱傷を除く

(次ページに続く)

1	進行性指掌角皮症，女子顔面黒皮症，ビダール苔癬，放射線皮膚炎，日光皮膚炎を含む	14	固定蕁麻疹を含む
2	進行性指掌角皮症，ビダール苔癬，放射線皮膚炎，日光皮膚炎を含む	15	扁平紅色苔癬
		16	アミロイド苔癬
3	進行性指掌角皮症，ビダール苔癬，日光皮膚炎を含む	17	アミロイド苔癬，斑状型アミロイド苔癬を含む
4	ビダール苔癬，進行性指掌角皮症，脂漏性皮膚炎を含む	18	多形滲出性紅斑，結節性紅斑，ダリエ遠心性環状紅斑
5	手湿疹，進行性指掌角皮症，ビダール苔癬，日光皮膚炎を含む	19	多形滲出性紅斑，ダリエ遠心性環状紅斑，遠心性丘疹性紅斑
6	進行性指掌角皮症，ビダール苔癬を含む	20	多形滲出性紅斑，ダリエ遠心性環状紅斑
7	進行性指掌角皮症を含む	21	悪性リンパ腫による紅皮症を含む
8	アトピー性皮膚炎（乳幼児湿疹を含む），顔面・頸部・腋窩・陰部における湿疹・皮膚炎	22	悪性を含む
		23	瘢痕，ケロイドを含む
		24	ヘイリーヘイリー病を含む
9	進行性指掌角皮症，脂漏性皮膚炎を含む	25	ジューリング疱疹状皮膚炎を含む
9'	手湿疹，進行性指掌角皮症，脂漏性皮膚炎を含む	26	ジューリング疱疹状皮膚炎（類天疱瘡を含む）
10	蕁麻疹様苔癬，ストロフルス，固定蕁麻疹，結節性痒疹を含む	27	マヨッキー紫斑，シャンバーク病，紫斑性色素性苔癬様皮膚炎
11	固定蕁麻疹，ストロフルスを含む	27'	マヨッキー紫斑，シャンバーク病，紫斑性色素性苔癬様皮膚炎を含む
12	蕁麻疹様苔癬，固定蕁麻疹を含む		
13	蕁麻疹様苔癬，ストロフルス，固定蕁麻疹を含む	28	マヨッキー紫斑，シャンバーク病
		29	サルコイドーシス，環状肉芽腫
13'	ストロフルス，蕁麻疹様苔癬，結節性痒疹を含む	30	菌状息肉症を含む
		31	鼓室形成手術・内耳開窓術・中耳根治手術

2008年4月現在．文献8より引用

4. ステロイド外用剤の基剤の選択

　皮膚外用剤としてのステロイド外用剤に用いられている主な基剤は表6に示すように9種類に分類されており，個々の基剤には長所も短所もあることから，それぞれの特徴を理解したうえで，疾患あるいは適応部位を考慮して選択する[8]．同じ主薬の同一濃度の皮膚外用剤であっても，基剤によっては吸収が異なり，**一般的には乳剤性基剤のクリームやゲル基剤が油脂性基剤や水溶性基剤と比べて吸収性が高い．逆に皮膚刺激性に関しては油脂性基剤の方が，クリームやゲル基剤と比べて低く，安全性が高い．**皮膚への安全性や製剤としての安定性からみると，多くの場合に白色ワセリン，流動パラフィンあるいはゲル化炭化水素（プラスチベース）を主体とする油脂性軟膏が最も安全で有用と思われる．ただし，褥瘡等で滲出液が多い場合には病巣と軟膏との間に滲出液が貯留して作用が減弱したり，細菌汚染が問題となり，水溶性基剤が望ましいが，ステロイド外用剤では水溶性基剤は一般に使用されていない．

表6 ステロイド外用剤に用いられている基剤の性状による分類と特性

基剤の種類	成り立ち	長所	短所
軟膏	油脂性基剤 ワセリンを主とする	①皮膚保護作用 ②肉芽形成を助ける ③皮膚柔軟作用 ④安全性,安定性が高い	①べとつく ②洗い落としにくい(密着性) ③分泌物の除去作用がない
	水溶性基剤 マクロゴールを主とする (一般には使用されていない)	①水性分泌物を吸収し,除去する作用が強い ②皮膚への浸透性が弱い ③水洗性	①乾燥作用がある
クリーム(バニシングクリーム) 製品の大部分を占める	水中油型(O/W型) 水・油相成分,乳化剤,保存剤含有	①浸透性大 ②目立たない ③塗布感がよい ④のびがよい ⑤水洗性	①皮膚乾燥作用がある ②刺激性は軟膏より大
クリーム(コールドクリーム)	油中水型(W/O型) 水・油相成分,乳化剤,保存剤含有	①適用範囲が広い ②水洗性が少しある ③浸透性やや大	①ややべとつく
乳液状ローション	水中油型(O/W型) 水相部分が大	①目立たない ②冷却感 ③水洗性 ④のびがよい	①流れやすく,過量になることがある ②皮膚乾燥作用がある ③分離することがある
溶液型ローション	溶解液(アルコール類と水を主体とする)	①目立たない ②冷却感,塗布感がよい	①流れやすく,過量になることがある ②刺激性が軟膏・クリームより大
ゾル	粘稠性のある溶解液,コロイド製剤 (リンデロン®DPゾルのみ)	①目立たない ②軽く塗りやすい ③浸透性大 ④むだな流出がない	①刺激性が軟膏・クリームより大 ②乾燥作用がある
ゲル	ヒドロゲル 網目構造を膨潤させている溶媒が水	①水性分泌物を吸収し,除去する作用が強い ②水洗性 ③浸透性が弱い	①刺激性が軟膏・クリームより大
	リオゲル(FAPG) 水相を欠く(トプシム®のみ)	①浸透性大 ②水洗性	①刺激性が軟膏・クリームより大

(次ページに続く)

エアロゾル (スプレー型)	主として水，アルコール類による溶解液の噴霧剤	①広範囲に使用しやすい ②手を汚さず使える	①可燃性 ②正常皮膚への拡大撒布のおそれ ③投与量の不正確 ④大気汚染の心配
テープ	ポリエチレンフィルムにステロイドを含有した樹脂粘着剤を使用	①ODT(密封療法)効果 ②使用に便利	①連用による皮膚副作用の心配大 ②広範囲に使用しにくい

　乳剤性基剤のクリーム剤やローション剤は，皮膚刺激や自己感作などの点でびらん面や湿潤面では適切でない場合が多いが，最近では乳剤性基剤も皮膚刺激性が軽減されるなど使用範囲も広がっている．乳剤性基剤は一般に広く繁用されている水が連続相で水で比較的簡単に洗い流せる水中油型（O/W型）とパスタロン®ソフトやヒルドイド®ソフトなどの油が連続相の油中水型（W/O型）に分類される．**W/O型は油が連続相なので油脂性基剤の軟膏と混合が可能であり，水分の含有量も少ないことから，皮膚を乾燥させることが少ない．また，W/O型は油脂性軟膏とO/W型のクリームの中間の性質を示し，刺激が少なく，湿潤面でも乾燥面でも使用可能である．**ステロイド外用剤ではネリゾナ®ユニバーサルクリーム，テクスメテン®ユニバーサルクリームおよびメサデルムクリームがこの剤型である．ネリゾナ®ユニバーサルクリームおよびテクスメテン®ユニバーサルクリームは感作物質である防腐剤を含有していないため，接触皮膚炎に対しても有用である．

　ローション剤は，びらん面に使用すると刺激あるいは吸収の亢進が認められることがあるので長期間あるいは広範囲に使用する場合には注意すべき剤形である．近年，乾燥面にも湿潤面にも使用が可能なゲル基剤が広く用いられているが，吸収促進目的でアルコールを含むものがあり，刺激には注意すべきである．エアロゾルやテープ剤は，特別な場合を除いて乳幼児には不向きである．

　これらの皮膚外用剤の基剤は，疾患で選択するのではなく，**病変の性状で選ぶべきである．**油脂性基剤が適応範囲が広いが，使用感が悪くコンプライアンスが低下することがあるので，患者のコンプライアンスや季節に応じて選択するなど注意が必要である．

5. ステロイド外用剤の塗り方

1) 塗布方法

皮膚外用剤の塗り方は，大きく分けて単純塗布，重層療法および密封 (occulusive dressing technique：ODT) 療法 (図3) の3つがある．

単純塗布：指腹などで少量とり，薄く延ばして塗る方法で最も広く行われている．単純塗布は通常擦り込む必要はなく，患部に刺激を与えると痒みが発現するので，撫でるようにする．乾癬など病変が広い場合には，病変部のみに塗布するように指導する．

重層療法：一般にステロイド外用剤を単純塗布した上から亜鉛華軟膏などをリント布に1～3mmの厚さに延ばしたものを貼付する塗布方法であり，吸収が高まることにより，単純塗布よりも治療効果は高い．また患部の掻破による悪化も防止できる利点がある．亜鉛華軟膏をリント布に延ばしたボチシート®も市販されているが，亜鉛華軟膏が厚すぎるとの意見もある．

密封療法 (ODT)：ステロイド外用剤を0.5～1mmに塗布した後，ポリエチレンフィルムで被い密封する療法である．密封により角層が水分を増加し，ステロイドの吸収が高まる．海外では3日間続けることもあるが，日本では湿度が高く汗疹や悪臭を考慮して1～2日が多い．基剤は主にO/W型基剤が使用される．**ステロイド外用剤のODTは単純塗布に比べて吸収が増加するため，安全性を考慮して使用量は1/3，使用期間は1/2に設定されている．**

吸収性：単純塗布＜重層療法＜密封療法

重層療法　　　　　　　　　　密封療法

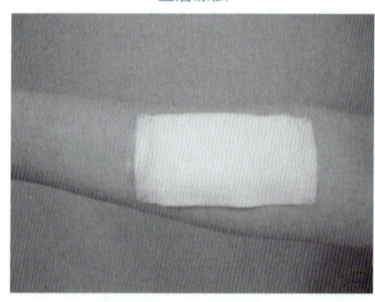

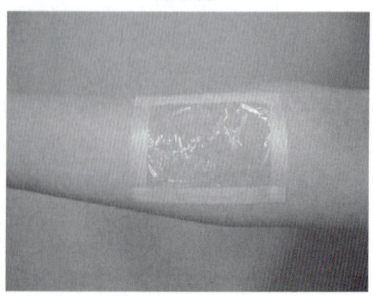

図3　重層療法および密封療法と吸収性

非ステロイド外用剤において塗擦回数に比例して吸収量が増加し，血中への移行量が増加することが報告されており，**擦り込まないように説明することが副作用防止には重要である**[9]．一般にストロンゲストやベリーストロングなどの抗炎症活性の強いステロイド外用剤は，密封療法（ODT）では過度の吸収により副作用が発現する可能性が高まるので行わない．ステロイド外用剤と他剤を併用し，重層療法や密封療法を行う場合は，塗布方法について患者によく周知させておく必要がある．また，併用する場合では塗布順序についても必要に応じて指定して説明することが大切である．

2）塗布回数

ステロイド外用剤の塗布回数は，医療用医薬品添付文書では「1～数回」となっているが，ランクおよび連用期間を考慮する必要がある．日本皮膚科学会の「アトピー性皮膚炎治療ガイドライン2008」[7]では**急性増悪期には1日2回（朝，夕：入浴後）を原則**としている．2009年の改訂では，**ストロングクラス以上では1日2回と1回の間に3週間後以降の治療効果に差がないことから，副作用を考慮して軽快後は1日1回の外用**と変更されている．ただし，**ミディアムクラスの場合には1日2回の方が1日1回に比べて有効性が高い．**

一般にステロイド外用剤は長期間使用する場合が多く，副作用の発現を考慮し，寛解期にはランクを落とすか間欠塗布が基本となる．増悪期には皮疹を寛解状態にもち込むことができるランクのステロイド外用剤を十分量使用し，寛解後の維持期には週2～3回とステップダウンしていく治療方法が安全で有効な方法として評価されている．

6. ステロイド外用剤の塗布量

ステロイド外用剤は薄く塗るよう指導されるが，十分な治療効果が得られる必要量を調べた中山ら[10]の報告では，リドメックス®軟膏とパンデル®軟膏は片腕にはいずれも1.2gである．熱傷の面積の計算によると成人では片腕は体表面積の9％であり，全身には13gを要する．海外では，図4に示すように人さし指の先から第1関節までの指腹側に軟膏を載せた量をfinger-tip-unit（FTU）という単位にして，図5に示すように体の各部分を塗るのに必要な量を算定する方法もある[11]．この方法では全身に必要な量は20gである[12]．この塗布量は「アトピー性皮膚炎治療ガイ

ドライン2009」に「第二指の先端から第1関節部までチューブから押し出した量（約0.5g）が成人で手で2枚分すなわち成人の体表面積のおよそ2％に対する適量である.」と記載されている.

1FTUは
手掌2枚分 ＝ 0.5g

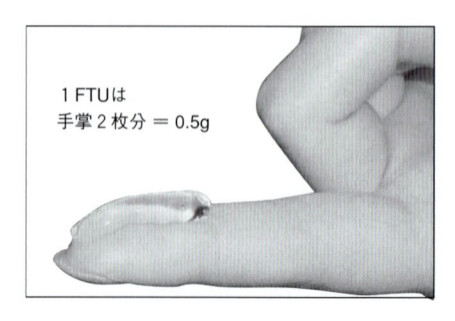

図4　外用剤の塗布量の単位：1FTU

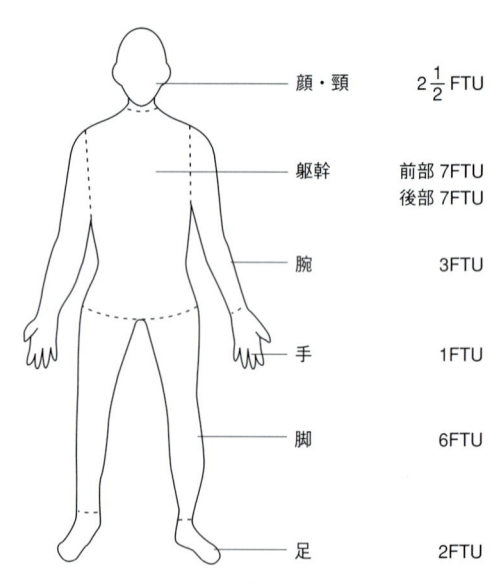

顔・頸	2 1/2 FTU
躯幹	前部 7FTU　後部 7FTU
腕	3FTU
手	1FTU
脚	6FTU
足	2FTU

図5　成人の部位による軟膏使用量
文献12より引用

表7 主な皮膚外用剤を1FTU絞ったときの実際の重量

分類	商品名	規格(g)	内径(mm)	内径(mm)開封後	1FTU(g)
ステロイド外用剤	アンテベート®軟膏	5	4.7	3.7	0.25
	ネリゾナ®ユニバーサルCr	5	3.4	1.8	0.24
	グリメサゾン®軟膏	5	4.2	2.0	0.22
抗菌剤	ゲンタシン®軟膏	10	—	4.2	0.34
	ダラシン®Tゲル	10	—	3.6	0.32
抗真菌剤	ニゾラール®Cr	10	5.3	3.8	0.33
	マイコスポール®Cr	10	5.8	3.2	0.31
その他	インテバン®軟膏	25	6.5	4.9	0.54
	ヒルドイド®ソフト	25	—	3.8	0.45
	エラダーム®軟膏	50	8.3	5.6	0.74

　ここで問題となるのは1FTUの定義である．1FTUは口径5mmのチューブから絞り出した量であり，成人の男性では0.49g，女性では0.43gであり，日本の解釈と大きく異なっている．特にチューブの口径により，1FTUの重量は異なってくる．表7に示すように，筆者らが行った実験では，ステロイド外用剤で繁用されている5gチューブから絞り出した1FTUは約0.2gと半分に過ぎない[13]．インテバン®軟膏やヒルドイド®ソフトなどの25g包装のチューブから絞り出した量がちょうど0.5gに相当するため，これらの軟膏剤を使って1FTUを秤り，掌2枚に広げて，至適量を確認するとよい．このように1FTUを考慮して説明する場合，これらの点を十分に理解して患者に説明すべきである．

7. ステロイド外用剤の副作用

　ステロイド外用剤では，内服薬と比べて経皮的に吸収される量は少ないものの，広範囲や長期間あるいは密封療法により吸収が高まることにより，全身性副作用が発現する．

　ステロイド外用剤の副作用を考える場合，薬理作用を理解すると考えやすい．ステロイド外用剤の皮膚適用部位での薬理作用は表8に示す通りである[14]．

　長期間広範囲に使用し，血中に吸収された場合は，内服薬や注射薬などと同様に全身に対する薬理作用として多種目広範囲に渡り，炭水化物・

表8 ステロイド外用剤の局所における薬理作用

① 表皮増殖ないし再生の抑制
② 結合織における線維新生の抑制
③ 弾力線維破壊
④ 膠原線維の好塩基変性
⑤ 脂肪組織の萎縮
⑥ 血管収縮
⑦ 白血球遊走および増殖抑制
⑧ 抗体ないし免疫細胞増殖の抑制
⑨ 抗原抗体反応抑制
⑩ 細胞における膜構造の肥厚ないし安定化
⑪ メラニン産生抑制

表9 ステロイド外用剤(軟膏)の局所性影響による順位

順位	薬 剤 名
1	clobetasol 17-propionate:CP(デルモベート®)
2	fluocinonide:FAA(トプシム®)
3	diflorasone diacetate:DDA(ジフラール®,ダイアコート®)
4	betamethasone 17,21-dipropionate:BDP(リンデロン®DP)
5	betamethasone 17-butyrate 21-propionate:BBP(アンテベート®)
6	budesonide:BDS(ブデソン®)
7	difluprednate:DFBA(マイザー®)
8	hydrocortisone 17-butyrate 21-propionate:HBP(パンデル®)
9	mometasone furoate:MF(フルメタ®)
10	dexamethasone 17,21-dipropionate:DDP(メサデルム®)
11	amcinonide:AM(ビスダーム®)
12	dexamethasone 17-valerate:DV(ボアラ®,ザルックス®)
13	deprodone 17-propionate:DP(エクラー®)
14	halcinonide:HL(アドコルチン®)
15	fluocinolone acetonide:FA(フルコート®)
16	betamethasone 17-valerate:BV(リンデロン®V)
17	beclomethasone 17,21-dipropionate:BMP(プロパデルム®)
18	triamcinolone acetonide:TA(レダコート®,ケナコルト®A)
19	flumethasone 21-pivalate:FP(ロコルテン®)
20	hydrocortisone 17-butyrate:HB(ロコイド®)
21	alclometasone 17,21-dipropionate:ADP(アルメタ®)
22	diflucortolone 21-valerate:DFV(ネリゾナ®,テクスメテン®)
23	prednisolone 17-valerate 21-acetate:PVA(リドメックス®)
24	clobetasone 17-butyrate:CB(キンダベート®)

日獨医報,38(1),1993より改変引用

表10 ステロイド外用剤（軟膏）の全身性影響による順位

順位	薬剤名
1	clobetasol 17-propionate：CP（デルモベート®）
2	betamethasone 17,21-dipropionate：BDP（リンデロン®DP）
3	fluocinonide：FAA（トプシム®）
4	mometasone furoate：MF（フルメタ®）
5	diflorasone diacetate：DDA（ジフラール®，ダイアコート®）
6	budesonide：BDS（ブデソン®）
7	betamethasone 17-butyrate 21-propionate：BBP（アンテベート®）
8	difluprednate：DFBA（マイザー®）
9	diflucortolone 21-valerate：DFV（ネリゾナ®，テクスメテン®）
10	dexamethasone-17,21-dipropionate：DDP（メサデルム®）
11	halcinonide：HL（アドコルチン®）
12	betamethasone 17-valerate：BV（リンデロン®V）
13	amcinonide：AM（ビスダーム®）
14	deprodone 17-propionate：DP（エクラー®）
15	dexamethasone 17-valerate：DV（ボアラ®，ザルックス®）
16	fluocinolone acetonide：FA（フルコート®）
17	triamcinolone acetonide：TA（レダコート®，ケナコルト®A）
18	flumethasone 21-pivalate：FP（ロコルテン®）
19	prednisolone 17-valerate 21-acetate：PVA（リドメックス®）
20	hydrocortisone 17-butyrate 21-propionate：HBP（パンデル®）
21	beclomethasone 17,21-dipropionate：BMP（プロパデルム®）
22	hydrocortisone 17-butyrate：HB（ロコイド®）
23	clobetasone 17-butyrate：CB（キンダベート®）
24	alclometasone 17,21-dipropionate：ADP（アルメタ®）

日獨医報，38（1），1993より改変引用

タンパク質・脂質などの代謝，電解質と水の平衡，心血管系・腎・骨格筋・神経系および他の組織への作用がある．また，血中ヘモグロビンおよび赤血球を増加することや血液凝固促進などの血液の有形成分への作用がある．ステロイド外用剤の全身性副作用で重要な下垂体抑制作用も認められる．また，局所と同様に抗炎症作用や免疫抑制作用がある．

このようにステロイドの薬理作用は多岐に渡るが，ステロイド外用剤による副作用を考える場合では，局所と全身に分けて考えるとよい．

ステロイド外用剤では，先に述べたように十分な作用と副作用の乖離が認められるものはない．しかし，アンテドラッグ化などの化学構造の改変により，一部のステロイド外用剤において表9および表10に示すよ

表11 ステロイド外用剤による副作用の分類

1．表皮の増殖や真皮の線維新生抑制作用に基づくもの
1）皮膚萎縮，皮膚萎縮線条，星状偽瘢痕 2）ステロイド紫斑 3）毛細血管拡張，ステロイド潮紅 4）乾皮症 5）稗粒腫，膠様稗粒腫 6）色素脱失
2．ホルモン作用によるもの
1）ステロイドざ瘡 2）多毛 3）酒渣様皮膚炎
3．免疫抑制作用によるもの
感染症（細菌，真菌，ウイルス感染症）の誘発および増悪
4．経皮吸収による全身性副作用
5．ステロイド外用剤による接触皮膚炎

うに，臨床効果と局所あるいは全身性の副作用との間に若干の乖離が認められる[15]．局所性副作用と効果に乖離が認められるステロイドとしては，ネリゾナ®・テクスメテン®が最も大きく，ついでリドメックス®，フルメタ®の順である．これらのステロイド外用剤は，効果に比べて局所的な影響が弱いと考えられる．全身性副作用と効果に乖離が認められるステロイドとしては，パンデル®が最も大きく，ついでジフラール®・ダイアコート®，ビスダーム®，ボアラ®・ザルックス®，アルメタ®の順である．これらのステロイド外用剤は，効果に比べて全身的な影響が弱いと考えられる[15]．臨床においては，この乖離とステロイド外用剤のランクを考慮して選択すべきである．

1）局所性副作用

ステロイド外用剤による局所性副作用は表8に示した薬理作用により発現する．特に表8に示すうちで表皮増殖や線維新生の抑制など，皮膚組織に直接作用することにより表皮および真皮の萎縮を発現する．これら局所性副作用を分類したものを表11に示す．これら局所性副作用では，細胞の増殖や線維新生抑制に基づく副作用とホルモン作用に基づく副作

表12 ステロイド外用剤の局所性副作用

副作用	年齢	部位	ステロイドの強さと発症時期	中止による回復
毛包炎	全年齢	下腿に好発するが全身どこでも生じうる	ストロング以上の外用開始直後より現れうる．ミディアム以下で稀．ストロンゲストで高頻度	すみやかに治癒するが，多発，重症例では抗菌薬が必要なこともある
ざ瘡	若年者	顔面，頸部，前胸部，背部	顔面ではミディアム以上，胸背部ではストロング以上．外用開始2〜3週後から増加する	回復するが，基礎にアトピーがあることが多く，中止しにくい
白癬	小児を除く全年齢	陰部に多いが全身どこでも生じうる	一定しない	抗真菌薬の外用により回復
皮膚萎縮	高齢者に多い	いずれの部位にも生じうる	ストロング以上，数カ月．高齢者で起こりやすく若年者で起こりにくい	若年者では回復するが，高齢者では回復しにくい
ステロイド紫斑	中高年	前腕	ストロング以上，数カ月．高齢者で起こりやすく若年者で起こりにくい	紫斑自体はすぐに消えるが，紫斑の新生は止まりにくい
毛細血管拡張	中高年	顔面	ストロング以上，数カ月	回復
多毛	小児	四肢	ストロング以上，数カ月	回復
色素脱失	全年齢	いずれの部位にも生じうる	ベリーストロング以上，数カ月ストロンゲストで高頻度	回復
酒渣様皮膚炎	中高年女性	顔面	ストロング以上，数カ月．ベリーストロングでは1カ月．ミディアムでは稀	一時的な悪化を経てゆっくり回復

用，および免疫抑制作用に基づく副作用などに分類される[16]．

ステロイド外用剤による局所性副作用で頻度が高く問題となるのは，**皮膚萎縮，ステロイド潮紅，ステロイド紫斑，酒渣様皮膚炎，毛細血管拡張，色素脱失，多毛**であり，表12に示すように年齢や性別により，頻度が異なる[17]．これら以外では，**思春期の女性に多発する皮膚萎縮線条は非可逆的であるため，思春期以降の患者では注意が必要である．**

実際の診療におけるステロイド外用剤による局所性副作用の種類およびその発現頻度に関しては，古江らが1,271例のアトピー性皮膚炎患者に

表13 ステロイド外用剤の局所性副作用

	2歳未満（％）	2歳以上13歳未満（％）	13歳以上（％）
頬部の血管拡張	0	2.3	13.3
肘窩の皮膚萎縮	1.5	5.2	15.8
膝窩の皮膚萎縮	1.9	4.1	9.8
痤瘡・毛嚢炎	0	1.3	8.2
多毛	0.5	1	2.7
細菌感染症	1.4	2.1	2.5
真菌感染症	1.9	0.6	1.2
酒渣様皮膚炎	0	0.4	3.1
接触皮膚炎	0	0.4	0.8
皮膚線条	0	0	1

薬局, 53 (11), 2002より改変

表14 ステロイド外用剤による全身性副作用

1) Na蓄積，浮腫，体重増加
2) 高血圧症
3) 良性脳圧亢進
4) 医原性クッシング症候群
5) 副腎皮質機能抑制
6) 副腎機能不全（withdrawal syndrome）
7) 糖尿病の誘発・増悪
8) 成長抑制
9) 不正性器出血，無月経
10) 骨無菌性壊死
11) 思考異常

ついて行っており，その結果，表13に示すように乳児期には低頻度で，思春期および成人では増加するものの，長期間にわたるステロイド外用剤の使用にもかかわらず，低頻度であることを報告している[18]．

2）全身性副作用（表14）

ステロイド外用剤による全身性副作用は，内服薬と同様に経皮吸収後，血中に移行することにより発現する副作用である．しかし，ステロイド

外用剤からの経皮吸収は，健常人の正常皮膚では塗布量の数％，密封療法でも30％程度しか吸収されない．そのため，皮膚疾患で角層のバリアー能が低下状態でも，ステロイド外用剤の治療によりバリアー能が改善し，経皮吸収が低下する．これらの理由から副腎皮質機能抑制は，内服薬や注射薬に比べ，程度が軽く，ステロイド外用剤は安全性が高い剤形である．

ステロイド外用剤による重篤な全身性副作用の報告は少なく，日本では尋常性乾癬にクロベタゾールプロピオン酸エステルのスカルプを3年間長期に使用した症例における医原性クッシング症候群などである[19]．

ステロイド外用剤は，内服薬と比較すると，ストロンゲストに分類される**デルモベート®軟膏を10g/日単純塗布した場合では，血清コルチゾール値を指標とするとリンデロン®錠（0.5mg）を1錠内服したのと同じ副腎皮質機能抑制作用があるが，40gでも2錠内服以下しか相当しない**[20]．

ベリーストロングクラスのステロイド外用剤の長期使用試験結果より，成人に1日5〜10g程度の初期外用量で開始し，症状に合わせて漸減する使用法であれば，3カ月間までの使用では一過性で可逆性の副腎皮質機能抑制は生じうるものの，中止後にすみやかに回復する．ベタメタゾン吉草酸エステル軟膏（リンデロン®V軟膏）では1日20gの単純塗布あるいは10gのODTで副腎皮質機能抑制を生じることが示されている[21]．ステロイド外用剤による副腎皮質機能抑制作用は，ステロイドの強さおよび使用量，外用部位，外用方法，外用期間，年齢，性別，疾患，皮疹の程度に大きく影響される．大量，長期に連用する場合には，内服薬と同様に血清コルチゾール値や尿中17-OHCS値および17-KS値などを測定し，副腎皮質機能を検査する必要がある．

具体的には，ステロイド外用剤により副腎皮質機能抑制が起こる可能性のある1日量および副腎皮質機能抑制を発現しないと考えられる安全外用量は表15に示すとおりである．患者の年齢や患部によっても異なるが，この表の半分量以下が安全性の面からは推奨される量である．

実際の診療におけるステロイド外用剤使用量に関しては古江らがアンケート調査を行っており，その結果，表16に示すように，6カ月間で患者の90％は2歳未満で90g以内，2歳以上13歳未満で130g以内，13歳以上で304g以内の総使用量であり，1日当たりの使用量は少ないことが示されている[22]．

表15 ステロイド外用剤使用基準　全身性副作用

A) ステロイド外用剤塗布で副腎皮質機能抑制が発生し得る予想量

副腎皮質機能抑制作用の強さの分類	予想量*	
	成人	小児
ストロンゲスト群	10g／日以上	5g／日以上
ベリーストロング群	20g／日以上	10g／日以上
ストロング群以下	40g／日以上	15g／日以上

B) 安全外用量の目安

副腎皮質機能抑制作用の強さの分類	予想安全量*	
	成人	小児
ストロンゲスト群	5g／日以下	2g／日以下
ベリーストロング群	10g／日以下	5g／日以下
ストロング群以下	20g／日以下	7g／日以下

＊：密封療法（ODT療法）で外用の際は1/3の量とする

表16　6カ月間のステロイド外用剤使用量（g）

		2歳未満	2歳以上13歳未満	13歳以上
患者数		210	546	515
顔面	50%値	1	0	0
	75%値	5	5	15
	90%値	10	15	35
頭部	50%値	0	0	0
	75%値	0	0	0
	90%値	10	10	65
躯幹・四肢	50%値	21	45	80
	75%値	40	80	160
	90%値	74.5	130	280
総外用量	50%値	25	45	95
	75%値	43	80	180
	90%値	90	130	304

薬局，53（11），2002より引用

3）接触皮膚炎

　ステロイド外用剤の副作用として接触皮膚炎も問題となることが多い．ステロイド外用剤による接触皮膚炎の原因物質としてはステロイド自身は稀であり，医薬品添加物によることが多い．

　ステロイドによる接触皮膚炎の報告では'67年～'92年10月までに27例のステロイドの主剤アレルギーが認められており，陽性例の頻度が高かったものは，プレドニゾロン8例，ベタメタゾン吉草酸エステル7例，ブデソニド12例であった[23]．その他，アルクロメタゾンプロピオン酸エステル，ヒドロコルチゾン酪酸エステルおよびプレドニゾロン吉草酸エステル酢酸エステルなどで接触皮膚炎が発現している[24]．これらステロイドによる接触皮膚炎は以下のように**交差感作**が起こることも報告されており，**切り替えには注意が必要である**．

①同一系統内のステロイド間
②ヒドロコルチゾン系とプレドニゾロン系
③ベタメタゾン系とデキサメタゾン系
④トリアムシノロン系とヒドロコルチゾン系

　皮膚外用剤では基剤以外にも医薬品添加物が含まれていることが多く，特に油脂性基剤以外では乳化剤などをはじめとして，防腐剤，pH調節剤，酸化防止剤，溶解補助剤など複数の医薬品添加物を含んでいる場合がある．これらの医薬品添加物は約100種類もあり，そのなかには表17に示すように接触皮膚炎の原因物質となり得るものも多く含まれている[8]．精製ラノリンによるアレルギー性接触皮膚炎は有名であるが，その原因はラノリンアルコールであり，精製ラノリンだけでなく，加水ラノリンや還元ラノリンなどを含めたラノリン類全部に注意が必要である．**ラノリン類を含有する主なステロイド外用剤としては，トプシム®軟膏，フルコート®軟膏およびメサデルム®軟膏がある**．プロピレングリコールも保湿剤，溶解剤および基剤として広く使用されているが，アレルギー性接触皮膚炎の原因となることがあるので注意を要する．

8. ステロイド外用剤の後発医薬品

　日本ではステロイド外用剤の先発医薬品と後発医薬品との比較試験の報告は少ないものの，海外で血管収縮試験や放出試験などを用いたいく

表17 接触皮膚炎の分類と原因となる主な外用添加物

接触皮膚炎の分類		用途	添加物
刺激性接触皮膚炎	非アレルギー性 湿疹型 光関与なし	基剤	Fatty acid propylene glycol（FAPG）基剤 アルコール
アレルギー性接触皮膚炎	アレルギー性 湿疹型 光関与なし	基剤	精製ラノリン ラノリンアルコール セタノール ステアリルアルコール プロピレングリコール ポリエチレングリコール ポリオキシソルビタン脂肪酸エステル ミツロウ
		湿潤剤	プロピレングリコール 1,3ブチレングリコール
		保存剤	亜硫酸塩類 塩化ベンザルコニウム 塩化ベンゼトニウム グルクロン酸クロルヘキシジン チメロサール パラベン ベンジルアルコール
		その他	メントール
光アレルギー性接触皮膚炎	アレルギー性 湿疹型 光関与	紫外線吸収剤	オキシベンゾン
非アレルギー性接触蕁麻疹	非アレルギー性 蕁麻疹型 通常光関与なし	保存剤	安息香酸 ソルビン酸 エタノール ベンジルアルコール
		その他	メントール
アレルギー性接触蕁麻疹	アレルギー性 蕁麻疹型 通常光関与なし	保存剤	安息香酸 エタノール パラベン グルクロン酸クロルヘキシジン パラベン
		湿潤剤	プロピレングリコール
		その他	ゼラチン メントール

表18 0.1%トリアムシノロンアセトニドクリームの血管収縮試験の蒼白度の比較

Drug	Score				Total*
	0	1	2	3	
Kenalog	2	8	12	8	56
C社*	8	5	15	2	41
C社*	6	13	9	2	37
L社*	4	16	8	2	38
N社*	7	14	9	0	32
N社*	12	15	3	0	21

＊：Kenalogと有意差あり（p＜0.05）
R.B.Stoughton et al.：Arch. Dermatol., 123：1312-1314,1987 より引用

表19 0.1%トリアムシノロンアセトニド軟膏の血管収縮試験の蒼白度の比較

Drug	Score				Total*
	0	1	2	3	
Aristocort	2	0	10	18	74
N社*	17	12	1	0	20
N社*	8	11	9	2	35

＊：Aristocortと有意差あり（p＜0.05）
R.B.Stoughton et al.：Arch. Dermatol., 123：1312-1314,1987 より引用

つかの報告がある．R. B. Stoughton[25]はトリアムシノロンアセトニドとベタメタゾン吉草酸エステルの先発医薬品と後発医薬品について血管収縮試験により比較している．各製剤を4時間貼付後除去し，その2時間後に判定した結果，トリアムシノロンアセトニドは，表18および19に示すようにクリームおよび軟膏いずれも先発医薬品がすべての後発医薬品に対し，血管収縮効果が有意に優れていた．これに対し，ベタメタゾン

表20 0.1%ベタメタゾン吉草酸エステルクリームの血管収縮試験の蒼白度の比較

Drug	Score				Total*
	0	1	2	3	
Valisone	2	2	17	9	63
C社*	6	11	11	2	39
C社*	4	12	13	1	41
L社*	5	9	11	5	46
N社*	3	10	15	2	39
N社*	2	8	19	1	49

＊：Valisoneと有意差あり（$p<0.05$）
R.B.Stoughton et al.：Arch. Dermatol., 123：1312-1314, 1987より引用

表21 0.1%ベタメタゾン吉草酸エステル軟膏の血管収縮試験の蒼白度の比較

Drug	Score				Total
	0	1	2	3	
Valisone	0	2	17	11	69
C社	0	2	21	7	65
E社	0	4	16	10	66

先発医薬品と後発医薬品で有意差なし
R.B.Stoughton et al.：Arch. Dermatol., 123：1312-1314, 1987より引用

吉草酸エステルでは，表20および21に示すように，クリームの先発医薬品はすべての後発医薬品に対し有意に優れていたが，軟膏では差が認められず，剤形間で異なる場合があることが示された．D. B. Jacksonら[26]もトリアムシノロンおよびベタメタゾン吉草酸エステルのクリームの後発医薬品が先発医薬品と比べ血管収縮効果が劣り，Duncanによるグルーピングで異なるカテゴリーに分類されることを報告している．このようにステロイド外用剤では薬理作用の代表的な指標である血管収縮効果に

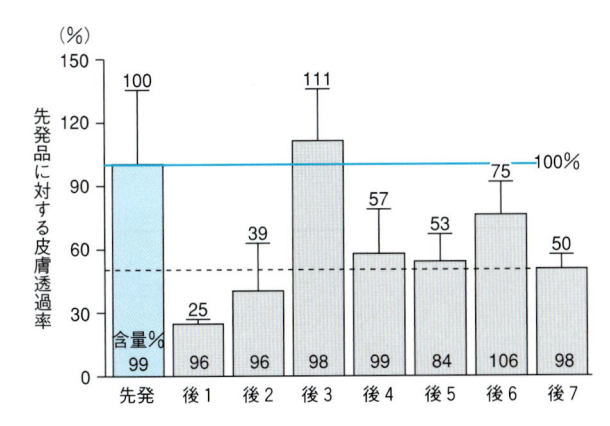

図6 クロベタゾールプロピオン酸エステルクリームの皮膚透過率

Tsai, J. C.：J. Food and Drug Analysis, 10：7-12, 2002より引用

多くの製品で差が認められている．

　ステロイド外用剤の皮膚透過性においても，Tsai[27]は雄性ヌードマウスの皮膚を用いてクロベタゾールプロピオン酸エステルのクリームと軟膏の先発医薬品と後発医薬品を放出試験により比較している．クリームでは7種類の後発医薬品を先発医薬品と比較した結果，図6に示すように，クロベタゾールプロピオン酸エステルの累積皮膚透過量は，後発医薬品7製品中2製品しか同等性は認められず，5製品は透過量が有意に劣っていた．

　このようにステロイド外用剤では海外では数多くの報告があるが，日本では筆者らのベタメタゾン酪酸エステルプロピオン酸エステル軟膏などに限られているのが現状であり，今後検討が不可欠である．

9. ステロイド外用剤の混合

　皮膚疾患の治療は外用剤による外用療法が重要な治療手段となっている．この外用療法では疾患の部位や症状に応じて外用剤を多剤併用することが多く，これらを混合・希釈することがある．2000年の日本臨床皮膚科医学会の医師へのアンケート調査[28]では，ステロイド外用剤と他外用

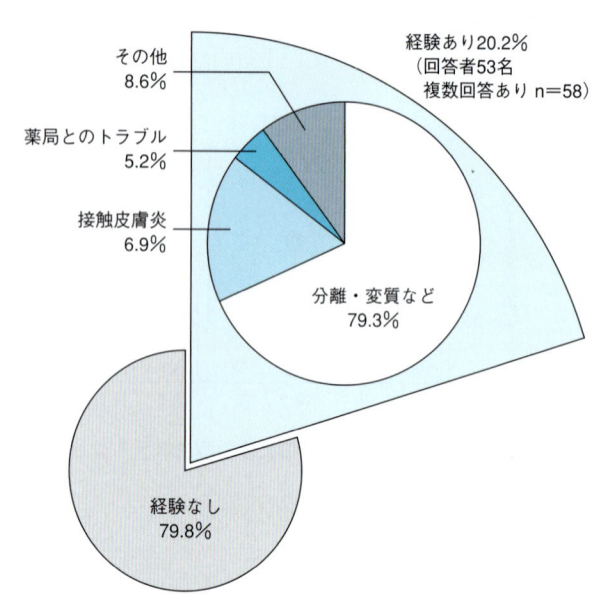

経験あり20.2%
(回答者53名
複数回答あり n=58)

その他 8.6%

薬局とのトラブル 5.2%

接触皮膚炎 6.9%

分離・変質など 79.3%

経験なし 79.8%

図7 皮膚外用剤の混合後に生じた問題の頻度および内訳

剤との混合を行っている医師の占める割合は85%に達している．混合を行う理由としては「コンプライアンスの向上」が最も多く32%を占めている．ついで「ステロイド外用剤の副作用を軽減する目的」，「保湿剤などとの混合による相加・相乗効果の期待」が続いている．

これらステロイド外用剤をはじめとした皮膚外用剤の混合では，主薬濃度の変化だけでなく，基剤による皮膚透過性への影響を無視することはできない．同じアンケート調査[28]では，混合により問題を経験したことがあるとの回答が図7に示すように約20%に認められており，その約8割は分離や変質であり，混合により基剤に問題が生じたことが示唆されている．特に，**油脂性基剤の軟膏に乳剤性のクリームを混合した場合，油脂性基剤中の主薬の皮膚透過性が亢進することが示されている**．これは乳剤性基剤は油脂性基剤に比べ，主薬の透過性が優れていることから，軟膏にクリームを混合すると軟膏中の主薬の透過性が亢進すると考える

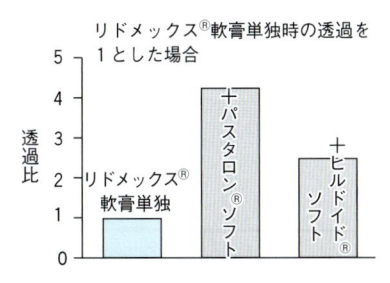

図8 リドメックス®軟膏と保湿剤との混合後の皮膚透過比

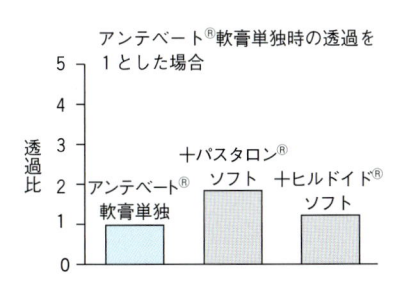

図9 アンテベート®軟膏と保湿剤の混合後の皮膚透過比

と理解しやすい．実際にプレドニゾロン吉草酸エステル酢酸エステルではクリームが軟膏に比べて約6倍皮膚透過性が良い．

リドメックス®軟膏，アンテベート®軟膏単独とそれぞれの軟膏に乳剤性基剤のパスタロン®ソフトあるいはヒルドイド®ソフトを1：1で混合した軟膏剤からのヘアレスマウスの皮膚透過比は[29) 30)] 図8および9に示すように，単独に比べて亢進した．これらの混合後の皮膚透過の亢進の程度は，組合せにより大きく異なり推測は困難である．このようにステロイド外用剤と保湿剤の混合を行う場合，**ステロイド濃度は半分に希釈されても皮膚透過性が亢進し，副作用の発現が増加する場合があることを忘れてはならない．**

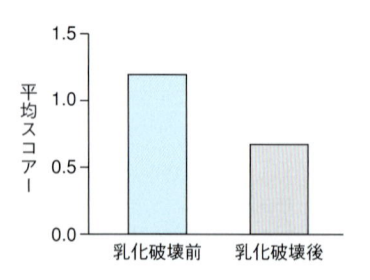

図10 乳化破壊によるヒト血管収縮効果への影響

　また，乳剤性基剤の皮膚透過性は乳化の状態に影響を受け，**混合により乳化が破壊する**と図10に示すように混合後の**透過性が低下**し，ヒトでの**血管収縮効果にも影響**するため，混合後の乳化の安定性に注意するとともに，調製時に不必要な力を加えないようにすることが大切である．

1. ストロンゲスト群

■ **商品名：デルモベート®（クロベタゾールプロピオン酸エステル，1979年販売開始）**

クロベタゾールプロピオン酸エステルは，ベタメタゾン吉草酸エステルにClを導入し，プロピオン酸でエステル化することにより，作用を増強している．**効果・副作用ともにステロイド外用剤のなかで最も強い**．

健常人における血管収縮効果では，フルオロシノロンアセトニドの19倍，ベタメタゾン吉草酸エステルの5倍である．

デルモベート®軟膏を10 g/日単純塗布した場合では，血清コルチゾール値を指標とするとリンデロン®錠（0.5 mg）を1錠内服したのと同じ副腎皮質機能抑制作用があるが，40 gでは2錠内服以下しか相当しない[20]．

海外で先発医薬品と後発医薬品間で血管収縮効果や皮膚透過性で有意な差が認められたとの報告がある．

【剤形・基剤】

先発医薬品のデルモベート®では軟膏，クリームおよびスカルプローションの3つの剤形があり，後発医薬品ではゲルも市販されている（表22）．デルモベート®軟膏は界面活性剤「スルビタンセスキオレイン酸エステル」を含むことから，ワセリン基剤などに比べ，若干の滲出液を吸収することが可能である．

スカルプローションは軟膏やクリームに比べ，【効能・効果】が「主として頭部の皮膚疾患：湿疹，皮膚炎群，乾癬」と少ない．添加物としてイソプロピルアルコールを含むので火気に注意する必要がある．

■ **商品名：ジフラール®，ダイアコート®（ジフロラゾン酢酸エステル，1985年販売開始）**

ジフロラゾン酢酸エステルは，ベタメタゾンジプロピオン酸エステルの6位にさらにフッ素（F）を付加したFを2個もつ構造である．ジフロラゾン酢酸エステル製剤はストロンゲストに分類されているが，**クロベタゾールプロピオン酸エステルよりも有効性は低く，局所および全身性の副作用は弱い**[15]．全身性副作用はベタメタゾン吉草酸エステルとほぼ同等である．副腎皮質機能抑制（血中コルチゾール値，好酸球数の減少など）は20 g/日以上の塗布した症例の一部に認められている．

表22 外用副腎皮質ホルモン剤薬効分類表

薬効	一般名	略号	濃度(%)	主な商品名 先発品	主な商品名 後発品	剤形 軟膏	剤形 クリーム	剤形 液	備考
ストロンゲスト	クロベタゾールプロピオン酸エステル	CP	0.05	デルモベート®	ソルベガ®	○	○	○*	*スカルプローション 後発品:ゲルあり
ストロンゲスト	ジフロラゾン酢酸エステル	DDA	0.05	ジフラール®	カイノチーム®	○	○		
ベリーストロング	ベタメタゾン酪酸エステルプロピオン酸エステル	BBP	0.05	アンテベート®	アンフラベート®	○	○	○	
ベリーストロング	モメタゾンフランカルボン酸エステル	MF	0.1	フルメタ®	マイセラ®	○	○	○	
ベリーストロング	フルオシノニド	FAA	0.05	トプシム®	シマロン®	○	○*	●	*クリームおよびゲル 先発品:スプレーあり
ベリーストロング	ベタメタゾンジプロピオン酸エステル	BDP	0.064	リンデロン®DP	ダイプロセル®	○	○	○*	*先発品:ゾル
ベリーストロング	ジフルプレドナート	DFBA	0.05	マイザー®	トリモホン®	○	○	▲	
ベリーストロング	アムシノニド	AM	0.1	ビスダーム®		●	●		
ベリーストロング	ジフルコルトロン吉草酸エステル	DFV	0.1	ネリゾナ®	アフゾナ®	○	○*	○	*W/O型およびO/W型
ベリーストロング	酪酸プロピオン酸ヒドロコルチゾン	HBP	0.1	パンデル®	イトロン®	○	○		
ストロング	デプロドンプロピオン酸エステル	DPP	0.3	エクラー®	アロミドン®	○	○	●	先発品:プラスターあり
ストロング	デキサメタゾンプロピオン酸エステル	DDP	0.1	メサデルム®	ヒフメタ®	○	○		
ストロング	デキサメタゾン吉草酸エステル	DV	0.12	ザルックス®ボアラ®		●	●		
ストロング	ハルシノニド	HL	0.1	アドコルチン®	サワスチン®	○	○		
ストロング	ベタメタゾン吉草酸エステル	BV	0.12	リンデロン®V	ベクトミラン®	○	○	○	先発品:テープあり
ストロング	ベクロメタゾンプロピオン酸エステル	BMP	0.025	プロパデルム®	イベ®	○	○		
ストロング	フルオシノロンアセトニド	FA	0.025	フルコート®	フルボロン®	○	●	●	先発品:スプレー,テープあり

(次ページに続く)

ミディアム	ヒドロコルチゾン酪酸エステル	HB	0.1	ロコイド®	アポコート®	○	○	
	プレドニゾロン吉草酸エステル酢酸エステル	PVA	0.3	リドメックス®	スピラゾン®	○	○	○
	トリアムシノロンアセトニド	TA	0.1	レダコート®	トリシノロン®	○	○	
	アルクロメタゾンプロピオン酸エステル	ADP	0.1	アルメタ®	タルメア®	○		
	クロベタゾン酪酸エステル	CB	0.05	キンダベート®	ミルドベート®	○	▲	▲
ウィーク	プレドニゾロン	Pr	0.5		プレドニゾロン®	▲	●	

○：先発・後発医薬品とも　●：先発のみ　▲：後発のみ

【剤形・基剤】

軟膏とクリームがある．ジフラール®とダイアコート®の軟膏およびクリームの組成は同一である．

2.ベリーストロング群

■ **商品名：トプシム®**（フルオシノニド，1975年販売開始）

フルオシノロンアセトニドの21位を酢酸でエステル化した構造をもつ．

フルオシノニド製剤は，**ベリーストロング群では最も有効性が高いと考えられており，局所および全身性副作用も強い**[15]．

【剤形・基剤】

軟膏，クリーム，ローション剤およびスプレー剤がある．いずれも【効能・効果】は同じであり，尋常性白斑を含んでいる．**軟膏にはラノリンアルコールを含んでおり，接触皮膚炎を発現することがある**．クリームには，基剤がFAPGゲル（fatty alcoholとpropylenglycolが主体）のトプシム®クリームと，一般的なO/W型乳剤性基剤のEクリームがある．Eクリームは1984年に剤形追加となった．トプシム®スプレーLのみ濃度が0.05％ではなく，0.0143％である．**スプレーLの使用上は同一箇所に3秒以上噴霧しないように注意する**．また，軟膏やクリームと異なり，亀裂やびらん面には使用を避ける必要がある．スプレーLは濃度は低いが，急性湿疹を対象とした二重盲検比較試験では，トプシム®軟膏と同等の効果

が認められている.

海外で先発医薬品と後発医薬品間で血管収縮効果に有意な差が認められたとの報告がある.

■ **商品名：フルメタ®（モメタゾンフランカルボン酸エステル，1993年販売開始）**

モメタゾンフランカルボン酸エステルは，デキサメタゾンの9位のFと21位の水酸基を共にClで置換し，17位をフランカルボン酸でエステル化した構造をもつ.

モメタゾンフランカルボン酸エステル製剤は，**ベリーストロング群ではフルオシノニドについで有効性が高いと考えられている**[15].

健常人を対象とした血管収縮試験では，図11に示すようにモメタゾンフランカルボン酸エステル軟膏およびクリームはベタメタゾン吉草酸エステル軟膏およびクリームに比べて強い作用を示す.抗炎症作用についても同様である.ベリーストロング群の中位以上の各種コルチコステロイドとのマウスの比較試験において，モメタゾンフランカルボン酸エステルは**局所抗炎症作用と局所および全身性副作用との間に乖離が大きい**

$*p < 0.05$

→◆— モメタゾンフランカルボン酸エステル軟膏
-■- モメタゾンフランカルボン酸エステルクリーム
→▲— ベタメタゾン吉草酸エステル軟膏
-×- ベタメタゾン吉草酸エステルクリーム

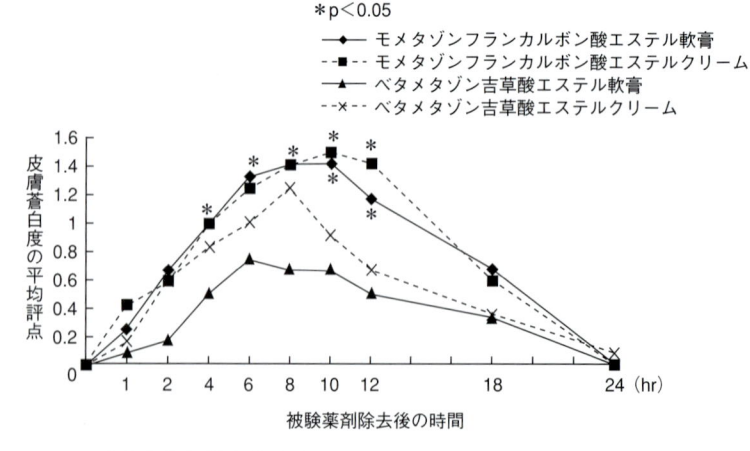

被験薬剤除去後の時間

図11　皮膚血管収縮比較試験

ことが示されている．

【剤形・基剤】

軟膏，クリームおよびローションがある．いずれも【効能・効果】は同じである．フルメタ®軟膏は主薬を炭酸プロピレンで溶解し，基剤中に均等に分散させた**液滴分散法**により調製されており，**混合すべきではない**．アルメタ®軟膏も主薬をプロピレングリコールで溶解して液滴分散型軟膏として調製されている．

■ 商品名：リンデロン®DP（ベタメタゾンジプロピオン酸エステル，1980年販売開始）

ベタメタゾンジプロピオン酸エステルは，ベタメタゾン吉草酸エステルの17位と21位をいずれもプロピオン酸でエステル化した構造をもつ．

ベタメタゾンジプロピオン酸エステル製剤は，**ベリーストロング群ではフルオシノニド製剤，モメタゾンフランカルボン酸エステル製剤についで有効性が高いと考えられている**[15]．ラットに密封療法で24時間塗布した場合の皮膚上の残存率は，角層除去皮膚では9〜13％，正常皮膚で90〜95％である．

健常人を対象とした血管収縮試験では，ベタメタゾン吉草酸エステル軟膏およびクリームに比べて強い作用を示す．抗炎症作用では，ベタメタゾン吉草酸エステルのクロトン油耳介皮膚炎に対する抗炎症効果を100とした場合，ベタメタゾンジプロピオン酸エステルは，図12に示すように1回塗布で165.5，5日間反復塗布で371の効力比を示す．

乾癬患者に長期・大量に使用した場合，乾癬性紅皮症，膿疱性乾癬など

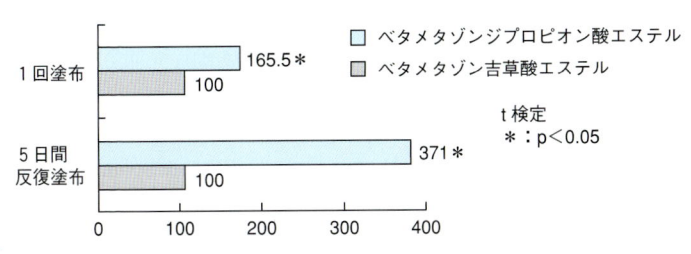

図12 クロトン油耳介皮膚炎抑制作用

がみられた．

【剤形・基剤】

軟膏，クリームおよびゾルがある．ゾルは1987年に剤形追加となっている．いずれも【効能・効果】は同じである．ゾルの主な基剤成分はイソプロパノール，プロピレングリコール，マクロゴール400およびカルボキシビニルポリマーである．リンデロン®DPゾルはクリームと同等の血管収縮効果を示す．

■ **商品名：アンテベート®**（ベタメタゾン酪酸エステルプロピオン酸エステル，1993年販売開始）

ベタメタゾン酪酸エステルプロピオン酸エステルは，ベタメタゾン吉草酸エステルの17位を酪酸，21位をプロピオン酸でエステル化した構造をもつ．

ベタメタゾン酪酸エステルプロピオン酸エステル製剤はステロイド外用剤の軟膏・クリームとしては最後に販売された製剤である．**ベリーストロング群ではベタメタゾンジプロピオン酸エステルについて有効性が高いと考えられている**[15]．

健常人を対象とした血管収縮効果は，ベタメタゾン吉草酸エステルよりも強く，ベタメタゾンジプロピオン酸エステルと同等である．抗炎症効果はクロベタゾールプロピオン酸エステルに劣り，ベタメタゾンジプロピオン酸エステル，ベタメタゾン吉草酸エステルおよびベクロメタゾンプロピオン酸エステルとほぼ同等である．アンテドラッグではないが，抗炎症効果と全身性副作用の乖離はクロベタゾールプロピオン酸，ベタメタゾンジプロピオン酸エステル，ベタメタゾン吉草酸エステルおよびベクロメタゾンプロピオン酸エステルのいずれより大きい．

先発医薬品と後発医薬品間で基剤中に溶解している主薬濃度や皮膚透過性で有意な差が認められたとの報告がある．

【剤形・基剤】

軟膏，クリームおよびローションがある．いずれも【効能・効果】は同じである．アンテベート®ローションはステロイド外用剤では唯一使用前に振る必要がない製品である．

■ **商品名：マイザー®（ジフルプレドナート，1986年販売開始）**

　ジフルプレドナートは，プレドニゾロンにFが2個導入され，17位が酪酸，21位が酢酸でエステル化された構造をもつ．アンテドラッグである．

　ジフルプレドナート製剤は**ベリーストロング群ではベタメタゾン酪酸エステルプロピオン酸エステルについで有効性が高いと考えられている**[15]．

　健常人を対象とした血管収縮試験では，密封療法においてジフルプレドナートクリームはベタメタゾンジプロピオン酸エステルクリームと同等であった．クロトン油耳介皮膚炎抑制効果ではジフルプレドナートはクロベタゾールプロピオン酸エステル，フルオシノニドおよびジフルコルトロン吉草酸エステルと同等である．

【剤形・基剤】

　軟膏およびクリームがある．いずれも【効能・効果】は同じである．後発医薬品では同じ濃度のローション剤がある．

■ **商品名：ネリゾナ®，テクスメテン®（ジフルコルトロン吉草酸エステル，1980年販売開始）**

　ジフルコルトロン吉草酸エステルは，コルチコステロンのC1位と2位の間に二重結合を，6および9位にF，16位にメチル基を導入し，21位を吉草酸でエステル化した構造をもつ．

　ジフルコルトロン吉草酸エステル製剤は**ベリーストロング群ではジフルプレドナートについで有効性が高いと考えられている**[15]．唯一のコルチコステロン誘導体である．

　健常人における血管収縮試験では，ベタメタゾン吉草酸エステル，フルオシノロンアセトニド，トリアムシノロンアセトニド，フルメタゾンピバル酸エステル，酢酸ヒドロコルチゾンおよびデキサメタゾンに比べ強い．クロトン油耳介皮膚炎抑制効果においてもベタメタゾン吉草酸エステルやベクロメタゾンプロピオン酸エステルに比べ有意に強い．

　ヒトにおける健常皮膚および損傷皮膚にユニバーサルクリームを100 mg/16cm^2，4時間塗布した場合，経皮吸収は健常皮膚からは0.2%，損傷皮膚からは0.4%と少ない．

　ジフルコルトロン吉草酸エステル製剤は抗炎症効果と局所および全身性副作用に大きな乖離を示す．特に抗炎症効果と局所性副作用の乖離が大きく，局所性副作用が少ない．テクスメテン®軟膏は19.9円とネリゾナ®

軟膏の35.7円に比べて薬価が安いが，後発医薬品ではなく共同開発したもので，同一組成であるがテクスメテン®の白色ワセリンはより精製されたものを使用している．

【剤形・基剤】

軟膏，ユニバーサルクリーム，クリームおよびソリューションがある．後発医薬品では同じ濃度のローション剤がある．いずれも【効能・効果】は同じである．ネリゾナ®ユニバーサルクリームはW/O型乳剤性基剤で油が連続相の基剤であり，O/W型乳剤性基剤ネリゾナ®クリームと異なる．水分量が30％程度と少ないことから，防腐剤のパラオキシ安息香酸エステルを含んでいないため，**接触皮膚炎が発現しにくい利点がある．**ステロイド外用剤でW/O型乳剤性基剤のクリームがあるのはネリゾナ®・テクスメテン®ユニバーサルクリーム以外ではメサデルム®クリームのみである．ただし，メサデルム®クリームには防腐剤が配合されている．

■ **商品名：ビスダーム®（アムシノニド，1982年販売開始）**

アムシノニドは，トリアムシノロンアセトニド16位，17位のイソプロピリデン基をシクロペンチリンデン基に置換し，21位を酢酸でエステル化した構造をもつ．

アムシノニド製剤は，**ベリーストロング群では酪酸プロピオン酸ヒドロコルチゾン製剤についで有効性が弱いと考えられている**[15]．

健常人における血管収縮効果は，ベタメタゾン吉草酸エステルやトリアムシノロンアセトニドの軟膏やクリームに比べて強い．クロトン油耳介皮膚炎抑制効果においてもアムシノニド軟膏およびクリームは，ベタメタゾン吉草酸エステルより強く，軟膏で2倍，クリームで8倍である．

全身性副作用では，動物実験で胸腺萎縮作用はトリアムシノロンアセトニドより強く，ベタメタゾン吉草酸エステルの1/3程度と弱いことが示されている．乾癬患者においてもアムシノニド軟膏を1日30gを3日間，あるいはクリームを1日20gを7日間密封療法で塗布した場合，一時的な副腎皮質機能抑制作用は認められたが，1日5g5日間の密封療法で塗布した場合はほとんど認められない．

【剤形・基剤】

軟膏およびクリームがある．いずれも【効能・効果】は同じである．

■ 商品名：パンデル®（酪酸プロピオン酸ヒドロコルチゾン，1983年販売開始）

ヒドロコルチゾン酪酸エステルの21位をプロピオン酸でエステル化した構造をもつ．ハロゲンを含まない．

酪酸プロピオン酸ヒドロコルチゾン製剤は，**ベリーストロング群では最も有効性が弱いと考えられている**[15]．

健常人における血管収縮試験およびクロトン油耳介皮膚炎抑制効果はベタメタゾン吉草酸エステルおよびヒドロコルチゾン酪酸エステルより強い．

アンテドラッグであるため，臨床効果と全身性副作用が乖離しており，動物実験での胸腺萎縮作用はベタメタゾン吉草酸エステルおよびヒドロコルチゾン酪酸エステルより弱い．

ステロイド外用剤では【禁忌】に「細菌・真菌・スピロヘータ・ウイルス皮膚感染症及び動物性皮膚疾患（疥癬・けじらみ等）［感染を悪化させるおそれがあるため］」が記載されているが，本剤は【原則禁忌】となっており，必要とする場合には慎重に投与することが可能である．

【剤形・基剤】

軟膏，クリームおよびローションがある．いずれも【効能・効果】は同じである．軟膏にも主薬の安定性や分散性を考慮してクリームやローションに含まれている界面活性剤のポリソルベート60が配合されている．

3.ストロング群

■ 商品名：メサデルム®（デキサメタゾンプロピオン酸エステル，1987年販売開始）

デキサメタゾンプロピオン酸エステルは，ベタメタゾンジプロピオン酸エステルの異性体で16位のメチル基がα位にある構造をもつ．

デキサメタゾンプロピオン酸エステル製剤は**ストロング群では最も強い有効性をもつと考えられている**[15]．

健常人における血管収縮試験ではベタメタゾン吉草酸エステルに比べて優れている．

【剤形・基剤】

軟膏，クリームおよびローションがある．メサデルム®クリームはネリ

ゾナ®・テクスメテン®ユニバーサルクリームと同様にW/O型乳剤性基剤のクリームであり，油脂性軟膏とクリームの中間的な性質をもつ．ただし，防腐剤は含まれている．軟膏にはトプシム®と同様にラノリンアルコールが含まれており，接触皮膚炎に注意を要する．

■ **商品名：ザルックス®，ボアラ®（デキサメタゾン吉草酸エステル，1986年販売開始）**

デキサメタゾン吉草酸エステルは，ベタメタゾン吉草酸エステルの異性体で16位のメチル基が$α$位にある構造をもつ．デキサメタゾン吉草酸エステル製剤は，**ストロング群ではデキサメタゾンプロピオン酸エステルについで有効性が高いと考えられている**[15]．

健常人における血管収縮試験ではベタメタゾン吉草酸エステルと同等であり，炎症抑制作用はベタメタゾン吉草酸エステルより強い．

【剤形・基剤】

軟膏およびクリームがある．いずれも【効能・効果】は同じである．ザルックス®とボアラ®は同一組成である．

■ **商品名：エクラー®（デプロドンプロピオン酸エステル，1992年販売開始）**

デプロドンプロピオン酸エステルは，ヒドロコルチゾン酪酸エステルの21位を水酸基に置換し，17位をプロピオン酸エステル化した構造をもつ．

デプロドンプロピオン酸エステル製剤は，**ストロング群ではデキサメタゾンプロピオン酸エステル，デキサメタゾン吉草酸エステルについで有効性が高いと考えられている**[15]．

健常人における血管収縮試験ではベタメタゾン吉草酸エステルより強く，炎症抑制作用はベタメタゾン吉草酸エステルとほぼ同等である．

【剤形・基剤】

軟膏，クリーム，ローションおよびプラスターがある．軟膏，クリームおよびローションの【効能・効果】は同じであるが，プラスターでは紅斑症や紅皮症および円形脱毛症の適応がなく，肥厚性瘢痕・ケロイド，扁平紅色苔癬，慢性円板状エリテマトーデス，環状肉芽腫の適応がある．プラスターは1 cm^2あたり20 $μg$を含有し，12あるいは24時間ごとに貼り替えて使用する．

■ 商品名：ベトネベート®，リンデロン®V〔ベタメタゾン吉草酸エステル，1965年（ベトネベート®），1966年（リンデロン®V）販売開始〕

　ベタメタゾン吉草酸エステルは，プレドニゾロンの16β位にメチル基を導入し，17位を吉草酸でエステル化した構造をもつ．

　ベタメタゾン吉草酸エステル製剤は，**ストロング群ではデプロドンプロピオン酸エステルについで有効性が高いと考えられている**[15]．

　健常人における血管収縮試験ではフルオシノロンアセトニドに比べて3.6倍強いことが示されている．

　乾癬患者に体表面積の50％にベタメタゾン吉草酸エステル軟膏を20 mg 1日間および25 mg 2日間密封療法で塗布した場合の尿中排泄率はそれぞれ2.0および8.7％であった．

【剤形・基剤】

　軟膏，クリーム，ローションおよびテープがある．テープは大鵬薬品工業株式会社から「トクダーム®テープ」として，3つのサイズで市販されており，いずれも1 cm²あたり6 μgのベタメタゾン吉草酸エステルを含んでいる．軟膏およびクリームの【効能・効果】は同じであるが，ローションとテープは異なるので注意する．テープには軟膏，クリーム，ローションにはない尋常性白斑や肥厚性瘢痕・ケロイドの適応がある．テープは12あるいは24時間ごとに貼り替えて使用する．ベタメタゾン吉草酸エステル2.25 mgを含有するテープを24時間ごとに10日間連続貼付した場合の尿中排泄率は2〜3％である．

■ 商品名：アドコルチン®（ハルシノニド，1982年販売開始）

　ハルシノニドは，トリアムシノロンアセトニドの21位をClで置換し，1位と2位の間を脱二重結合した構造をもつ．

　ハルシノニド製剤は，**ストロング群ではベタメタゾン吉草酸エステルについで有効性が高いと考えられている**[15]．

　ハルシノニドの白血球遊走抑制作用は，ベタメタゾン吉草酸エステル，ヒドロコルチゾン酪酸エステルに比べ，それぞれ4倍および250倍強い．

　ハルシノニド軟膏のクロトン油耳介皮膚炎抑制効果はフルオシノニドと同程度であり，ベタメタゾン吉草酸エステルより強い．全身性副作用の胸腺萎縮作用はフルオシノニドより弱い．

【剤形・基剤】

軟膏およびクリームがある．軟膏およびクリームの【効能・効果】は同じである．軟膏の基剤は白色ワセリンではなく，**ゲル化炭化水素（プラスチベース）**であり，主薬の安定性や分散性を考慮してポリソルベートなどの界面活性剤を含む．

■ **商品名：フルコート®（フルオシノロンアセトニド，1961年クリーム，1966年外用液，1967年軟膏販売開始）**

フルオシノロンアセトニドは，トリアムシノロンアセトニドの6位にさらにFを付加した構造をもつ．

フルオシノロンアセトニド製剤は，**ストロング群ではベクロメタゾンプロピオン酸エステルとともに有効性が弱い群に属すると考えられている**[15]．開発が古く，ベタメタゾン吉草酸エステルなどとの比較試験等のデータがほとんどない．血管収縮指数はトリアムシノロンアセトニドの75に対し，100である．

【剤形・基剤】

軟膏，クリーム，外用液，スプレーおよびテープがある．軟膏，クリーム，外用液およびスプレーは【効能・効果】は同じである．テープは興和創薬株式会社から「フルベアンテープ」として販売されており，1 cm²あたり8 μgのフルオシノロンアセトニドを含んでいる．テープの【効能・効果】は少ないが，軟膏などにはない肥厚性瘢痕・ケロイドの適応をもつ．軟膏は添加物としてラノリンを含むため，接触皮膚炎に注意する．外用液およびスプレーは軟膏やクリームと異なり，亀裂やびらん面には使用を避ける必要がある．

■ **商品名：プロパデルム®（ベクロメタゾンプロピオン酸エステル，1972年販売開始）**

ベクロメタゾンプロピオン酸エステルは，ベタメタゾンの9位のFをClで置換し，17位と21位をいずれもプロピオン酸でエステル化した構造をもつ．

ベクロメタゾンプロピオン酸エステル製剤は，**ストロング群ではフルオシノロンアセトニドとともに有効性が弱い群に属すると考えられている**[15]．

健常人における血管収縮試験ではフルオシノロンアセトニドに比べて5倍強いことが示されている．

【剤形・基剤】

軟膏およびクリームがある．軟膏とクリームの【効能・効果】は同じである．

4.ミディアム群

■ **商品名：リドメックス®**（プレドニゾロン吉草酸エステル酢酸エステル，1982年軟膏・クリーム，1987年ローション販売開始）

プレドニゾロン吉草酸エステル酢酸エステルは，プレドニゾロンの17位を吉草酸，21位を酢酸でエステル化した構造をもつ．ヒドロコルチゾン酪酸エステルと同様にハロゲンを含まない．

プレドニゾロン吉草酸エステル酢酸エステル製剤は，**ミディアム群では最も有効性が高いと考えられている**[15]．

健常人における血管収縮試験ではベタメタゾン吉草酸エステルとほぼ同等の効果を示し，クロトン油耳介皮膚炎抑制効果はベタメタゾン吉草酸エステルおよびヒドロコルチゾン酪酸エステルより優れている．

プレドニゾロン吉草酸エステル酢酸エステル軟膏を乾癬患者に1日10gまたは1日30gを5日間密封療法で塗布した結果，一過性の血漿コルチゾール値の低下が認められたが，末梢血好酸球数および血糖値などには変化を認めていない．

【剤形・基剤】

軟膏，クリームおよびローションがある．いずれも【効能・効果】は同じである．軟膏にもクリームやローションと同様に防腐剤としてパラベン類を含んでおり，接触皮膚炎に注意する必要がある．

■ **商品名：レダコート®，ケナコルト®**（トリアムシノロンアセトニド，1959年軟膏・クリーム販売開始）

トリアムシノロンアセトニドは，トリアムシノロンの16位および17位のケタラール化を検討し，メチル基を2個導入してアセトニドとした構造をもつ．

トリアムシノロンアセトニド製剤は，**ミディアム群ではプレドニゾロン**

吉草酸エステル酢酸エステルについで有効性が高いと考えられている[15].

トリアムシノロンアセトニド製剤は，トリアムシノロンに比べ抗炎症効果・抗アレルギー効果などのコルチコイド活性が強いことが示されている．

【剤形・基剤】

軟膏およびクリームがある．いずれも【効能・効果】は同じである．アドコルチン®軟膏と同様に軟膏基剤は白色ワセリンではなく，**ゲル化炭化水素（プラスチベース）**であり，透明感があるゼリー状を呈している．

■ 商品名：アルメタ®（アルクロメタゾンプロピオン酸エステル，1988年軟膏・クリーム販売開始）

アルクロメタゾンプロピオン酸エステルは，ベタメタゾン吉草酸エステルの9位にFがなく，7位にClを導入し，17位および21位をいずれもプロピオン酸でエステル化した構造をもつ．

アルクロメタゾンプロピオン酸エステル製剤は，**ミディアム群ではトリアムシノロンアセトニドについだ有効性を示すと考えられている**[15].

健常人における血管収縮試験では，アルクロメタゾンプロピオン酸エステル軟膏はヒドロコルチゾン酪酸エステル軟膏に比べて表23に示すように1.25～2.85倍強い蒼白度を示した．

【剤形・基剤】

軟膏のみしかない．フルメタ®軟膏と同様にプロピレングリコールに高濃度で溶解し，基剤中に液滴で分散させて調製しているため，**混合には適さない．**

表23 ヒドロコルチゾン酪酸エステル軟膏の効力を1としたときのアルクロメタゾンプロピオン酸エステル軟膏の効力比

判定基準	塗布方法	効力比
蒼白度（＋）のみを陽性とする	密封法（ODT）	2.08
	単純塗布	1.70
蒼白度（＋）および（±）を陽性とする	密封法（ODT）	2.85
	単純塗布	1.25

■ 商品名：ロコイド®（ヒドロコルチゾン酪酸エステル，1975年軟膏・クリーム販売開始）

ヒドロコルチゾン酪酸エステルは，ヒドロコルチゾンの17位を酪酸でエステル化した構造をもつ．プレドニゾロン吉草酸エステル酢酸エステルやヒドロコルチゾン酢酸エステルと同様にハロゲンを含まない．

ヒドロコルチゾン酪酸エステル製剤は，**ミディアム群ではクロベタゾン酪酸エステルとともに弱い群に属すると考えられている**[15]．

【剤形・基剤】

軟膏およびクリームがある．いずれも【効能・効果】は同じである．軟膏には主薬の安定性や分散性を考慮して界面活性剤のステアリルアルコールを含む．

■ 商品名：キンダベート®（クロベタゾン酪酸エステル，1984年軟膏・クリーム販売開始）

クロベタゾン酪酸エステルは，クロベタゾールプロピオン酸エステルの11位をケトン化し，17位を酪酸でエステル化した構造をもつ．

クロベタゾン酪酸エステル製剤は，**ミディアム群ではヒドロコルチゾン酪酸エステルとともに弱い群に属すると考えられている**[15]．

健常人における血管収縮試験では，クロベタゾン酪酸エステルはフルオシノロンアセトニドの2.6倍の効果を示す．クロベタゾン酪酸エステル軟膏は，クロトン油耳介皮膚炎抑制効果ではヒドロコルチゾン酪酸エステル軟膏と同等の効果を示す．

【剤形・基剤】

先発医薬品としては軟膏のみであるが，後発医薬品にはクリームおよびローションがある．

5.ウィーク群

■ 商品名：ビスオ®クリームA（プレドニゾロン，1965年クリーム販売開始）

プレドニゾロンは，ヒドロコルチゾンの1位と2位の間に二重結合を導入した構造をもつ．

プレドニゾロン製剤はウィーク群に属する唯一のステロイド外用剤である．

【剤形・基剤】

先発医薬品としてはクリームのみであるが，後発医薬品には軟膏がある．

<文　献>

1) Goldman, L. et al.：Cortisone acetate in skin disease. Local effect in the skin from topical application and local injection. Arch. Derm. Syph., 65：177-186, 1952
2) Sulzberger, M. B. & Witten, V. H.：Effect of Topically Applied Compound F in Selected Dermatoses. J. Invest. Dermatol., 19：101-102, 1952
3) アトピー性皮膚疾患治療ガイドライン（平成8年度厚生省長期慢性疾患総合研究事業アレルギー総合研究および平成9-13年度厚生科学研究分担研究「アトピー性皮膚炎治療ガイドラインの作成」），2000
4) 日本皮膚科学会アトピー性皮膚治療ガイドライン2004改訂版．日皮会誌，114：135-142, 2004
5) アトピー性皮膚疾患治療ガイドライン（平成8年度厚生省長期慢性疾患総合研究事業アレルギー総合研究および平成9-13年度厚生科学研究分担研究「アトピー性皮膚炎治療ガイドラインの作成」），2001
6) アトピー性皮膚疾患治療ガイドライン（平成8年度厚生省長期慢性疾患総合研究事業アレルギー総合研究および平成9-13年度厚生科学研究分担研究「アトピー性皮膚炎治療ガイドラインの作成」），2002
7) 日本皮膚科学会アトピー性皮膚炎診療ガイドライン2009改訂版．日皮会誌，119：1515-1534, 2009
8) 「幼少小児によくみられる皮膚疾患」（石橋康正，吉川邦彦／編），p98-116, 医薬ジャーナル社，2006
9) 島　勝彦，他：インドメタシンゲル軟膏の経皮吸収．住友化学工業製剤研究部社内資料，1980
10) 中山秀夫，他：広範囲皮膚炎におけるステロイド外用剤必要量の研究．皮膚科紀要，82：75-88, 1987
11) Finlay, A. Y. et al.：'Fingertip Unit' in Dermatology. Lancet, 11：115, 1989
12) Long, C. C. & Finlay, A. Y.：The finger-tip unit-a new practical measure. Clin. Exp. Dermatol., 16：444-447, 1991
13) 「現場の疑問に答える皮膚病治療薬」（宮地良樹，大谷道輝／編），中外医学社，p14-16, 2008
14) 幸田　弘：ステロイド外用剤の副作用．臨床と研究，71：3156-3159, 1994
15) 原田昭太郎：ステロイド外用剤の有効性・安全性の順位付け．日獨医報，38：44-58, 1993
16) 古江増隆：ステロイド外用剤の副作用．薬局，53：2700-2711, 2002
17) 相馬良直：ステロイド外用剤の副作用．皮膚臨床，48：69-76, 2006
18) 古江増隆，他：実地診療におけるステロイド外用薬の長期投与と副作用．アレルギー・免疫，8：1219-1225, 2001
19) 高木久江，他：長期のステロイド外用により医原性Cushing症候群を生じた尋常性乾癬の一例．皮膚臨床，28：1391-1394, 1986

20) 島雄周平：皮膚科領域のおけるステロイド療法とその問題点－特に副作用を中心として－. 西日本皮膚, 40：5-24, 1978
21) 武田克之, 他：副腎皮質ホルモン外用剤の全身に及ぼす影響－特に副腎機能抑制を中心に－. 医学のあゆみ, 101：817-829, 1977
22) 古江増隆, 他：アトピー性皮膚炎に対するステロイド外用薬の使用状況－多施設調査における解析－. 西日本皮膚, 61：196-203, 1999
23) 佐々木映子, 本田光芳：ステロイド外用剤の問題点. 日獨医報, 38：67-82, 1993
24) アトピー性皮膚炎（斎藤博久/監, 大矢幸弘/編）, p133-139, 診断と治療社, 2007
25) Stoughton, R. B.：Are Generic Formulations Eqivalent to Trade Name Topical Glucocorrticoids？ Arch. Dermatol., 123：1312-1314, 1987
26) Jackson, D. B. et al.：Bioequivalence (bioavailability) of generic topical corticosteroids. Am. Acad. Dermatol., 20：791-796, 1989
27) Tsai, J.：Content and Transdermal Delivery of Clobetasol 17-Propionate from Commercial Creams and Ointments. J. Food and Drug Anal., 10：7-12, 2002
28) 江藤隆史：ステロイド外用剤の使い方－混合の是非. 臨床皮膚科, 55：96-101, 2001
29) 大谷道輝, 他：市販軟膏およびクリーム剤の混合製剤の物理的安定性と配合薬物のin vitroでの皮膚透過性の検討. 病院薬学, 23：11-18, 1997
30) 大谷道輝, 他：市販ステロイド軟膏剤の混合製剤からのステロイド皮膚透過実験におけるヘアレスマウスとミニブタ摘出皮膚の評価. 薬学雑誌, 129：107-112, 2002

memo

4. 吸入ステロイド

長瀬幸恵，朴 知行，永田 真

1. 吸入ステロイドを使うのはどんなときか？

　吸入ステロイドは，その薬剤特性を生かし，呼吸器疾患のなかでも主に気道炎が病態に関連してくる疾患に使用する．すなわちアレルギー疾患である気管支喘息と閉塞性肺疾患（chronic obstructive pulmonary disease：COPD）が相当する．近年では，咳喘息やアトピー性咳嗽のように咳嗽を主な症状とする，アレルギー性気道疾患にも用いられ始めている．

　吸入ステロイド（inhaled corticosteroid：ICS）は，日本をはじめGINA（Global Initiative for Asthma）の喘息治療・管理ガイドラインでも喘息治療の長期管理薬の第1選択薬として位置づけられている．ICSは，アレルギー炎症にかかわるサイトカイン，炎症性メディエーター産生を抑制し，好酸球，マスト細胞，リンパ球がもたらす気道炎症を抑制する．その結果，臨床的には肺機能を改善し，気道過敏性の低下，喘息症状の抑制，発作の頻度と重症度の低下，QOLの改善に貢献する．また，ICSによる早期介入により，気道リモデリングへの進展の抑制と喘息の難治化を防ぐことが期待できると考えられている．

　一方，COPDの治療においては，喘息とは異なりICSよりも気管支拡張薬が第1選択薬と考えられている．しかし重症で急性増悪頻度が比較的多い症例に対し，ICSは急性増悪頻度を減少させQOLの悪化を抑制することが報告されている．日本においては，ICSの適応が認められているのは気管支喘息のみであるが，国際的なCOPD診断管理ガイドラインGOLD[1]や日本呼吸器学会のガイドライン[2]では，重症で増悪頻度が比較的多い患者（ステージ3，4）や，気流制限に対するステロイドの有効性が明らかな患者に吸入ステロイド療法が考慮すべき治療薬として薦められている．

2. ICSの種類と選び方[3〜6]

現在日本で使用可能なICSは、ベクロメタゾンプロピオン酸エステル（beclometasone dipropionate：BDP），フルチカゾンプロピオン酸エステル（fluticasone propionate：FP），ブデソニド（budesonide：BUD），シクレソニド（ciclesonide：CIC）の4成分[*]である．またICSの剤形およびデバイスには，代替フロン（hydrofluoroalkane：HFA）を基剤とした**エアゾール製剤**（加圧式定量噴霧器：pressurized metered dose inhalers；pMDI）と**ドライパウダー製剤**（dry powder inhalers：DPI）および**吸入懸濁液**（ジェット式ネブライザー使用）がある．ネブライザー使用の吸入懸濁液は，その適応が乳幼児に限られているため詳細は割愛する．

ICSに期待される病変局所への抗炎症効果は，ステロイドの下気道への送達の程度，沈着の程度，局所滞留性，グルココルチコイドレセプター（glucocorticoid receptor：GR）への親和性により決定される．下気道への送達性には剤形，デバイスが大きく影響する．より多くの薬剤を下気道に送達，沈着でき，薬剤が局所に長時間滞留し，受容体親和性が高いほど，ICSの局所効果は強力なものとなる．

そこで，薬剤の薬理学的特徴，および剤形・デバイスの特徴について以下に示す．表1にICSの種類と剤形・デバイス，および特徴をまとめた．

3. 薬理学的特徴

1）薬剤粒子径

薬剤粒子径と吸気流速が，吸入剤の気道に沈着する部位を規定する重要な因子となる．粒子径の大きいものから並べると，FP-DPI＞FP-HFA＞BUD-DPI＞BDP-HFA＝CIC-HFAとなる．粒子径が6μm以上であればほとんど口腔内に沈着し，2〜6μmの場合は中枢気道に沈着し，2μm未満の場合は末梢気道から肺胞に到達するとされている．**CICとBDPの粒子は，肺胞まで届く大きさであり，肺内到達率が高いことが特徴である．**同様にFP-DPIとFP-HFAでは同じ成分でも粒子径の違いにより到達部位が異なるため，適用症例にいくつか差があると考えられる．

---

[*]2009年9月にモメタゾンフランカルボン酸エステル（mometasone furoate）薬価収載により，2009年11月現在5成分となっている．表1および 4.剤型・デバイスの特徴2）DPIの脚注も参照．

表1 吸入ステロイドの種類と特徴比較一覧表

剤形	pMDI（加圧式定量噴霧吸入器）			DPI[1]（ドライパウダー吸入器）			
一般名	ベクロメタゾンプロピオン酸エステル（BDP）	シクレソニド（CIC）	フルチカゾンプロピオン酸エステル（FP）			FPとサルメテロールキシナホ酸塩との合剤（SFC）	ブデソニド（BUD）
商品名	BDP-HFA キュバール®エアゾール（図A）	CIC-HFA オルベスコ®インヘラー（図B）	FP-HFA フルタイド®エアゾール（図C）	FP-DPI フルタイド®ロタディスク（図D）	FP-DPI フルタイド®ディスカス（図E）	SFC-DPI アドエア®ディスカス（図F）	BUD-DPI パルミコート®タービュヘイラー（図G）
適応	成人・小児	成人	成人・小児	成人・小児（50・100のみ）	成人・小児（50・100のみ）	成人・小児[2]（100のみ）	成人
添加剤	無水エタノール	無水エタノール	—	乳糖	乳糖	乳糖	—
平均粒子径（μm）	1.1	0.9	2.8	5.2		5μm以下が90％以上	2.6
到達部位	肺胞まで	肺胞まで	細気管支まで	中気管支まで			細気管支まで
吸入に必要な吸入速度				60L／分	30L／分	30L／分	60L／分
肺内到達率（％）	40	52	29	11～17			32
GR親和性[3]	13.5*	12#	18				9.4
脂溶性	高（BMP）	極高	高				低
生物学的利用率	15	<1	<1				11
初回通過効果	中	高	極高				高

注）HFA：hydrofluoroalkane 代替フロン
　かつてpMDI製剤の吸入媒体はフロン（chlorofluorocarbon：CFC）であったが、現在CFC製剤は発売されていない。しかし、DPI製剤との区別を意識する際には薬剤の記号の後にHFAを付けるのが通常である。
1）モメタゾンフランカルボン酸エステル（アズマネックス®ツイストヘラー100μg 60吸入）が2009年9月に薬価収載されている。肺への送達率約40％、吸入時の平均粒子径が2μm、GR親和性は29（デキサメタゾンを1とした場合）となるDPI製剤である。
2）アドエア®は、小児に対しても適応があるp-MDI製剤のアドエア®50エアゾール120吸入用（1回噴霧中サルメテロール25μg、FP 50μg含有）が2009年4月に販売開始されている。
3）デキサメタゾンを1とした相対的結合親和性
　＊BDPの活性代謝物であるbeclomethasone17-monophosphate（BMP）で測定
　＃CICの活性代謝物であるdesisobutyryl-ciclesonide（des-CIC）で測定
文献4，5，6，9より引用

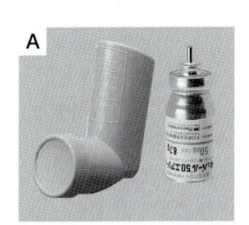

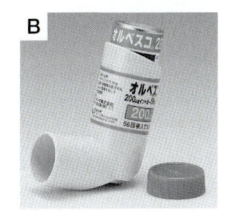

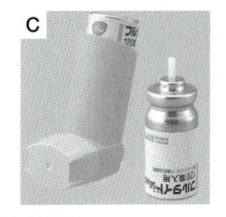

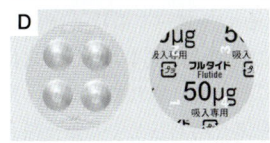

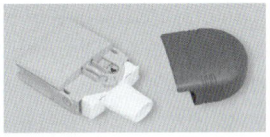

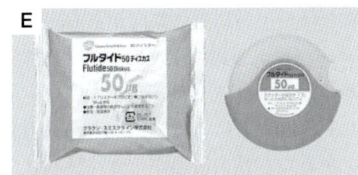

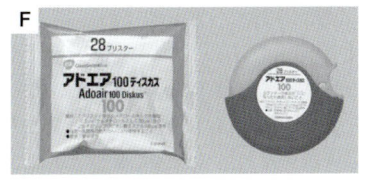

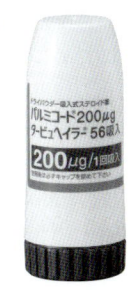

図 ICSの種々のデバイス

2) 局所滞留性

　肺内滞留性の程度が強いと局所の抗炎症作用時間は持続する．BUDとCICは，気道局所において脂肪酸とエステル結合して細胞内に脂肪酸抱合体として貯蔵され，組織中ステロイド濃度が減少すると貯蔵されたステロイドが動員されるため，長時間にわたり組織中ステロイド濃度が維持されると考えられる．臨床的には，BUDは，1日1回投与でも1日2回と同様の臨床効果を示し[7]，CICは，1日1回投与が標準的な投与方法となっている[8]．

3) GRへの親和性*

　4成分のGR親和性の強さは，FP＞BMP（BDPの活性体）＞des-CIC（CICの活性体）＞BUDである．

＊モメタゾンフランカルボン酸エステルのGR親和性は，現在市販されているICS薬剤のなかで最高値を示す（表1脚注参照）．

4. 剤形・デバイスの特徴

1）pMDI

pMDIは1回噴霧させるごとに，一定量の薬液微粒子を噴霧させる器具であり，溶解製剤（エタノールを可溶化剤として添加し薬剤が完全溶解し充填されている）と，懸濁製剤（HFAに浮遊層として薬剤が充填されている）の2種類がある．噴霧されるエアゾールの粒子径は『溶解製剤＜懸濁製剤』となる（表1）．pMDIの肺内到達率はDPIと比較すると高く，咽頭への刺激は少なく，小型で携帯性に優れているが，残量が確認しにくい．またエアゾール噴霧に吸気を同調させるという吸入手技に技術を要し，小児や高齢者などは使用しにくい傾向がある．より効率的に吸入するためにはスペーサー（吸入補助器具）の使用が勧められる．スペーサーの使用は，同調動作が不要，6μm以上の大きな粒子は除去され吸入効率が高くなること，噴射ガスによる気道への直接刺激を軽減することができるなどの利点がある．吸入流速が十分に得られない症例ではpMDI（＋スペーサー）の使用が勧められる．

2）DPI

DPIは乾燥粉末を，能動的吸気により発生するエアゾールとして吸入する製剤である．同調を要するpMDIよりも簡便，残存量がわかりやすいなどの利点がある．しかし吸入操作が患者の吸気に依存（30L/分程度の吸気速度が必要）するので，吸入流速が十分でない小児，高齢者などに使用する場合は注意が必要である．また，pMDIと比較して，口腔内残存率が高い傾向にあり，吸気流速が低下している患者では，より中枢側に粒子が沈着しやすくなると考えられるので，**上気道の局所的な副作用が出ないように，うがいを励行するように指導する．**

現在ディスクヘラー，ディスカス，タービュヘイラーが吸入器具として使用されている*．ディスクヘラー，ディスカスには乳糖が添加されていて，吸入後に乳糖による甘みを感じ，吸入感覚が得られやすい．タービュヘイラーは乳糖が添加されておらず薬剤粒子が細かく少ないため，咳の誘発や咽頭痛が少ないが，吸入感覚が得られにくい．

---

*2009年9月薬価収載されたアズマネックス®ツイストヘラー100μg60吸入は，モメタゾンフランカルボン酸エステル（mometasone furoate）を主成分とするDPI製剤である．デバイスにはツイストヘラーが採用されている．ツイストヘラーはキャップ開閉操作のみで1回吸入量が装填され，吸入時操作が簡便である．また残量不足状態での誤使用を防ぐため既定回数吸入後に操作不能となるロックアウト機構が装備されている．

ICSは，基本的に薬剤の薬理学的特性や肺内沈着率，患者の呼吸機能を考慮し，製品として評価を加え選択することが重要と思われる．さらに患者の年齢，理解力，実行能力，好みや実際の使用感も重要な要素となる．個々の患者の状況を理解し，確実に継続できる薬剤を選択することが肝要である．

5. 吸入ステロイドの使い方

気管支喘息に対する投与法を示す（表2）．「喘息予防・管理ガイドライン2006（JGL2006）」[9]では，喘息の重症度を症状および呼吸機能により4段階に分類し，それに対応した段階的薬物療法を推奨している．成人喘息における各吸入ステロイドのステップ別の推奨量は表3の通りである．ICS単独で喘息の症状管理が不十分な場合には，長期管理においてはICSをガイドラインで推奨された用量で用い，他の薬剤（長時間作用型β₂刺激薬，徐放性テオフィリン製剤，ロイコトリエン拮抗薬など）と併

表2 喘息の長期管理における重症度に対応した段階的薬物療法（成人）

重症度[1]		ステップ1 軽症間欠型	ステップ2 軽症持続型	ステップ3 中等症持続型	ステップ4 重症持続型
喘息症状の特徴	頻度	週1回未満	週1回以上だが毎日ではない	毎日	毎日
	強度	症状は軽度で短い	月1回以上日常生活や睡眠が妨げられる	週1回以上日常生活や睡眠が妨げられる	日常生活に制限
				短時間作用性吸入β₂刺激薬頓用がほとんど毎日必要	治療下でもしばしば増悪
	夜間症状	月に2回未満	月2回以上	週1回以上	しばしば
PEF $FEV_{1.0}$ [2]	$\%FEV_{1.0}$ %PEF	80％以上	80％以上	60％以上80％未満	60％未満
	変動	20％未満	20〜30％	30％を超える	30％を超える

1）いずれか1つが認められればそのステップと判断する．
2）症状からの判断は重症例や長期罹患例で重症度を過小評価する場合がある．呼吸機能は気道狭窄の程度を客観的に示し，その変動は気道過敏性と関連する．
$\%FEV_{1.0}=(FEV_{1.0}$測定値$/FEV_{1.0}$予測値$)\times 100$, $\%PEF=(PEF$測定値$/PEF$予測値または自己最良値$)\times 100$

（次ページに続く）

表2 喘息の長期管理における重症度に対応した段階的薬物療法（成人）（つづき）

	ステップ1	ステップ2	ステップ3	ステップ4
長期管理薬 ●：連用 ○：考慮	○喘息症状がやや多いとき（例えば月に1～2回）、血中・喀痰中に好酸球増加のあるときは下記のいずれか1剤の投与を考慮 ・吸入ステロイド（低用量） ・テオフィリン徐放製剤 ・ロイコトリエン受容体拮抗薬 ・DSCG ・抗アレルギー薬[2]	●吸入ステロイド（低用量）連用 ●上記で不十分な場合は、下記のいずれか1剤を併用[3] ・テオフィリン徐放製剤 ・ロイコトリエン受容体拮抗薬 ・長時間作用性β₂刺激薬（吸入/貼付/経口） ●合剤の使用可 ○DSCGや抗アレルギー薬の併用可	●吸入ステロイド（中用量）連用 ●合剤の使用可 ●下記のいずれか1剤、あるいは複数を併用[3] ・テオフィリン徐放製剤 ・ロイコトリエン受容体拮抗薬 ・長時間作用性β₂刺激薬（吸入/貼付/経口） ○Th2サイトカイン阻害薬の併用可	●吸入ステロイド（高用量）連用 ●合剤の使用可 ●下記の複数を併用[3] ・テオフィリン徐放製剤 ・ロイコトリエン受容体拮抗薬 ・長時間作用性β₂刺激薬（吸入/貼付/経口） ○Th2サイトカイン阻害薬の併用可 ●上記のすべてでも管理不良の場合 ・経口ステロイドの追加[4]
発作時	短時間作用性吸入β₂刺激薬[1]	短時間作用性吸入β₂刺激薬[1]	短時間作用性吸入β₂刺激薬[1]	短時間作用性吸入β₂刺激薬[1]

1）発作時には短時間作用性吸入β₂刺激薬を頓用するが、感冒などの特殊な増悪因子がない普段は短時間作用性吸入β₂刺激薬の頓用が不必要な状態になるように長期管理を行う．発作時でも短時間作用性吸入β₂刺激薬を3～4回/日必要になることが週に3日以上ある場合は、長期管理をステップアップする．

2）抗アレルギー薬：本表では、メディエーター遊離抑制薬、ヒスタミンH₁拮抗薬、トロンボキサンA₂阻害薬、Th2サイトカイン阻害薬を指す．

3）記載順は選択順を示すものではなく、各症例に基づいて、担当医が決定する．
長時間作用性β₂刺激薬を併用する場合は吸入ステロイドとの合剤を使用することができる．
合剤：吸入ステロイドと長時間作用性β₂刺激薬との合剤を指す．

4）経口ステロイドは、まず間欠投与から開始する．
＊ステップアップをする場合は、各ステップにおける薬剤アドヒアランスが十分であることを確認した後に行う．
＊＊合剤を使用する場合は、長時間作用性β₂刺激薬の併用は不可とする．

> ステップアップ：現行の治療でコントロールできないときは次のステップに進む．
> ステップダウン：治療の目標が達成されたら、少なくとも3カ月以上の安定を確認してから治療内容を減らしてもよい．以後もコントロール維持に必要な治療は続ける．

文献9より引用

用することが最良と考えられる．咳喘息では、早期からの導入により典型的喘息への移行を防止する可能性があり、ICSは第1選択薬といえる．FP 200～400μg/日、BUD 400～800μg/日、BDP-HFA 200～400μg/日を治

表3 吸入ステロイドのステップ別推奨量

薬剤名	ステップ1 (最低用量)	ステップ2 (低用量)	ステップ3 (中用量)	ステップ4 (高用量)
BDP-HFA	100 μg	100〜200 μg／日	200〜400 μg／日	400〜800 μg／日
FP-HFA	100 μg	100〜200 μg／日	200〜400 μg／日	400〜800 μg／日
CIC-HFA*	100 μg	100〜200 μg／日	200〜400 μg／日	400〜800 μg／日
FP-DPI	100 μg	100〜200 μg／日	200〜400 μg／日	400〜800 μg／日
BUD-DPI	200 μg	200〜400 μg／日	400〜800 μg／日	800〜1,600 μg／日

上記推奨量は，各吸入ステロイドの抗喘息効果の力価を示すものではなく，各吸入ステロイドの保険で承認されている最高用量をステップ4の最高用量とし，その半分をステップ3の最高用量，さらにその半分をステップ2の最高用量として示したものである．したがって担当医は各患者にもっとも有効で，かつ安全な薬剤を選択する必要がある．
*2007年6月発売であり，ガイドラインには記載されていない
文献9より改変

療の目安とする．アトピー性咳嗽では，ヒスタミンH_1受容体拮抗薬の無効な重症の症例に使用する[11]．小児については表4〜6を参照してほしい．

6. 相互作用

添付文書記載から注意する点としては，ステロイドは主として肝代謝酵素CYP3A4で代謝されるため，CYP3A4阻害作用を有する薬剤（イトラコナゾール・リトナビルなど）とは，併用注意となっている．併用により副腎皮質ステロイドを全身投与した場合と同様の症状があらわれる可能性がある．

7. 副作用[12]

ICSの副作用では最も頻度の高いものとして，局所的な副作用である口腔カンジダ症，嗄声，咽頭不快感，咳嗽が挙げられる．嗄声，咽頭不快感は剤形やデバイスを変更することで改善が期待できる．局所副作用は，吸入後のうがいの励行（うがいが困難な場合は口腔内をすすぐ）などにより予防が可能である．適切な吸入方法やこれらの対策にもかかわらず口腔カンジダ症を併発した場合は局所抗真菌薬で対応する．

全身的な副作用としては，視床下部—下垂体—副腎系（hypothalamic-pituitary-adrenal axis：HPA）機能，骨代謝への影響，小児での成長への影響が懸念される．HPA機能に対する影響では，FPはBDP，BUDに

表4 乳児喘息の長期管理に関する薬物療法

	ステップ1 間欠型	ステップ2 軽症持続型	ステップ3 中等症持続型[*8]	ステップ4 重症持続型[*8]
基本治療	なし（発作の程度に応じた急性発作時治療を行う）	抗アレルギー薬[*1]	吸入ステロイド[*4][*5] （100μg/日）	吸入ステロイド[*4][*5] （150～200μg/日） 以下の1つまたは両者の併用 ・ロイコトリエン受容体拮抗薬 ・DSCG吸入[*3]（2～4回/日）
追加治療	抗アレルギー薬[*1]	DSCG吸入[*2][*3] 吸入ステロイド[*4][*5] （50μg/日）	以下の1つまたは複数の併用 ・ロイコトリエン受容体拮抗薬 ・DSCG吸入[*3]（2～4回/日） ・$β_2$刺激薬（就寝前貼付あるいは経口2回/日）[*6] ・テオフィリン徐放製剤（考慮）[*7] （血中濃度5～10μg/mL）	$β_2$刺激薬（就寝前貼付あるいは経口2回/日）[*6] テオフィリン徐放製剤（考慮）[*7] （血中濃度5～10μg/mL）

［注意事項］
[*1] 経口抗アレルギー薬：ロイコトリエン受容体拮抗薬，ヒスタミンH_1拮抗薬，Th2サイトカイン阻害薬，化学伝達物質遊離抑制薬，吸入抗アレルギー薬：DSCG吸入液．
[*2] 経口抗アレルギー薬を使用している場合．
[*3] 吸入液をネブライザーで吸入する．必要に応じて少量（0.05～0.1mL）の$β_2$刺激薬と一緒に吸入する．
 $β_2$刺激薬は発作がコントロールされたら中止するのを基本とする．
[*4] BDP-pMDI，FP-pMDIはマスク付き吸入補助具を用いて吸入する．推奨量はBDP，FP換算．
[*5] ブデソニド吸入懸濁液は250μg×2/日または500μg/日を基準量として適宜増減する．ステップ別の推奨量は未定である．
[*6] $β_2$刺激薬（貼付・経口）は症状がコントロールされたら中止するのを基本とする．
[*7] 6カ月未満の児は原則として対象とならない．適用を慎重にし，けいれん性疾患のある児には原則として推奨されない．発熱時には，一時減量あるいは中止するかどうか，あらかじめ指導しておくことが望ましい．
[*8] ステップ3以上の治療は小児アレルギー専門医の指導・管理のもとで行うことが望ましい．ステップ4の治療で喘息のコントロールが不十分な患者の治療は原則として専門医が行う．
文献10より引用

比較し用量依存的に副腎機能抑制を示す[13]．また他のメタアナリシスでは，高用量でのFPはBUDやBDPに比較し，血漿中コルチゾール値への影響が少なかった[14]．したがって，低～中等量の使用であれば臨床的に問題となるHPA機能抑制は生じにくいと考えられる．骨代謝への影響では，平均使用年数6年，平均使用量876μg/日で腰椎と大腿骨の骨密度がICS総使用量と負の相関をするという報告がある[15]．ICSは長期間使用することを考慮し，適切な投与量にするように注意を払う．小児の成長に対する影響は，低用量では長期間使用しても臨床的に問題とならない[16]～[18]．

表5 小児喘息の長期管理に関する薬物療法プラン（幼児2〜5歳）

		ステップ1 間欠型	ステップ2 軽症持続型	ステップ3 中等症持続型	ステップ4 重症持続型
基本治療		発作に応じた薬物療法	抗アレルギー薬[*1][*6] あるいは吸入ステロイド（考慮）[*2][*3] （50〜100μg/日）	吸入ステロイド[*2][*3] （100〜150μg/日）	吸入ステロイド[*2][*3] （150〜300μg/日） 以下の1つまたは複数の併用 ・ロイコトリエン受容体拮抗薬 ・DSCG[*6][*7] ・テオフィリン徐放製剤[*4] ・貼付β_2刺激薬 ・長時間作用性吸入β_2刺激薬[*8]
追加治療		抗アレルギー薬[*1]	テオフィリン徐放製剤[*4]	以下の1つまたは複数の併用 ・ロイコトリエン受容体拮抗薬 ・DSCG[*6][*7] ・テオフィリン徐放製剤[*4] ・β_2刺激薬（就寝前貼付あるいは経口2回/日）[*7] ・長時間作用性吸入β_2刺激薬[*8]	・経口ステロイド[*5]

[*1] 抗アレルギー薬：化学伝達物質遊離抑制薬，ヒスタミンH_1拮抗薬，ロイコトリエン受容体拮抗薬，Th2サイトカイン阻害薬に分けられる．DSCGと経口抗アレルギー薬を含む．
[*2] 吸入ステロイド：力価はFP（プロピオン酸フルチカゾン）あるいはBDP（プロピオン酸ベクロメタゾン）換算とする．
[*3] ブデソニド吸入懸濁液は250μg×2/日または500μg/日を基準量として適宜増減する．ステップ別の推奨量は未定である．
[*4] テオフィリン徐放製剤の使用にあたっては，特に発熱時には血中濃度上昇に伴う副作用に注意する．
[*5] ステップ4の治療で症状のコントロールができないものについては，専門医の管理のもとで経口ステロイドの投与を含めた治療を行う．
[*6] DSCG吸入液をネブライザーで吸入する場合，必要に応じて少量（0.05〜0.1mL）のβ_2刺激薬と一緒に吸入する．
[*7] β_2刺激薬は発作がコントロールされたら中止するのを基本とする．
[*8] DPIが吸入できる児．
文献10より引用

　　吸収された活性代謝物は全身循環に入り，主に肝臓でCYP3A4により代謝される．表1に示すように，初回通過効果が高く，生物学的利用率が低い薬剤は全身性副作用の発現率は低いと考えられる．ICSはJGL2006で定められた用量であれば，重篤な副作用は認められず，臨床的に安全に使用できる．しかし，ガイドラインで定められた用量以上のICSを長期投与した場合には副腎皮質機能低下をはじめとした副作用の報告があるため，長期高用量を投与する場合には十分な経過観察が必要である．

表6 小児喘息の長期管理に関する薬物療法プラン(年長児6〜15歳)

		ステップ1 間欠型	ステップ2 軽症持続型	ステップ3 中等症持続型	ステップ4 重症持続型
基本治療		発作に応じた薬物療法	吸入ステロイド[*2] (100μg/日) あるいは抗アレルギー薬[*1]	吸入ステロイド[*2] (100〜200μg/日)	吸入ステロイド[*2][*3] (200〜400μg/日)以下の1つまたは複数の併用 ・ロイコトリエン受容体拮抗薬 ・テオフィリン徐放製剤 ・長時間作用性吸入β_2刺激薬 ・DSCG ・貼付β_2刺激薬
追加治療		抗アレルギー薬[*1]	テオフィリン徐放製剤	以下の1つまたは複数の併用 ・ロイコトリエン受容体拮抗薬 ・テオフィリン徐放製剤 ・長時間作用性吸入β_2刺激薬 ・DSCG ・貼付β_2刺激薬	経口ステロイド[*3] (短期間・間欠考慮) 長期入院療法(考慮)

[*1] 抗アレルギー薬:化学伝達物質遊離抑制薬,ヒスタミンH_1拮抗薬,ロイコトリエン受容体拮抗薬,Th2サイトカイン阻害薬に分けられる.DSCGと経口抗アレルギー薬を含む.
[*2] 吸入ステロイド:力価はFP(プロピオン酸フルチカゾン)あるいはBDP(プロピオン酸ベクロメタゾン)換算とする.
[*3] ステップ4の治療で症状のコントロールができないものについては,専門医の管理のもとで経口ステロイドの投与を含む治療を行う.
文献10より引用

8. 注意点

ICSは,発作治療薬ではなく予防薬であり,定期的な吸入が必要である.吸入薬は決められた吸入方法が遵守されないと,期待された効果が発揮されないため,吸入指導が重要である.

9. 禁忌

1) 禁忌
・有効な抗菌薬の存在しない感染症,深在性真菌症の患者
・本剤の成分に対して過敏症の既往歴のある患者

2) 原則禁忌
・FP,CIC:結核性疾患の患者
・BUD:結核性疾患,呼吸器感染症のある患者
・BDP:結核性疾患,呼吸器感染症の患者,高血圧の患者

1. フルチカゾンプロピオン酸エステル（FP）

■ 商品名：フルタイド®（50・100エアゾール，50・100・200ディスカス，50・100・200ロタディスク）[5)][6)][19)][20)]

　FPはICSのなかで最もGRへの親和性が高く，肺内滞留時間が長く，局所での抗炎症効果がほかのICSよりも強い．しかし血中半減期が長いことから体内に吸収された後に長く残存するため，高用量で長期間使用する場合には，視床下部—下垂体—副腎系に対する副作用に十分注意する必要がある[13)]．FP製剤はpMDI（フルタイド®エアゾール）とDPI（フルタイド®ロタディスク；4ブリスターごとにロタディスクを交換）とディスカス（フルタイド®ディスカス；60吸入の連続使用が可能）の3製剤の使用が可能である．DPIは操作が簡便である利点があるが，**粒子径が大きいことから末梢気道病変に対しては，効果が少ないと予想される**．FP-DPIに比較してFP-HFAは，粒子径が小さく肺内到達率が高いことから，FP-HFAの方が，より末梢気道病変に対して効果を得られやすい．総じて一般成人の治療導入には適していると考えられる．

【適　応】気管支喘息

【用法および用量】

　成人；1回100μg，1日2回吸入，適宜増減
　　　　1日最大投与量800μg

　小児*；1回50μg，1日2回吸入，適宜増減
　　　　1日最大投与量200μg

　*小児に対し適応があるのは，各製剤50・100μgの規格のみ

【禁　忌】p154参照

【相互作用】

　添付文書に記載されている併用注意；CYP3A4阻害作用を有する薬剤（リトナビルなど）⇒副腎皮質ステロイドを全身投与した場合と同様の症状があらわれる可能性がある．

■ 特徴と他薬との違い

- 抗炎症効果が最も強力．
- pMDIとDPIの2種類の剤形，および50，100，200μgの規格があるため，患者の年齢，重症度に応じたフレキシブルな処方が可能である．

- フルタイド®エアゾールにはアルコール臭気はない．
- フルタイド®ロタディスクは吸入器の中に残ったドライパウダーの量が目視できるので，患者がきちんと吸入できているか否かを容易に知ることができる．
- 小児に対する適応あり（50・100μg製剤）．
- ディスカスにはカウンターがあること，ディスクヘラーは薬剤を装着するので，残薬の確認が容易である．

■ 推奨される症例

- 成人に対する最初の処方薬として（ディスクヘラー，ディスカス）．
- 呼吸機能の低下した人，高齢者，小児（エアゾール）．
- 吸入した実感を好む人（ディスクヘラー，ディスカス）．
- pMDI使用に際し，アルコール臭気を嫌う人（エアゾール）．

■ 使用の際の留意点や注意点

- 吸入後に，うがいを実施するよう患者を指導すること（口腔内カンジダ症または嗄声の予防のため）．ただし，うがいが困難な患者には，うがいではなく，口腔内をすすぐよう指導すること．
- フルタイド®エアゾールは，HFAの浮遊層にFPが充填されている懸濁製剤のため，使用前に用時振とうする必要がある．

■ 特徴的な副作用

添付文書に記載されている重大な副作用；アナフィラキシー様症状（呼吸困難，全身潮紅，血管浮腫，蕁麻疹など），不快感，口内異常感，喘鳴，眩暈，耳鳴，発汗，蕁麻疹などの前駆症状がみられた場合には投与を中止し適切な処置を行うこと．

■ **商品名**：アドエア®100・250・500ディスカス〔FPとサルメテロールキシナホ酸塩：SLM（50μg）との合剤：SLM/FP combination：SFC〕[21)～23) 25)]

FPと長時間作動型β_2刺激薬SLMの2成分を含有するDPI製剤である*．SLM50μgの固定用量に対して，FPを100，250，500μgをそれぞれ配合した3用量の製剤がある．相乗作用のあるFP，SLMの2剤が気管支の同一部位に分布するため，2剤を別々に吸入するよりも効果が高いとの報告がある[24)]．ICSは効果発現まで一般に1週間程度かかるが，本剤はSLMを配合しているため効果発現が早く，その効果を実感しやすいという特徴がある．1回の吸入手技で2つの薬剤が吸入できる本剤は，その利便性から服薬コンプライアンスの改善が期待できる．

【**適 応**】

気管支喘息（吸入ステロイドおよび長時間作動型吸入β_2刺激薬の併用が必要な場合）

【**用法および用量**】

成人；100ディスカス1吸入（SLMとして50μgおよびFPとして100μg），1日2回吸入．
症状に応じて250ディスカス1吸入（SLMとして50μgおよびFPとして250μg）または500ディスカス1吸入（SLMとして50μgおよびFPとして500μg）を1日2回吸入．
小児；100ディスカス1吸入（SLMとして50μgおよびFPとして100μg）を1日2回吸入．

【**禁 忌**】p154参照

【**相互作用**】

添付文書に記載されている併用注意；CYP3A4阻害作用を有する薬剤（リトナビルなど）⇒副腎皮質ステロイドを全身投与した場合と同様の症状があらわれる可能性がある．さらに，SLMの全身曝露量が増加し，QT延長を起こす可能性がある．

■ 特徴と他薬との違い

● 長時間作動型β_2刺激薬とステロイドの配合剤である．

---

*2009年4月にp-MDI製剤であるアドエア® 50エアゾール120吸入用（1回噴霧中SLM25μg，FP50μg含有）が販売開始された．本製剤は，成人および小児に対しての適応がある．吸入器にはカウンターがついており，残数が確認可能である．

- 費用対効果やアドヒアランス・治療継続性に優れている[23].
- 小児に対する適応（100製剤）

■ 推奨される症例

- 長時間作動型β_2刺激薬とステロイドの併用が必要な症例.
- その他FP-DPIに準ずる.

■ 使用の際の留意点や注意点

- 急性の発作に対しては使用しないこと.
- 1日2回を超えて投与しないよう注意を与えること（過度の使用により不整脈，心停止などの重篤な副作用が発現する危険性がある．SLMの気管支拡張作用は通常12時間持続するので，その間は次の投与を行わないこと）.
- 吸入後のうがい励行指導（「FP」の項参照）.

■ 特徴的な副作用

添付文書に記載されている重大な副作用；

- アナフィラキシー様症状（呼吸困難，全身潮紅，血管浮腫，蕁麻疹など），不快感，口内異常感，喘鳴，眩暈，耳鳴，発汗，蕁麻疹などの前駆症状がみられた場合には投与を中止し適切な処置を行うこと.
- 重篤な血清K値の低下

　キサンチン誘導体，ステロイドおよび利尿薬の併用により増強することがあるので，重症喘息患者では特に注意すること．さらに，低酸素血症は血清K値の低下が心リズムに及ぼす作用を増強することがある．このような場合には血清K値をモニターすることが望ましい.

2.ベクロメタゾンプロピオン酸エステル（BDP）

■ 商品名：キュバール®50・100エアゾール[6) 19) 26)]

　BDPは肺組織で活性本体のbeclomethazone 17-monopropionate（17-BMP）となり抗炎症作用を発揮する薬剤である．キュバール®は，pMDIの溶解製剤であり，**粒子径が非常に小さく，末梢気道への到達が良好で，**

他剤に比較して著しく高い肺内到達率が得られる（このことから従来のBDP-CFC（memo参照）の2倍の抗炎症作用が期待できるとされている）．このため末梢気道の障害が強い患者や，呼吸機能が著しく低下した患者に積極的に適応があると考えられている．

【適　応】 気管支喘息

【用法および用量】

　成人；1回100μg，1日2回噴霧吸入，適宜増減．1日最大投与量800μg．
　小児；1回50μg，1日2回噴霧吸入，適宜増減．1日最大投与量200μg．

【禁　忌】 p154参照

【相互作用】 特になし

■ 特徴と他薬との違い

- 末梢気道への到達率が高い．
- 基本的にはスペーサー不要．
- 吸入流速が低い患者でも使用可能．
- アルコール含有のため，アルコール不耐症患者は要注意．
- 小児への適応あり．

■ 推奨される症例 [6], [19]

- 末梢優位の気道炎症による他剤無効例．
- 呼吸機能が低下した人，高齢者，小児．
- 吸入した実感を好む人．
- 咽頭刺激感を嫌う人．

■ 使用の際の留意点や注意点

- 吸入後のうがい励行指導（「FP」の項参照）．
- 薬剤噴霧操作と吸気の同調が困難な患者にはスペーサーを使用する．

［CFC製剤からHFA製剤へ］　memo

BDPは世界的に最も古くから使用されているICSである．かつてのフロン（chlorofluorocarbon：CFC）製剤が廃止され，現在は代替フロン（hydrofluoroalcane：HFA）製剤のみが発売されている．2000年頃までの文献ではICSの投与量がBDP-CFC換算で示されていることが多いが，その量はBDP-HFAではおおむね半量に相当する（BDP-CFC 800 mg≒BDP-HFA 400 mg）ので注意が必要である．

3. ブデソニド（BUD） [5) 6) 19) 27)]

■商品名：パルミコート® 100μgタービュヘイラー112吸入

　　　　　パルミコート® 200μgタービュヘイラー56吸入・112吸入

　　　　　パルミコート®液（0.25 mg/2 mL，0.5 mg/2 mL）

　　　　　（ブデソニド吸入用懸濁液；budesonide inhalation suspension：BIS）

　BUD分子は，気道上皮細胞内において遊離脂肪酸とエステル結合して長く滞留し，細胞内での加水分解によって再びステロイドとしての活性を示すので，GRに対する親和性が他のICSに比較し低いことを補い，**実質的に滞留時間が長くなり作用が持続する**．また比較的脂溶性が低いため，全身性に吸収されにくく，吸収された場合もすみやかに消失し蓄積性がない．このことから，**全身性の副作用が生じにくい**と考えられている．特に，**妊婦に対する安全性に対して，FDA（米国食品医薬品局）は吸入ステロイドでは唯一カテゴリーB**（危険であるという証拠もなく実証もされていない）に分類している．剤形にはDPI製剤および懸濁液製剤がある．

【適　応】気管支喘息

【用法および用量】

（タービュヘイラー）

　成人；1回100〜400μg，1日2回吸入．1日最高量1,600μg．

（吸入液）

　6カ月以上5歳未満の乳幼児；0.25 mgを1日2回または0.5 mgを1日1回，必ずジェット式ネブライザーを用いて吸入投与．1日最高量は1 mg．

【禁　忌】

・有効な抗菌薬の存在しない感染症，深在性真菌症の患者（症状が増悪し致命的な転帰をたどる可能性があるため）

・本剤の成分に対して過敏症（接触皮膚炎を含む）の既往歴のある患者

【相互作用】

　添付文書に記載されている併用注意；CYP3A4阻害作用を有する薬剤（イトラコナゾールなど）⇒副腎皮質ステロイドを全身投与した場合と同様の症状があらわれる可能性がある．

■ 特徴と他薬との違い

● 気道上皮細胞内に長く滞留し，効果が持続する．

- 胎児に対する安全性のエビデンスが最も豊富である．
- ステロイドのみで添加物，噴射剤を含有しない製剤である（タービュヘイラー）．
- 咽喉頭への刺激感が少ない．
- 乳幼児の安静時呼吸によっても確実に薬剤が気管支や肺に到達する（肺への沈着率；約4%）（吸入液）．
- 小児への適応はない（タービュヘイラー）．

■ 推奨される症例

- 一般的成人
- 妊婦・妊娠の可能性のある女性
- 咽頭刺激感を嫌う人
- 高齢者
- 乳幼児（吸入液）

■ 使用の際の留意点や注意点

吸入後のうがい励行指導（「FP」の項参照）．

4.シクレソニド（CIC） [5）6）21）28）29）]

■ 商品名：オルベスコ® 50μgインヘラー112吸入用
オルベスコ® 100μgインヘラー112吸入用
オルベスコ® 200μgインヘラー56吸入用

　CICは，気道上皮細胞内で活性体（desisobutyryl-ciclesonide：des-CIC）に変換されて抗炎症効果を発揮するプロドラッグである．des-CICは可逆的にCICに変換されるだけでなく，**上皮細胞内の遊離脂肪酸とエステル結合して滞留するので，作用時間が長く持続する**．このため低〜中用量のCICは1日1回の吸入で臨床上十分な効果を発揮する．さらにCICは**気道局所で活性化されるのでほかの臓器での副作用出現が非常に少ない**とされている．

　本剤は完全溶解系の製剤であり，噴霧された粒子の平均径が現行のICSのなかで最小で，肺内到達率も最も高い．末梢気道障害の強い患者によ

い適応であると考えられている．また嗄声をはじめ，口腔内，咽喉などの副作用が非常に少ないとされているので，ほかの吸入ステロイドでこのような副作用が出現した場合には本剤への切り替えが勧められる．

【適　応】 気管支喘息

【用法および用量】

　　成人；CICとして100～400μgを1日1回吸入．1日の最大投与量800μg．1日1回投与の場合には，夜に投与することが望ましい．また1日に800μgを投与する場合は，朝・夜の1日2回に分ける．

【禁　忌】 p154参照．

【相互作用】

　添付文書に記載されている併用注意；CYP3A4を阻害する作用を有する薬剤（イトラコナゾール，リトナビルなど）

　国内において本剤とCYP3A4阻害剤との相互作用に基づき発生した副作用は報告されていないが，外国において，健康成人にCYP3A4阻害剤であるケトコナゾール400mg　1日1回経口投与（経口剤は国内未承認）とCIC400μg　1日1回吸入投与を7日間反復併用したとき，脱イソブチリル体のAUCtauおよびCmaxはCIC単独投与時に比較して，それぞれ3.6倍および2.2倍に上昇したとの報告がある．

■ 特徴と他薬との違い

- 1日1回投与で十分な効果が得られ，コンプライアンスの向上に有用．
- 高い肺内到達率を示す．
- 嗄声，口腔内・咽喉などの副作用が少ないとされている．
- 薬価がブデソニドについで低く認定されている．
- アルコール含有のため，アルコール不耐症患者は要注意．
- 小児への適応はない．

■ 推奨される症例

- 呼吸機能の低下した人，高齢者．
- 1日1回を好む人．
- 咽頭刺激感を嫌う人．
- 嗄声の出やすい人．
- 安価を希望する人．

■ 使用の際の留意点や注意点

● 吸入後のうがい励行指導(「FP」の項参照).

<文 献>
1) NHLB/WHO work shop. Global Initiative for Chronic Obstructive Lung Disease. 日本語版. メディカルレビュー, p41-46, 2001
2) 「COPD(慢性閉塞性肺疾患)診断と治療のためのガイドライン第2版」(日本呼吸器学会COPDガイドライン第2版作成委員会/編), メディカルレビュー, p68-74, 2004
3) 佐藤隆司, 他:喘息における薬物療法 吸入ステロイド薬. 医薬ジャーナル, 44 (3):147-150, 2008
4) 野村明広, 檜澤伸之:気道炎症の新しい展開−気道炎症における吸入ステロイドの作用. THE LUNG-perspectives, 16 (1):48-52, 2008
5) 杉山公美弥, 他:吸入ステロイドの展望—吸入ステロイドの薬理学的特性. Progress in Medicine, 27:1289-1293, 2007
6) 鈴木直仁:吸入ステロイド薬の使い分け. 成人病と生活習慣病, 38 (3):282-288, 2008
7) Campbell, L. H. et al.: Once daily budesonide: effective control of moderately server asthma with 800μg once daily inhaled via Turbuhaler when compared with 400μg twice daily. Eur. J. Chin. Res., 7:1-4, 1995
8) Adachi, M. et al.: Efficacy and safety of inhaled ciclesonide compared with chlorofluorocarbon beclomethasone dipropionate in adults with moderate to severe persistent asthma. Respirology, 12:573-580, 2007
9) 「喘息予防・管理ガイドライン2006」(日本アレルギー学会喘息ガイドライン専門部会), 協和企画, 2006
10) 「アレルギー疾患診断・治療ガイドライン2007」(日本アレルギー学会), 協和企画, 2007
11) 日本呼吸器学会 咳嗽に関するガイドライン作成委員会「咳嗽に関するガイドライン」, 杏林舎, p38-47, 2005
12) 川口未央, 足立満:薬効群別副作用 吸入ステロイド薬. 日本臨床, 65 (8):254-258, 2007
13) Lipworth, B. J.: Systemic adverse effects of inhaled corticosteroid therapy: a systematic review and meta-analysis. Arch. Intern. Med., 159:941-955, 1999
14) Barnes, N. C. et al.: Clinical experience with fluticasone propionate in asthma: a meta-analysis of efficacy and systemic activity compared with budesonide and beclomethasone dipropionate at half the microgram dose or less. Respir. Med., 92:95-104, 1998
15) Wong, C. A. et al.: Inhaled corticosteroid use and bone-mineral density in patients with asthma. Lancet, 355:1399-1403, 2000
16) Allen, D. B. et al.: Meta-analysis of the effect of oral and inhaled corticosteroids on growth. J. Allergy Clin. Immunol., 93:967-976, 1994
17) Agertoft, L. & Pedersen, S.: Effect of long-term treatment with inhaled budesonide on adult height in children with asthma. N. Engl. J. Med., 343:1064-1069, 2000

18) Visser, M. J. et al.: Side-effects of fluticasone in asthmatic children: no effects after dose reduction. Eur. Respir. J., 24: 420-425, 2004
19) 上田壮一郎, 浅野浩一郎: 吸入ステロイドの展望—吸入副腎皮質ステロイド薬の使い分け. Progress in Medicine, 27: 1340-1344, 2007
20) フルタイド®各製剤添付文書およびインタビューフォーム.
21) 松元美香, 大谷道輝: 治療における最近の新薬の位置づけ＜薬効別＞～新薬の広場—副腎皮質ステロイド剤（外用剤）. 44（1）: 175-182, 2008
22) 冨田桂公, 他: 長時間作用型吸入β_2刺激薬（LABA）/吸入ステロイド薬（ICS）配合薬の使い方, 成人病と生活習慣病. 38（3）: 297-301, 2008
23) 森脇篤史, 他: 吸入ステロイドの展望—吸入ステロイド薬単剤および長期作用型β_2刺激薬との合剤～患者導入ならびにその使い分け～. Progress in Medicine, 27: 1349-1352, 2007
24) Nelson, H. S. et al.: Enhanced synergy between fluticasone propionate and salmeterol inhaled from a single inhaler versus separate inhalers. J. Allergy Clin. Immunol., 112: 29-36, 2003
25) アドエア®添付文書およびインタビューフォーム.
26) キュバール®添付文書, インタビューフォーム.
27) パルミコート®添付文書およびインタビューフォーム
28) 濱村一郎: オルベスコ®の薬理学的特性と臨床効果. アレルギーの臨床, 28（9）: 768-772, 2008
29) オルベスコ®添付文書およびインタビューフォーム

memo

第2部 薬剤編

5. 鼻噴霧用薬

柳原良次，増山敬祐

1. 鼻噴霧用薬を使うときはどんなときか？

　鼻噴霧用ステロイドは，アレルギー性鼻炎もしくは血管運動性鼻炎などの作用部位が鼻腔内の局所に限定される疾患の治療に使用される．ステロイドは劇的な臨床効果を有する反面，全身吸収されることによりさまざまな副作用が生じることになる[1]．したがって，鼻噴霧用薬として投与されるステロイドには，局所での効果に優れ，効果の発現が早く，吸収されないか吸収されてもすみやかに代謝を受けて不活性化され，血中への移行が少なく全身性副作用が少ない，などの特性が求められる．現在日本の臨床において使用されている鼻噴霧用ステロイドは，これらの特性をもち合わせた製剤であり，用法・用量を厳守して適正に使用することにより副作用をほとんどきたすことなく優れた効果を発揮し，アレルギー性鼻炎の治療薬として重要な役割を果たしている．

2. 種類と選び方

　日本で鼻噴霧用薬として市販されているステロイドは，ベクロメタゾンプロピオン酸エステル，フルチカゾンプロピオン酸エステルおよびモメタゾンフランカルボン酸エステル水和物があり，その剤形として噴霧液剤，ドライパウダー，カプセル剤がある（表1）．各製剤は使用方法に違いがあり，また鼻腔内への分散性・滞留性や保存性の向上等を目的とした異なる添加剤がそれぞれの製剤に含まれている．添加剤の違いに伴う刺激作用や使用感は製剤間で異なることから，患者個々に合わせた選択が必要である．

3. 使い方[2]

1）通年性アレルギー性鼻炎（表2）

　通年性アレルギー性鼻炎に対する鼻噴霧用ステロイドは，くしゃみ・

表1 日本で市販されている鼻噴霧用ステロイド

商品名	アルデシン®AQネーザル	リノコート®カプセル・パウダースプレー	フルナーゼ®点鼻液	ナゾネックス®点鼻液	アラミスト®点鼻液
一般名	ベクロメタゾンプロピオン酸エステル	ベクロメタゾンプロピオン酸エステル	フルチカゾンプロピオン酸エステル	モメタゾンフランカルボン酸エステル水和物	フルチカゾンフランカルボン酸エステル
製薬会社	シェリング・プラウ	帝人ファーマ	グラクソ・スミスクライン	シェリング・プラウ	グラクソ・スミスクライン
剤形	噴霧液剤	ドライパウダー	噴霧液剤	噴霧液剤	噴霧液剤
添加物	塩化ベンザルコニウム ポリソルベート80 結晶セルロース CMCナトリウム グリセリン プロピレングリコール	ヒドロキシプロピルセルロース ステアリン酸マグネシウム ステアリン酸	塩化ベンザルコニウム ポリソルベート80 CMCナトリウム 結晶セルロース フェニルエチルアルコール ブドウ糖	塩化ベンザルコニウム ポリソルベート80 結晶セルロース CMCナトリウム グリセリン フェニルエチルアルコール	結晶セルロース・カルメロースナトリウム ブドウ糖 ポリソルベート80 ベンザルコニウム塩化物液 エデト酸ナトリウム水和物
用法・用量	1日4回	1日2回	1日2回	1日1回（2噴霧）	1日1回（2噴霧）
1日量	400〜1,600 μg	100 μg	200〜400 μg	200 μg	55 μg
F※	44%	—	1%以下	1%以下	平均0.5%

※F：バイオアベイラビリティ

鼻漏型と鼻閉型または鼻閉を主とする充全型のいずれも中等症以上に適応がある．中等症ではそれぞれの病型において鼻噴霧用ステロイドのほか，くしゃみ・鼻漏型では第2世代抗ヒスタミン薬，ケミカルメディエーター遊離抑制薬あるいはTh2サイトカイン阻害薬を，鼻閉型・充全型では抗ロイコトリエン（LTs）薬，抗プロスタグランジン（PG）D_2・トロンボキサン（TX）A_2薬などを，基本的に単独で使用し，重症の場合にはそれらを併用する．

2）花粉症（表3）

花粉症における重症度に応じた薬剤の選択に関しては，通年性アレルギー性鼻炎と同様の考え方であるが，通年性アレルギー性鼻炎に比べて

表2 通年性アレルギー性鼻炎の治療

重症度	軽症	中等症		重症	
病型		くしゃみ・鼻漏型	鼻閉型または鼻閉を主とする充全型	くしゃみ・鼻漏型	鼻閉型または鼻閉を主とする充全型
治療	①第2世代抗ヒスタミン薬 ②遊離抑制薬 ③Th2サイトカイン阻害薬 ①, ②, ③のいずれか1つ	①第2世代抗ヒスタミン薬 ②遊離抑制薬 ③Th2サイトカイン阻害薬 ④鼻噴霧用ステロイド薬 ①, ②, ③, ④のいずれか1つ. 必要に応じて①または②, ③に④を併用する	①抗LTs薬 ②抗PGD_2・TXA_2薬 ③鼻噴霧用ステロイド薬 ①,②,③のいずれか1つ. 必要に応じて①または②に③を併用する	鼻噴霧用ステロイド薬 ＋ 第2世代抗ヒスタミン薬	鼻噴霧用ステロイド薬 ＋ 抗LTs薬または抗PGD_2・TXA_2薬 必要に応じて点鼻用血管収縮薬を治療開始時の5～7日間に限って用いる
				鼻閉型で鼻腔形態異常を伴う症例では手術	
	特異的免疫療法				
	抗原除去・回避				

症状が改善してもすぐには投薬を中止せず,数カ月の安定を確かめて,ステップダウンしていく.
遊離抑制薬:ケミカルメディエーター遊離抑制薬
抗LTs薬:抗ロイコトリエン薬
抗PGD_2・TXA_2薬:抗プロスタグランジンD_2・トロンボキサンA_2薬
文献2より引用

1段階レベルが高くなっている.花粉症の場合には,軽症が通年性アレルギー性鼻炎の中等症と同等であることから,花粉症では軽症から鼻噴霧用ステロイドを使用する.花粉症の中等症以上は通年性アレルギー性鼻炎の重症に相当し,くしゃみ・鼻漏型では鼻噴霧用ステロイドに第2世代抗ヒスタミン薬を併用し,鼻閉型・充全型では鼻噴霧用ステロイドと第2世代抗ヒスタミン薬に抗LTs薬を追加して治療を開始し,必要に応じて血管収縮薬の鼻噴霧用薬を用いる(表3).

わが国の治療指針では,花粉症の初期療法に鼻噴霧用ステロイドが含まれないが,スギ花粉に過敏性と反応性が高い患者の場合には,海外と

表3 重症度に応じた花粉症に対する治療法の選択

重症度	初期療法	軽症	中等症		重症・最重症	
病型			くしゃみ・鼻漏型	鼻閉型または鼻閉を主とする充全型	くしゃみ・鼻漏型	鼻閉型または鼻閉を主とする充全型
治療	①第2世代抗ヒスタミン薬 ②遊離抑制薬 ③Th2サイトカイン阻害薬 ④抗LTs薬 ⑤抗PGD$_2$・TXA$_2$薬 ①,②,③,④,⑤のいずれか1つ	①第2世代抗ヒスタミン薬 ②鼻噴霧用ステロイド薬 ①と点眼薬で治療を開始し、必要に応じて②を追加	第2世代抗ヒスタミン薬 ＋ 鼻噴霧用ステロイド薬	抗LTs薬 ＋ 鼻噴霧用ステロイド薬 ＋ 第2世代抗ヒスタミン薬	鼻噴霧用ステロイド薬 ＋ 第2世代抗ヒスタミン薬	抗LTs薬 ＋ 鼻噴霧用ステロイド薬 ＋ 第2世代抗ヒスタミン薬 必要に応じて点鼻用血管収縮薬を治療開始時の7〜10日間に限って用いる 鼻閉が強い症例では経口ステロイド薬4〜7日間処方で治療を開始することもある
		点眼用抗ヒスタミン薬または遊離抑制薬			点眼用抗ヒスタミン薬,遊離抑制薬またはステロイド薬	
					鼻閉型で鼻腔形態異常を伴う症例では手術	
		特異的免疫療法				
		抗原除去・回避				

遊離抑制薬:ケミカルメディエーター遊離抑制薬
抗LTs薬:抗ロイコトリエン薬
抗PGD$_2$・TXA$_2$薬:抗プロスタグランジンD$_2$・トロンボキサンA$_2$薬
文献2より引用

同様に初期療法から鼻噴霧用ステロイドを併用し重症化を回避する試みも行われている[3][4].

4. 相互作用

　全身性に投与されたステロイドでは,多くの薬剤との相互作用が知られているが,一般的に鼻噴霧用薬として使用した場合には吸収率が低いことから,他剤との併用が問題となる場合は少ないと考えられる.ただし,フルチカゾンプロピオン酸エステルはCYP3A4により代謝されるこ

とから，その阻害作用を有する薬剤（リトナビル等）は併用注意となっている．

5. 副作用

　鼻噴霧用ステロイドには全身性と局所性の副作用が認められる．局所性副作用は5〜10%程度に認められ，多いのは鼻出血であり，ほかに鼻局所の刺激感や不快臭，稀に鼻中隔穿孔や発疹・浮腫などの報告もある．鼻噴霧用ステロイドの使用期間中はこれらの副作用を念頭に置き，鼻腔内を注意深く観察する必要がある．

　一方，全身性の副作用としては，頻度は低いものの鼻粘膜からの吸収や嚥下による腸管からの吸収により，視床下部−下垂体−副腎系，骨代謝，成長に対する影響などが懸念される．鼻噴霧用ステロイドの全身性の副作用に関する検討において，フルチカゾンプロピオン酸エステルの投与により血中コルチゾール値が低値を示した報告や，小児の通年性鼻炎にベクロメタゾンプロピオン酸エステルを1年間使用したときに，身長の伸びが有意に低かったとする報告[5]はあるが，長期投与を含む多くの検討では，鼻噴霧用ステロイドによる視床下部−下垂体−副腎系への抑制作用はほとんど認められていない．しかし，鼻噴霧用ステロイドは全身性副作用は少ないと考えられるが，ゼロではないため，特に投与が長期に渡る場合には適切な投与方法や投与後のうがいなど副作用防止の対応が重要である．

6. 注意点

　鼻噴霧用ステロイドの使い方について，日本の鼻アレルギー診療ガイドラインとアレルギー性鼻炎の国際的ガイドラインとされるARIA（Allergic rhinitis its impact on asthma）[6]では位置づけに若干の相違がある．日本では，まず病型によって抗ヒスタミン薬や抗LTs薬が第1選択となり，作用が強力な鼻噴霧用ステロイドは，中等症以上の通年性アレルギー性鼻炎あるいは花粉症において内服療法との併用療法として使用される．一方，海外では花粉症や中等症以上の通年性アレルギー性鼻炎の治療においては，鼻噴霧用ステロイドが第1選択として位置づけられており，まず鼻噴霧用ステロイドを投与してコントロール不良のときに内服療法を追加するという方法がとられる．

鼻噴霧用ステロイドの副作用として鼻出血が認められるが，これはプラセボの鼻噴霧用薬でも出現する副作用であることから，機械的な刺激によるものであると考えられている．鼻出血を防止するためには，点鼻する方向に注意する必要があり，**鼻中隔側ではなく外側に向けて点鼻するよう指導する．**

　鼻噴霧用薬使用時は，**噴霧するときの容器の角度に注意する必要がある．**通常，点鼻薬は立てたまま使用することが原則になっている．しかし，点鼻薬の噴霧量は，使用するときの角度や残液量によって変化する場合があるので，横になっている小児に対して親が投与する場合などは注意を要する[7]．一部のフルチカゾンプロピオン酸エステルの製剤では，噴霧する角度に関係なく一定量が噴霧されるデバイスが採用されている[8]．

7. 禁忌

　有効な抗菌薬の存在しない感染症，全身性真菌症の患者は症状が増悪するおそれがあるので使用することはできない．また，ベクロメタゾンプロピオン酸エステルの製剤は，結核性疾患，呼吸器感染症，高血圧，糖尿病患者に対しては原則禁忌である．

memo

1. ベクロメタゾンプロピオン酸エステル液状製剤[9)]

■ **商品名：アルデシン® AQネーザル**

　以前は，ベクロメタゾンプロピオン酸エステルの鼻噴霧用薬はエアゾール剤として喘息に対する吸入薬と共用であったが，それぞれの投与経路で噴霧圧，粒子径に相違が必要であり，フロンガスの環境への影響などを考慮する必要性から，現在ではフロンガスを使用しない定量噴射式懸濁剤となっている．

【適　応】アレルギー性鼻炎，血管運動性鼻炎

【投与量・投与方法】

　成人は，通常両鼻孔にそれぞれ1回ずつ吸気の際に噴霧（ベクロメタゾンプロピオン酸エステルとして100μg）し，1日4回噴霧吸入する．小児の場合には，1回量は成人と同量で1日2回噴霧吸入する．最大投与量は成人では16吸入，小児では8吸入とする．症状の寛解がみられた場合には，経過を観察しながら減量する．

【禁　忌】

　有効な抗菌薬の存在しない感染症，全身の真菌症の患者．過敏症の既往歴のある患者．結核性疾患，呼吸器感染症，高血圧，糖尿病の患者に対しては原則禁忌．

【代謝経路】

　各組織のエステラーゼにより活性体の17-モノプロピオン酸エステルや活性が低い21-モノプロピオン酸エステルに代謝され，さらに不活性の極性代謝物になり排泄される．

【相互作用】データなし

■ 特徴と他薬との違い

- エステラーゼにより急速に活性代謝物の17-モノベクロメタゾンプロピオン酸エステルに加水分解され，さらに代謝を受けてステロイドとしての活性は急速に低下するため，**全身作用は少ないといわれている**．
- **鼻粘膜内半減期は30分と短い**．
- 1日の使用回数が4回であり他の鼻噴霧用ステロイドに比べ多い．
- メーカー資料には，「健康成人及びアレルギー性鼻炎を合併した気

管支喘息患者に，経鼻吸入もしくは経口同時吸入により総量800μg/日を4週間連続投与した場合でも全身吸収は極めて少ない」と記載されているが，その後の海外における感度の定量法を用いた検討において，**他の鼻噴霧用ステロイドに比べバイオアベイラビリティが高い（44％）**[9]ことが報告されているので全身性の作用に注意する必要がある．
- **作用発現には，通常5～7日かかり，場合によっては2～3週間かかる**[10]．

■ 使用の際の留意点や注意点
- 使用前に容器をよく振ること．ただし，強く振りすぎない．
- 初回使用時のみ空打ち（7回）を行う．
- 噴霧した後は数秒間上を向いてゆっくり呼吸をして鼻の奥まで行き渡らせる．
- 使用後は容器の先端をきれいに拭いてキャップをし，室温で保管する．

■ 特徴的な副作用
- 重大な副作用として，外国において眼圧亢進，緑内障が報告されている．

2.ベクロメタゾンプロピオン酸エステル粉末製剤[11]

■ 商品名：リノコート® パウダースプレー

鼻噴霧用ステロイドのなかで唯一の粉末製剤であり，防腐剤を含まず刺激性が少ない．また，ヒドロキシプロピルセルロースを使用しているため，局所粘膜への浸透徐放性，優れた粘膜付着性，被覆保護性を示すことから，他のベクロメタゾンプロピオン酸エステルの液状製剤と比べ1日投与量が4分の1と少なく，投与回数も1日2回となっている．

【適　応】アレルギー性鼻炎，血管運動性鼻炎

【投与量・投与方法】

通常，各鼻腔内に1日2回（1回噴霧あたりベクロメタゾンプロピオ

ン酸エステルとして25μg）朝，夕（起床時，就寝時）に噴霧吸入する．

【禁　忌】

有効な抗菌薬の存在しない感染症，全身の真菌症の患者．過敏症の既往歴のある患者．結核性疾患，呼吸器感染症，高血圧，糖尿病の患者に対しては原則禁忌．

【代謝経路】

各組織のエステラーゼにより活性体の17-モノプロピオン酸エステルや活性が低い21-モノプロピオン酸エステルに代謝され，さらに不活性の極性代謝物になり排泄される．

【相互作用】データなし

■ 特徴と他薬との違い

- **ドライパウダー製剤であるため，浸透徐放性，粘膜付着性，被覆保護性に優れている．**
- 粉末の平均粒子径が約90μmに設計されているため，**ほとんどが鼻腔内に補足され，鼻粘膜に効果的に沈着する．**
- 添加剤が少ないため**液状製剤に比べて点鼻時の刺激が少なく，使用感に優れている．**
- ベクロメタゾンプロピオン酸エステルの液状製剤と比べ**投与量と投与回数が少ないため，全身性の副作用は低いと考えられる．**
- **効果の発現時期が他の鼻噴霧用ステロイド（フルチカゾンプロピオン酸エステル）よりも早いとする報告がある**[12]．

■ 使用の際の留意点や注意点

- 投与後の使用感がほとんどないことから，追加投与による過量投与に注意する．
- 投与ごとに薬剤を充填する操作と噴霧する操作をしっかりと行う．
- 使用後は容器の先端をきれいに拭く．他の液状製剤と異なり，ノズルの中まで手入れする必要がある．
- ドライパウダー製剤であるため，湿気を避けて室温で保管する．

■ 特徴的な副作用

- 重大な副作用として，外国において眼圧亢進，緑内障が報告されて

いる．

3. フルチカゾンプロピオン酸エステル[13]

■ 商品名：フルナーゼ®点鼻液

フルチカゾンプロピオン酸エステルの最大の特徴は，**未変化体が強力な抗炎症作用を有している**ことであり，ベクロメタゾンプロピオン酸エステルに比べ約2倍の局所抗炎症効果を有する．また，肝臓の薬物代謝酵素のCYP3A4によりすみやかに代謝されることから，点鼻後のバイオアベイラビリティは1％以下であり，投与の**血中への移行がきわめて少ない**．

【適　応】アレルギー性鼻炎，血管運動性鼻炎

【投与量・投与方法】

通常，各鼻腔に1回1噴霧〔フルチカゾンプロピオン酸エステルとして50μg（小児用は25μg）〕を1日2回投与する．

【禁　忌】

有効な抗菌薬の存在しない感染症，全身の真菌症の患者．過敏症の既往歴のある患者．

【代謝経路】

主としてCYP3A4により代謝を受けて活性のない17β-カルボン酸体となり，最終的にグルクロン酸抱合を受けて排泄される．

【相互作用】

CYP3A4阻害作用を有する薬剤（リトナビル等）により代謝が阻害されて血中濃度が上昇する可能性があるので，併用には注意する．

■ 特徴と他薬との違い

- バイオアベイラビリティは1％以下である．
- 多くの臨床試験の結果から，フルチカゾンプロピオン酸エステル点鼻後に重大な全身性副作用を起こす可能性はきわめて低いと考えられるが，小児において2週間後尿中コルチゾール排泄量に影響は認められないものの，1週間後の血清コルチゾール値が低下していたとする報告がある[14]．

- ベクロメタゾンプロピオン酸エステルに比べて脂溶性が300倍高く，**組織への分布が良好**であると考えられる．
- グルココルチコイドレセプターに対する親和性が17-モノベクロメタゾンプロピオン酸エステル（活性体）より約1.5倍高い[15]．
- CD4⁺T細胞からのIL-5などのサイトカイン産生抑制や血管収縮作用を比較しても，**ベクロメタゾンプロピオン酸エステルより強い抗炎症作用を有する**[15]．
- 防腐剤として塩化ベンザルコニウムに加えフェニルエチルアルコールを含んでいる．
- フェニルエチルアルコールには特異な臭いがあり，**使用時に不快に感じる場合がある**〔フェニルエチルアルコールを含まないフルチカゾンプロピオン酸エステルの点鼻薬（スカイロン®点鼻液）も市販されている〕．
- フルナーゼ®50μg 56噴霧用は褐色の透明容器であり，薬の残量を確認することが可能となっている．
- 1回噴霧量を半減した小児用鼻噴霧用薬も市販されている．

■ 使用の際の留意点や注意点

- 使用前に容器を上下によく振る．
- 初回使用時のみ空打ち（7回）を行い，液が完全に霧状になるのを確認する．
- 噴霧した後は数秒間上を向いてゆっくり呼吸をして鼻の奥まで行き渡らせる．
- 1日の最大投与量が設定されており，8噴霧を限度として使用する．

■ 特徴的な副作用

- 他剤に比べ作用が強力なため，長期の使用では全身性の副作用発現に注意する必要がある．
- 不快臭を訴える場合がある．

4. モメタゾンフランカルボン酸エステル水和物[16]

■ **商品名：ナゾネックス®点鼻液**

主薬は皮膚外用剤としても臨床使用されており，**主作用である局所抗炎症作用が強いにもかかわらず，副作用である皮膚萎縮作用が弱く全身への移行性が低い**のが特徴である．鼻噴霧用薬として使用した場合には鼻症状の優れた改善効果が認められている．また，点鼻後の吸収性も低いことがわかっており，1年間の長期投与においても血清中コルチゾール値に変化は認められていない．

【適　応】アレルギー性鼻炎

【投与量・投与方法】

通常，各鼻腔に2噴霧（モメタゾンフランカルボン酸エステル水和物として200μg）ずつ1日1回投与する．

【禁　忌】

有効な抗菌薬の存在しない感染症，全身の真菌症の患者．過敏症の既往歴のある患者．

【代謝経路】

主に肝臓で代謝され，主代謝経路としてfuroyl基離脱，6β位の水酸化，21位の塩素の水酸基への置換が考えられている．6β水酸化にはCYP3A4の関与が示唆されている．

【相互作用】データなし

■ 特徴と他薬との違い

- **点鼻後のバイオアベイラビリティは1％以下である．**
- **1日1回の投与で優れた効果を発揮**する．
- グルココルチコイドレセプターに対する親和性は，17-モノベクロメタゾンプロピオン酸エステル（活性体）と同等とする報告やフルチカゾンプロピオン酸エステルの1.5倍高いとする報告などさまざまである[17]．
- CD4⁺T細胞からのIL-5などのサイトカイン産生抑制や血管収縮作用は，フルチカゾンプロピオン酸エステルと同様に**ベクロメタゾンプロピオン酸エステルより強い抗炎症作用を有する．**
- モメタゾンフランカルボン酸エステル水和物は，**1年間投与しても**

鼻粘膜の萎縮や視床下部－下垂体－副腎系への抑制作用は認められず，小児においても同様であり，成長速度への影響も認められない[18]．

■ 使用の際の留意点や注意点

- 上下によく振ってから使用する．
- はじめて使用するときのみ10回程度の空打ちを行い，液が完全に霧状になることを確認する．
- 点鼻後は薬が奥まで行き渡るように，鼻から息を吸って口から吐く．その後，もう一度同じ操作を行う（通常用量が1回2噴霧）．
- フルナーゼ®点鼻液と同様に，防腐剤として塩化ベンザルコニウムに加えフェニルエチルアルコールを含んでいるため，**特異な臭いがあり，製剤の使用時に不快感を訴える場合がある**．
- **日本での幼小児に対する使用経験はなく，安全性は確立していない**．

■ 特徴的な副作用

- 重大な副作用として，アナフィラキシー様症状が報告されている．
- フルチカゾンプロピオン酸エステルと同様に作用が強力なため，長期の使用では全身性の副作用発現に注意する必要がある．
- 不快臭を訴える場合がある．

5. フルチカゾンフランカルボン酸エステル[19]

■ 商品名：アラミスト®点鼻液

　フルチカゾンフランカルボン酸エステルは，フルチカゾンプロピオン酸エステルと同等以上の有効性，安全性を有し，1日1回の鼻腔内投与で安定した効果が長時間持続する．効果発現までの日数は，フルチカゾンプロピオン酸エステルが2日であったのに対しフルチカゾンフランカルボン酸エステルは1日であり，すみやかな症状改善効果が期待できる．

【適　応】アレルギー性鼻炎

【投与量・投与方法】

　通常，1回各鼻腔に2噴霧（1噴霧あたりフルチカゾンフランカルボン酸エステルとして27.5μgを含有）を1日1回投与する．

【禁　忌】

有効な抗菌薬の存在しない感染症，深在性真菌症の患者．過敏症の既往歴のある患者．

【代謝経路】主としてCYP3A4により17β-カルボン酸体へと代謝される．

【相互作用】

CYP3A4阻害作用を有する薬剤（リトナビル等）により代謝が阻害されて血中濃度が上昇する可能性があるので併用には注意する．

■ 特徴と他薬との違い

- 1日1回の投与で症状改善効果が認められる．
- フルチカゾンプロピオン酸エステルと比較してグルココルチコイドレセプターへの親和性が約1.7倍と高く作用も持続的であり，症状改善効果も1日目から認められる．
- 噴霧しやすい横押しタイプのデバイスであり，1回あたりの噴霧量も約50μLと少なく噴霧後の液だれも生じにくい．

■ 使用の際の留意点や注意点

- よく振ってから使用する．
- 最初に使用するときだけ6回レバーを押して，液が完全に霧状になるのを確認する．
- 日本での小児に対する使用経験はなく安全性は確立していない．

■ 特徴的な副作用

- 重大な副作用としてアナフィラキシー様症状が報告されている．
- 作用が強力なため長期の使用では全身性の副作用発現に注意する必要がある．

＜文　献＞

1) Allen, D. B.：Systemic effects of intranasal steroids：an endocrinologist's perspective. J. Allergy Clin. Immunol., 106：S179-190, 2000
2) 「鼻アレルギー診療ガイドライン―通年性鼻炎と花粉症―第6版」（鼻アレルギー診療ガイドライン作成委員会），ライフ・サイエンス，2008
3) 近藤勝彦，他：スギ花粉症患者に対するフルチカゾンプロピオン酸エステル点鼻液（フルナーゼ®点鼻液）による初期治療の有用性．新薬と臨床，53：168-174, 2004

4) 今野渉, 他：エバスチンとフルチカゾンプロピオン酸エステル点鼻液によるスギ花粉症に対する初期療法の効果の検討. 耳鼻咽喉科免疫アレルギー, 24：104-105, 2006

5) Skoner, D. P. et al.：Detection of growth suppression in children during treatment with Intranasal beclomethasone dipropionate. Pediatrics, 105：E23, 2000

6) Bousquet, J. et al.：Allergic rhinitis and its impact on asthma (ARIA) 2008 update (in collaboration with the World Health Organization, GA²LEN and AllerGen), 63 (Suppl 86)：8-160, 2008

7) 三浦哲也, 他：患者さんの疑問—点鼻薬の傾斜角度—. 外来小児科, 10：2-7, 2007

8) 御器智子, 他：フルチカゾンプロピオン酸エステル点鼻液（スカイロン）の製剤学的検討. Prog. Med., 26：1653-1660, 2006

9) Daley-Yates, P. T. et al.：Beclomethasone dipropionate：absolute bioavailability, pharmacokinetics and metabolism following intravenous, oral, intranasal and inhaled administration in man. Br. J. Clin. Pharmacol., 51：400-409, 2001

10) 医薬品インタビューフォーム：アルデシンAQネーザル, シェリング・プラウ, 2000

11) 医薬品インタビューフォーム：リノコートパウダースプレー鼻用, 帝人ファーマ, 2007

12) 斎藤洋三：季節中期からのスギ花粉症治療法 対症薬と抗アレルギー薬の併用療法. アレルギーの臨床, 15：166-168, 1995

13) 医薬品インタビューフォーム：フルナーゼ点鼻液50μg 28噴霧用, 56噴霧用, 25μg 56噴霧用, グラクソ・スミスクライン, 2007

14) Knutsson, U. et al.：Effects of intranasal glucocorticoids on endogenous glucocorticoid peripheral and central function. J. Endocrinol., 144：301-310, 1995

15) Johnson, M.：Development of fluticasone propionate and comparison with other inhaled corticosteroids. J. Allergt. Clin. Immunol., 101：S434-439, 1998

16) 医薬品インタビューフォーム：ナゾネックス点鼻液50μg 56噴霧用, シェリング・プラウ, 2008

17) Corren, J.：Intranasal corticosteroids for allergic rhinitis：how do different agents compare？ J. Allergy Clin. Immunol., 104：S144-149, 1999

18) Zitt, M. et al.：Mometasone furoate nasal spray：a review of safety and systemic effects. Drug Saf., 30：317-326, 2007

19) 医薬品インタビューフォーム：アラミスト点鼻液27.5μg 56噴霧用, グラクソ・スミスクライン, 2009

第2部 薬剤編

6. 眼軟膏・点眼液

関根祐子，高村悦子

1. 点眼薬を使うのはどんなときか？

眼疾患に対するステロイドの種類や投与方法，投与量は炎症部位，重症度，病態により異なる．点眼されたステロイドは，主として結膜嚢から角膜を通過して前房に移行する（図1参照）．ステロイドの眼球組織内濃度は，通常角膜で最も高く，前房水，虹彩，毛様体がほぼ同レベル，水晶体，硝子体，網膜，後部脈絡膜への移行はごくわずかである．したがって，ステロイド点眼薬は主に前眼部，外眼部の炎症（ぶどう膜炎，アレルギー性結膜疾患，強膜炎，角膜炎，視神経炎，手術後の炎症など）に対して用いられることが多い．

2. 点眼薬の種類と選び方

全身投与されるステロイドには薬剤自体のもつ抗炎症作用の強さがコルチゾール換算で定められているが，外用剤はステロイドとしての力価

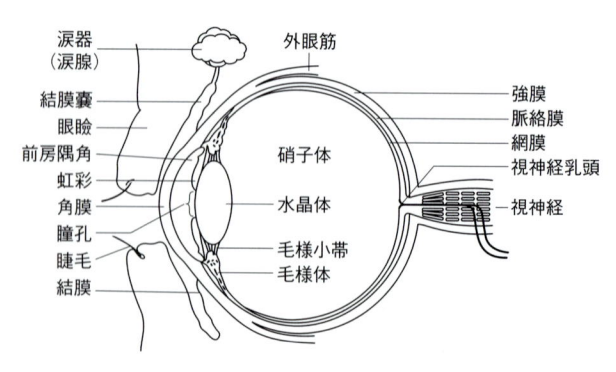

図1　眼の構造
「主要眼疾患とその治療点眼剤」（参天製薬株式会社発行）より引用

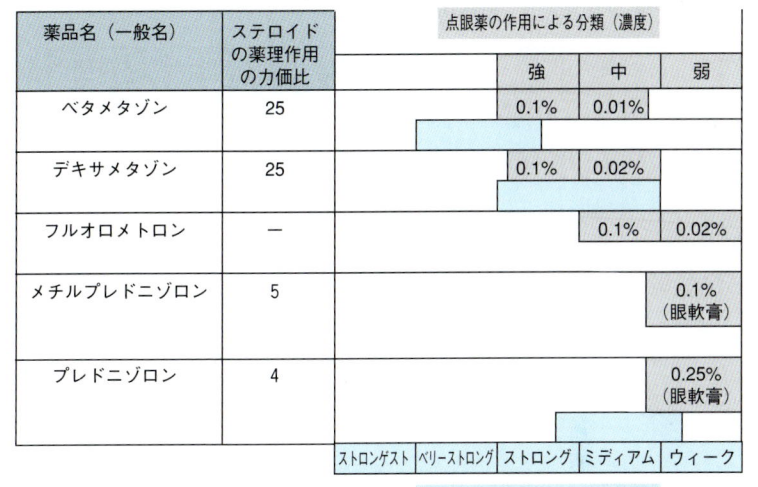

薬品名（一般名）	ステロイドの薬理作用の力価比	点眼薬の作用による分類（濃度）		
		強	中	弱
ベタメタゾン	25	0.1%	0.01%	
デキサメタゾン	25	0.1%	0.02%	
フルオロメトロン	—		0.1%	0.02%
メチルプレドニゾロン	5			0.1%（眼軟膏）
プレドニゾロン	4			0.25%（眼軟膏）
		ストロンゲスト｜ベリーストロング｜ストロング｜ミディアム｜ウィーク		
		外用剤（軟膏類）の強弱分類		

図2　ステロイド点眼薬の分類

のほか，組織移行性，組織内貯留時間などの製剤特性が臨床効果に影響を与えるため，全身投与ステロイドのような力価比はなく，5段階に分類されている．点眼薬もステロイドの力価，角膜透過性のほか，角膜通過時の代謝により眼内に移行したステロイド代謝体の活性の違いなどにより臨床効果は変化する．全身投与薬のないフルオロメトロンでは，動物実験や皮膚科医のアンケート結果からデキサメタゾンと同様との報告もあるが，現在ではベタメタゾン＞デキサメタゾン＞フルオロメトロン＝プレドニゾロン＞ヒドロコルチゾンの順に抗炎症作用が弱くなると考えられている．臨床現場では，薬剤のもっている抗炎症作用と濃度を組み合わせて，図2のようにステロイド点眼薬の強さを決め，重症度に応じて使い分けている．

　眼科用のステロイドはデキサメタゾン，ベタメタゾン，フルオロメトロンがよく用いられる（表1）．**デキサメタゾン，ベタメタゾンは眼内移行がよく，薬効も強い．一方，フルオロメトロンは，眼内への移行が前2者に比べると悪く，組織からの消失も早く半減期も短いため，効果も劣るが副作用も少ない．**

表1 ステロイド点眼液・眼軟膏

一般名	主な商品名	剤型(濃度)	効能・効果	用法・用量	禁忌	原則禁忌
ベタメタゾンリン酸エステルナトリウム	リンデロン®点眼液0.01%	点眼液(0.01%)	外眼部および前眼部の炎症性疾患の対症療法(眼瞼炎,結膜炎,角膜炎,強膜炎,上強膜炎,前眼部ブドウ膜炎,術後炎症)	1回1〜2滴を1日3〜4回点眼する.症状により適宜増減する.	本剤の成分に対し過敏症の既往歴のある患者	①角膜上皮剥離または角膜潰瘍のある患者 ②ウイルス性結膜・角膜疾患,結核性眼疾患,真菌性眼疾患または化膿性眼疾患の患者
	リンデロン®点眼・点耳・点鼻液0.1%	点眼液(0.1%)				
ベタメタゾンリン酸エステルナトリウム・フラジオマイシン硫酸塩	点眼・点鼻用リンデロン®A液	点眼液(0.1%)	<適応症>外眼部・前眼部の細菌感染を伴う炎症性疾患<適応菌種>フラジオマイシン感性菌	1回1〜2滴を1日1〜数回点眼する.症状により適宜増減する.	①本剤の成分に対し過敏症の既往歴のある患者 ②ストレプトマイシン,カナマイシン,ゲンタマイシン,フラジオマイシン等のアミノグリコシド系抗生物質またはバシトラシンに対し過敏症の既往歴のある患者	①角膜上皮剥離または角膜潰瘍のある患者 ②ウイルス性結膜・角膜疾患,結核性眼疾患,真菌性眼疾患の患者
	眼・耳科用リンデロン®A軟膏	眼軟膏(0.1%)		適量を1日1〜数回患部に点眼・塗布する.症状により適宜増減する.		
デキサメタゾンメタスルホ安息香酸エステルナトリウム	サンテゾーン®点眼液0.02%,0.1%	点眼液(0.02%,0.1%)	ベタメタゾンリン酸エステルナトリウムと同じ	ベタメタゾンリン酸エステルナトリウムと同じ	ベタメタゾンリン酸エステルナトリウムと同じ	ベタメタゾンリン酸エステルナトリウムと同じ
デキサメタゾン	サンテゾーン®0.05%眼軟膏	眼軟膏(0.05%)		1日1〜3回,適量を塗布する.症状により適宜増減する.		
フルオロメトロン	フルメトロン®点眼液0.02%,0.1%	点眼液(0.02%,0.1%)	外眼部の炎症性疾患(眼瞼炎,結膜炎,角膜炎,強膜炎,上強膜炎等)	用時よく振りまぜたのち,通常1回1〜2滴,1日2〜4回点眼する.年齢,症状に応じ適宜増減する.	ベタメタゾンリン酸エステルナトリウムと同じ	ベタメタゾンリン酸エステルナトリウムと同じ
メチルプレドニゾロン・フラジオマイシン硫酸塩	ネオメドロール®EE軟膏	眼軟膏(0.1%)	ベタメタゾンリン酸エステルナトリウム・フラジオマイシン硫酸塩と同じ	適量を1日1〜数回患部に点眼・塗布する.症状により適宜増減する.	①本剤の成分に対し過敏症の既往歴のある患者 ②他のアミノ糖系抗生物質(ストレプトマイシン,カナマイシン,ゲンタマイシン等)またはバシトラシンに対し過敏症の既往歴のある患者	①角膜上皮剥離または角膜潰瘍のある患者 ②眼に真菌,スピロヘータ,ウイルス,結核菌,原虫,寄生虫による疾患のある患者
プレドニゾロン	プレドニン®眼軟膏 酢酸プレドニゾロン®0.25%眼軟膏T	眼軟膏(0.25%)	ベタメタゾンリン酸エステルナトリウムと同じ	1日数回,適量を塗布する.症状により適宜増減する.	ベタメタゾンリン酸エステルナトリウムと同じ	ベタメタゾンリン酸エステルナトリウムと同じ
ヒドロコルチゾン酢酸エステル	HCゾロン®点眼液0.5%「日点」	点眼液(0.5%)	ベタメタゾンリン酸エステルナトリウムと同じ	1日数回,1回1〜2滴宛点眼する.症状により適宜増減する.使用前によく振り混ぜること.	ベタメタゾンリン酸エステルナトリウムと同じ	ベタメタゾンリン酸エステルナトリウムと同じ

したがって、ぶどう膜炎や強膜炎など炎症の強い場合は、眼内への移行がよいデキサメタゾン、ベタメタゾンなどを、炎症が比較的弱く、眼表面に局在しているような疾患（アレルギー性結膜炎、強膜炎、角膜炎など）ではフルオロメトロンなどの効果が弱く、眼内への移行がゆっくりで、結膜嚢内滞留時間が長いタイプの点眼薬を用いることが多い。

また、点眼は間隔をおいて点眼するより、**頻回使用した方が安定した組織内濃度を維持できるため、効果も期待できる**。したがって、炎症の強い場合は高濃度のデキサメタゾンやベタメタゾンを回数多く用い、症状の改善とともに点眼回数を減らし、低濃度のものに変えていくとよい。また、高濃度、頻回点眼を必要とする場合には、眼軟膏を使用する場合もある。特に夜間は頻回の点眼が困難なため、眼軟膏の結膜嚢内点入に切り換えることができる。

3. 点眼薬の使い方（初期投与量や減量・離脱の仕方の基本，投与スケジュールの立て方の基本）

炎症の関与する眼疾患すべてがステロイドの適応疾患と考えられるが、ステロイドの副作用を考えると、有効かつ安全な必要最小限の投与法を考える必要がある。また、効果判定はぶどう膜炎以外の疾患では約2週間を目安とする。

1) 眼瞼の疾患
①眼瞼炎

アレルギー性の眼瞼炎にはプレドニン®眼軟膏1日1～2回塗擦する。ただし、原因疾患の治療がなされないとステロイドが長期間塗布され、慢性皮膚炎に移行しやすいので、**漫然と使用しないことが重要**である。

2) 結膜の疾患
①アレルギー性結膜炎，春季カタル

アレルギー性結膜疾患の第1選択薬は抗アレルギー点眼薬である。スギ花粉によるアレルギー性結膜炎では、花粉飛散開始前であれば抗アレルギー点眼薬による初期療法を行う。花粉飛散ピーク時で抗アレルギー点眼薬や人工涙液による洗眼では眼掻痒感などの症状がおさまらないときには、ステロイド点眼薬を併用する。スギ花粉によるアレルギー性結膜炎では、通常中等度の0.1％フルオロメトロン（フルメトロン®）点眼薬を1日2～4回用い、症状が改善すれば中止する。低濃度の0.02％フルオ

ロメトロン（フルメトロン®）点眼薬では，あまり効果は期待できない．また，0.1%ベタメタゾン（リンデロン®）点眼薬のような作用の強いステロイド点眼薬は副作用のことも考慮し用いていない．

　春季カタル，アトピー性角結膜炎などの重症例でも，治療の基本は，抗アレルギー点眼薬であり，かゆみを抑え，掻爬行動を制御することで，アレルギー炎症の悪化を防ぐ．しかし，抗アレルギー点眼薬だけでは症状を抑えることは難しく，ステロイド点眼薬を併用する場合が多い．角結膜所見の悪化時，すなわち，角膜びらんや充血や眼脂を伴う乳頭所見の悪化を伴う重症例では，0.1%シクロスポリン（パピロックミニ®点眼液0.1%など．保険適用は春季カタル）や0.1%タクロリムス（タリムス®点眼液0.1%など．保険適用は春季カタル）などの免疫抑制点眼薬とステロイド点眼薬を併用する．この場合，ステロイド点眼薬は0.1%ベタメタゾン点眼薬などの強い作用を有するものを選択する．角結膜所見が改善すれば，ステロイド点眼薬の漸減をはかる．これらの治療を1～2カ月続けても症状の増悪傾向があれば，ステロイド内服，ステロイド瞼板下注射の追加や，外科的治療を併用することもある．また，症状がいったん軽快しても，経過中に炎症の再燃がみられた場合は，0.1%フルオロメトロン点眼薬などの中等度の作用のステロイド点眼薬を併用する．

②ウイルス性角結膜炎（アデノウイルス結膜炎の場合）

　炎症に対する対症療法として，0.1%フルオロメトロン点眼薬程度のステロイド点眼薬を用いるが，混合感染予防のために，抗菌点眼薬も併用する．

3）角膜の疾患

　角膜実質炎，角膜フリクテンなどにステロイド点眼薬が用いられる．細菌性角膜潰瘍や樹枝状角膜炎（上皮型角膜ヘルペス）では感染を悪化させる危険がある．

①角膜ヘルペス

　上皮型ヘルペスに対しステロイド点眼薬の使用はウイルスの増殖を促す危険があるため，原則として禁忌である．一方，実質型角膜ヘルペスでは，炎症の重症度に応じた濃度，強度のステロイド点眼薬を用いる．また，その場合もステロイド点眼薬の使用時に，上皮型ヘルペスが再燃し，悪化することがあるため，ゾビラックス®眼軟膏などの抗ウイルス薬を併用し，1～2週間ごとに診察するのが望ましい．

②角膜潰瘍

細菌および真菌などの感染性潰瘍では，ステロイド点眼薬を使用すると，潰瘍が進行することがあるため，禁忌である．

③角膜移植

軽度の拒絶反応がみられた場合はベタメタゾンなどのステロイド点眼薬を投与するが，中等度～重症の拒絶が生じた場合はステロイドの結膜下注射や全身投与を併用する．

4）強膜の疾患

軽症例では0.1％フルオロメトロン1日3回などを投与するが，症状が強い場合には0.1％ベタメタゾンの頻回点眼，または内服ステロイドを投与する．感染性疾患と鑑別しにくい場合や混合感染が疑われる場合は，抗菌薬の点眼1日3回などを併用する．

5）ぶどう膜炎

消炎のためにステロイドが用いられるが，原因疾患，重症度により，投与法は，点眼薬，結膜下注射，テノン嚢内注射などの局所投与，内服，点滴静注，パルス療法による全身投与までさまざまである．サルコイドーシス，ベーチェット病では，局所投与から開始する．ベーチェット病では，ステロイドの全身投与が有効ではあるが，減量により眼炎症のリバウンドが起こることがあり注意を要する．Vogt－小柳－原田病では，初期からステロイドの全身投与を行う．症状が軽快すれば，点眼回数を減らしたり，薬効の弱いフルオロメトロンに変更していく．ただし，寛解期に入っても低濃度ステロイドをしばらく使用する．

6）術後

白内障，緑内障，網膜剥離，角膜移植などの内眼手術の術後にはステロイド点眼薬が使用される．中等度のステロイド点眼薬を抗菌点眼薬と併用することが多い．

7）ステロイド点眼薬離脱法

ステロイド点眼薬を安易に長期間使用すると，副作用が出現しやすいため，投与中に副作用に注意しながら定期的に診察を行う．急性結膜炎などの一過性で急性の疾患の場合は，症状が改善したら中止する．一方，炎症の強いぶどう膜炎などの場合は，デキサメタゾンやベタメタゾンを回数多く使用する必要があるが，症状の改善とともに点眼回数を減らし，低濃度のものに変更する．ぶどう膜炎は長期間ステロイド点眼薬を使用

表2 ステロイド点眼薬の離脱法

①点眼回数を減らす
②濃度の低い点眼薬に変更する
③薬剤の種類を変更する
a）薬効の弱いステロイドに変更する
b）ステロイド以外の点眼薬（非ステロイド抗炎症薬，抗アレルギー薬など）に変更する

することになるため，患者が自己判断でステロイド点眼薬を中止し，リバウンドをきたすことがあるため，点眼回数や濃度を下げながら少しずつ中止するのが望ましい（表2）．

4. 副作用

ステロイド点眼薬には，免疫能の低下による眼感染症の誘発，悪化，創傷治癒遅延，緑内障（眼圧上昇），白内障など眼局所に対する副作用がある（表3）．ステロイド点眼薬による副作用発現の違いは，臨床効果と同様にステロイドの力価，角膜透過性，角膜通過時の代謝により眼内に移行したステロイド代謝物のステロイド活性の差によるといわれている．

1）ステロイド緑内障

最も注意が必要な副作用は緑内障である．ステロイドによる眼圧上昇作用は，ステロイドの**力価，投与量，投与回数，投与期間に比例**することが知られている．内服より点眼の方がステロイド緑内障を生じやすく，持続性の薬効を示すデポ剤の局所投与（注射）もリスクが高い．また，**点眼液より眼軟膏を長期間使用した場合の方がステロイド緑内障になりやすい**．さらに，ベタメタゾンやデキサメタゾンなどの抗炎症効果の強いものほど眼圧上昇作用が強いといわれているが，フルオロメトロンなどの作用がマイルドで眼内移行の少ない薬剤でもステロイド緑内障の報告があるため，注意が必要である．

ステロイド点眼薬の使用開始2～6週後に眼圧が上昇することが多いが，ステロイドによる眼圧上昇は通常は可逆的であるため，早期に発見すればステロイドの投与中止により眼圧は正常に回復する．しかし，眼圧上昇は自覚症状がないため，長期使用例では不可逆性の眼圧上昇をき

表3 ステロイド点眼薬の副作用

①ステロイド緑内障
②角膜ヘルペス，真菌，緑膿菌などの角膜感染症の増悪
③創傷治癒の遅延
④ステロイド白内障

たし，失明することもあるため注意が必要である．

 ステロイド点眼により，6 mmHg以上の眼圧上昇を呈する中等度反応群が約30％，16 mmHg以上上昇する高反応群（ステロイドレスポンダー）が約5％いるといわれている．緑内障はステロイドレスポンダーと呼ばれるステロイド感受性の高い患者に起こりやすい．また，家族に緑内障の患者がいる場合，ステロイド緑内障になりやすいといわれているため，**ステロイド使用中は定期的（1〜2週間ごと）に眼圧をチェックする**ことが重要である．また，**小児では高反応群が多く**，眼圧測定などの検査が行いにくいため，眼圧上昇の発見が遅れることがあるため注意が必要である．

 以上より，使用に当たっては十分に危険性を考慮する必要がある．患者にもきちんと説明し，点眼しすぎないこと，点眼を急に止めないことなどのコンプライアンスにも注意を払うとともに，眼科での定期的な眼圧チェックを行うことが重要である．

2) 感染

 ステロイド点眼薬は，抗炎症作用のほか，免疫抑制作用も有しているため，外来性の感染源に対する防御能の低下とヘルペスウイルスなどの潜在性ウイルスの活性化や常在菌の顕在化をきたす．このような免疫低下能はステロイドの力価や投与量，投与期間に比例するため，ステロイド点眼の際は感染の悪化や誘発に注意して使用することが必要である．

3) 創傷治癒遅延

 ステロイドはコラーゲン合成を抑制するため，術後長期間使用すると創傷治癒が遅延する．長期間のステロイド点眼薬の使用が細胞外基質代謝に影響を与え，結膜や強膜，角膜の非薄化をきたすことがあるため，このような症状がみられた場合には使用を中止する必要がある．

4）ステロイド白内障

　ステロイド白内障は，ステロイドの投与量に比例して起こりやすくなるため，大量のステロイドを全身的に投与すると白内障を併発する頻度が高いことが知られている．一方で，少量でも長期に使用すると発症する．大量全身投与に比べれば頻度は低いが，ステロイド点眼薬でも白内障が併発する（後嚢下白内障）ことも報告されており，長期間に渡りステロイド点眼薬を使用する場合には定期的な検査を行う必要がある．

5. 注意点

1）点眼液の使用法

　点眼時には鼻腔へ薬液が流れないよう点眼後1分程度涙囊部を圧迫するよう指導することが大切である．また，開封後の残液の細菌汚染防止のために，点眼時，ボトルが眼瞼やまつげに触れないよう注意することも重要である．

2）眼軟膏の使用法

　眼瞼皮膚はステロイドの浸透が良好な部位であるため，少量で効果が得られる．眼軟膏は，手を洗い，指で下まぶたを軽く下方に引き，チューブの先が瞼やまつ毛，眼球などに触れないよう注意しながら，まぶたの内側に細長く軟膏を注入する．

　チューブから直接点入しにくい場合は，清潔な綿棒や指などにあずき大の軟膏を取り，下まぶたを引き，その内側に綿棒を当て軟膏をつけてもよい．点眼前後とチューブがまつげなどに触れてしまった場合は，細菌汚染防止のため，チューブの先端を拭き，軟膏を少量捨てる．眼の外にあふれた軟膏は清潔なガーゼやティッシュペーパーなどで拭きとる．点入後は，軟膏が眼内に広がるようしばらく閉目する．閉目後軽く2～3回マッサージしてもよい．眼瞼に塗布すると，べとつき感が不快であったり，瞬目により眼表面移行した薬剤によって視界が不良になることがあるため，1日1回投与であれば就寝時に塗布するのがよい．

3）使用期限

　点眼薬は，開封前であれば，容器に記載された使用期限まで使用できるが，開封後は細菌汚染の危険もあるため，約1カ月を目安に使用を終了するのが望ましい．

表4 ステロイド点眼薬の禁忌

① 薬剤の成分に過敏症を有する患者
②（原則禁忌）角膜上皮剥離または角膜潰瘍のある患者
③（原則禁忌）ウイルス性結膜・角膜疾患，結核性眼疾患，真菌性眼疾患または化膿性眼疾患のある患者

医療用添付文書より

6. 禁忌

　上皮型角膜ヘルペス（単純ヘルペス角膜炎），細菌および真菌による角膜潰瘍では，感染症を増悪させる恐れがあるため，また，角膜上皮剥離や角膜潰瘍では，角膜創傷治癒遷延や穿孔の危険があるため，原則として投与しないこととされている．経過中，消炎の必要がある場合，医師の指示に従い投与する場合もある（表4）．

memo

ステロイド点眼薬の適応は外眼部および前眼部の炎症性疾患であり，抗菌薬配合剤は，細菌感染を伴う外眼部および前眼部の炎症性疾患である．点眼のほか，点鼻，点耳に適応がある薬剤もあるが，点眼に限れば，薬剤によって適応が異なるものはない．

1. ベタメタゾンリン酸エステルナトリウム

■ 商品名：リンデロン®点眼液0.01％，リンデロン®点眼・点耳・点鼻液0.1％

　内服として使用された場合の薬理作用はデキサメタゾンと同じであるが，点眼薬の強さはデキサメタゾンとほぼ同じか少し強いとされている．**薬理作用が強い分，副作用の緑内障などに注意を払う必要がある．**

2. ベタメタゾンリン酸エステルナトリウム・フラジオマイシン硫酸塩配合

■ 商品名：点眼・点鼻用リンデロン®A液，眼・耳科用リンデロン®A軟膏

　ベタメタゾンの濃度は上記単剤の0.1％と同濃度であるが，抗菌薬のフラジオマイシン硫酸塩を含有している．**フラジオマイシンは接触皮膚炎を起こしやすい抗菌薬の1つであり**，眼瞼炎にフラジオマイシン硫酸塩含有のステロイド眼軟膏を使用し，症状の改善が得られなかった場合，ステロイドが無効であるのか，フラジオマイシン硫酸塩による接触皮膚炎であるのか鑑別に苦慮することがあるため，最近では抗菌薬を配合していないステロイド眼軟膏を選択することが望ましいとされている．

3. デキサメタゾンメタスルホ安息香酸エステルナトリウム

■ 商品名：サンテゾーン®点眼液0.02％，0.1％，サンテゾーン®0.05％眼軟膏

　ステロイド点眼薬のなかではベタメタゾンに次ぐ作用の強さをもっているとされている．ベタメタゾンと同様に**緑内障などの副作用に注意する必要がある．**

4. フルオロメトロン

■ **商品名：フルメトロン®点眼液0.02％，0.1％**

　ステロイド点眼薬のうち，ベタメタゾン，デキサメタゾンに次ぐ強さをもつステロイドである．眼内への移行性が低く，角膜での代謝産物がステロイド活性をもたない．また，眼圧上昇作用がベタメタゾンの1/8～1/10と他のステロイドに比べて低い．

　なお，点眼液は懸濁液であるため，用時よく振って使用する必要があり，患者への指導も重要である．

5. メチルプレドニゾロン・フラジオマイシン硫酸塩配合

■ **商品名：ネオメドロール®EE軟膏**

　抗炎症効果はプレドニゾロンより強いが，点眼薬のなかでは弱い方である．ベタメタゾン・フラジオマイシン配合剤と同様，**フラジオマイシンによる接触皮膚炎に注意する必要がある**．

6. プレドニゾロン

■ **商品名：酢酸プレドニゾロン®0.25％眼軟膏T，プレドニン®眼軟膏**

　ステロイド外用剤のランクでは，プレドニゾロンはウィークに属しており，作用はマイルドで，副作用も比較的少ない．眼内への投与にあたり安全である一方，重症の眼瞼炎などでは効果がみられないことがあるため，注意する．

<文　献>
- 高村悦子：ステロイドの使い方のコツ 5 眼科領域の外用剤・点眼薬の使い方．臨床研修プラクティス，15：47-51，2008
- 深川和己：特集/アレルギーと眼疾患－診断と治療－．アレルギーの臨床，27：361-366，2007
- 市側稔博，坂井潤一：【点眼薬の使い方】　薬効別・点眼薬　わたしの処方（わたしの選択）消炎薬（副腎皮質ステロイド薬）．眼科診療プラクティス，42：20-

25, 1999
- 柏木賢治：特集　眼科における薬剤副作用　ステロイド点眼薬の眼科的副作用．あたらしい眼科，25：437-442, 2008
- 樋口眞琴，大野重昭：ステロイド点眼薬の留意点．アレルギー・免疫，10：1467-1470, 2003
- 坂井潤一：【点眼薬の使い方】　ステロイド緑内障をいかに予防するか．眼科診療プラクティス，42：26, 1999
- 坂井潤一：【点眼薬の使い方】　ステロイド点眼離脱法．眼科診療プラクティス，42：27, 1999
- 原恵美子：【点眼薬の使い方】　ステロイド白内障（防止法）．眼科診療プラクティス，42：28, 1999
- 高村悦子：【アレルギーと薬物治療】　眼科領域（アレルギー性結膜炎）の薬物療法　局所ステロイド薬．医薬ジャーナル，44：143-146, 2008

memo

第3部 疾患編

1. 膠原病
2. 血液疾患
3. 腎疾患
4. 呼吸器疾患
5. 脳神経疾患
6. 甲状腺疾患
7. 消化管・肝胆膵
8. 皮膚科疾患
9. 眼科疾患
10. 耳鼻咽喉科疾患

第3部 疾患編

1. 膠原病

鈴木康夫

膠原病におけるステロイド治療の原則

　膠原病は全身性，非感染性の炎症疾患であり，そのほとんどは自己免疫疾患のような免疫異常を伴う．したがって，抗炎症作用と免疫抑制作用を併せもつステロイドは，多くの膠原病の治療薬として使用されている．膠原病にステロイドを使用する際の一般的な原則を以下に挙げる．

1) 第1選択薬

　膠原病のなかでもステロイドが第1選択薬となる疾患とステロイドが諸症状に有効でないか，有効性が確立していないため，原則としてステロイドを使用しない疾患がある．全身性エリテマトーデス（systemic lupus erythematosus：SLE），炎症性ミオパチー，全身性の血管炎症候群，成人Still病では，治療の第1選択はステロイド療法である（表1）．また，混合性結合組織病（mixed connective tissue disease：MCTD）の発熱，漿膜炎，関節痛，リンパ節腫脹もステロイドのよい適応である．リウマチ性多発筋痛症（polymyalgia rheumatica：PMR）とRS$_3$-PE症候群もステロイドが第1選択薬であり，治療反応性はきわめてよく，中止できる症例もいる．

2) 投与法

　ステロイドは吸収がよい薬剤なので，原則的には経口投与する．膠原病は全身性炎症性疾患なので**分割投与する**ことが多い．特に発熱を伴う病態では1日投与量を2～3回に分けて投与する．神経疾患などで行うような隔日投与は，膠原病活動期にはまず行わない．

　ネフローゼ症候群などにより著明な低タンパク血症があるときは，腸管の浮腫のためステロイドの吸収が悪い可能性があるので，例外的に経静脈投与を行う．経静脈投与を行う際も，分割投与を基本とする．

　初期投与量は原疾患，病態により異なるが，2～4週間継続し，治療反応性や副作用をみながら漸減する．

表1　膠原病とステロイド療法の適応

ステロイド選択性	疾患
ステロイドが第1選択薬である疾患	・全身性エリテマトーデス（SLE） ・炎症性ミオパチー（多発性筋炎/皮膚筋炎） ・混合性結合組織病 ・全身性血管炎 　　結節性多発動脈炎 　　顕微鏡的多発血管炎 　　Wegener肉芽腫症 　　アレルギー性肉芽腫性血管炎 　　大動脈炎症候群 ・成人Still病 ・リウマチ性多発筋痛症，RS_3-PE症候群
病態によってステロイドを使用する疾患	・Behçet病（神経，腸管） ・Sjögren症候群（間質性腎炎，間質性肺炎） ・関節リウマチ（関節外症状，全身症状）
ステロイドが無効で原則として使用しない疾患	・全身性強皮症

3）治療効果の判定

ステロイドの抗炎症作用はすみやかなので，発熱や関節炎は数日で改善する．通常，適切な投与量のステロイドが投与されれば，48時間以内に解熱する．もし，ステロイド投与後3日経過しても解熱しない場合は，投与量を再考する．一方，ステロイドの免疫抑制作用の発現には時間を要する．したがって，ステロイドの大量投与を行って免疫グロブリンの産生が止まったとしても，自己抗体はIgGの半減期に従って減少する．

4）特殊な投与法

ステロイドパルス療法は，電解質作用がほとんどないメチルプレドニゾロン（mPSL）1,000 mgを連続3日間，1クールとして点滴静注する．進行性の腎機能低下を伴うループス腎炎に有効性が報告されて以来，膠原病の難治性病態に施行されてきた．その後，mPSL 250〜500 mg/日を3日間投与する方法をミニパルス療法として臨床で使われる機会が増えてきた．しかし，この投与量での有効性が臨床試験で確認されている病態は少ない．びまん性増殖性腎炎，ネフローゼ症候群を呈したSLEを対象にmPSL 250, 500, 1,000 mg相当/日，3日間投与の有効性を比較した臨床試験では，1,000 mg群では免疫学的指標の改善はすみやかであった

表2 膠原病におけるステロイドパルス療法の適応

疾患	病態
全身性エリテマトーデス	進行性腎機能障害を伴う増殖性腎炎（WHO Ⅳ）（シクロホスファミド静注療法の併用） 中枢神経ループス：痙攣，意識障害 重症血小板減少症，溶血性貧血，血栓性血小板減少性紫斑病（血漿交換療法と併用），劇症型抗リン脂質抗体症候群（血漿交換療法と併用）
全身性血管炎	顕微鏡的多発血管炎：重症型，最重症型 結節性多発動脈炎：複数の重要臓器障害 Wegener肉芽腫症：進行性腎機能障害 　上記いずれもシクロホスファミド静注療法と併用
成人Still病	血球貪食症候群（マクロファージ活性化症候群）の合併
炎症性筋疾患	急速進行性間質性肺炎を伴う皮膚筋炎（タクロリムス，シクロホスファミド静注，シクロスポリンいずれかとの併用）
関節リウマチ	呼吸不全を伴う重症薬剤性間質性肺炎（メトトレキサート，レフルノミド）

が，最終的な腎機能の予後は500 mg群の方がよかった[1]．ステロイドの超大量投与（mPSL 1,000 mg）は糸球体の硬化性病変を進行させる可能性があった．以上のように，ステロイドパルス療法は有効性が確立している病態のみに施行するべきであり，より高用量のパルス療法の方が通常の大量ステロイド投与より有効であると安易に考えてはいけない．パルス療法施行後は後療法として中等量～大量ステロイド投与を行う．ステロイドパルス療法が適応となる膠原病の病態を表2に示す．そのなかには，免疫抑制薬や血漿交換療法の併用が必要な病態もあるので，注意する．

5）副作用の予防

膠原病では，ステロイドは高用量，長期間使用する場合が多いので，副作用が予想される場合は予防的介入を行う．

高用量ステロイド使用中で最も問題となる副作用は感染症である．大量投与中は細菌感染に注意し，投与期間が長くなれば日和見感染症が増加する．感染症の危険因子としては，**高齢，肺疾患合併，免疫抑制薬併用，低タンパク血症，リンパ球減少，IgG低値**が挙げられる．これらの危

険因子をもつ症例では，ニューモシスチス肺炎予防のためST合剤の予防投与をする．また，β-D-グルカンやCMV抗原の検査を定期的に行う．胸部X線やCT検査で陳旧性肺結核がある場合はINH（イソニアジド）の予防投与も考える．また，骨粗鬆症の予防はステロイド性骨粗鬆症の管理と治療ガイドライン（日本骨代謝学会）に準じて行う（p38図2参照）．高齢，閉経後女性，低骨密度，脆弱性骨折の既往のある症例では積極的にビスホスホネートの投与を考える．

memo

1. 全身性エリテマトーデス（SLE）

主に用いられるステロイドと使い分けのポイント

　一般に，膠原病治療に使われるステロイドは，中時間作用型で使用しやすいプレドニゾロンである．高血圧，心不全，浮腫を合併している症例に，ミネラルコルチコイド作用がほとんどない中時間作用型のメチルプレドニゾロン（メドロール®，ソル・メドロール®）が使用されることがあるが，通常の経口ステロイド治療に使用する投与量では，プレドニゾロンの電解質作用が問題となることは少ない．

　プレドニゾロンで治療中に，ステロイドの効果が減弱する時間帯に発熱がみられるような症例や臨床的に十分な効果が得られない場合，長時間作用型のベタメタゾン（リンデロン®）を使用することがある．その際は，**フッ素含有の作用時間が長いベタメタゾンやデキサメタゾン（デカドロン®）は，筋骨格系などの副作用も強いことを念頭に置く．**

ステロイド以外に使用される薬物

　SLE治療には**免疫抑制薬，免疫グロブリン大量療法，血液浄化療法**がステロイドと併用で使用される．

1）免疫抑制薬

　免疫抑制薬の適応は，①免疫抑制薬を併用した方が，明らかに治療効果が優れていることが実証されている病態，②ステロイドで治療したが，十分な効果が得られない難治性病態，③ステロイドは有効であるが減量とともに再燃をくり返し，ステロイドが減量できない症例，④ステロイドの副作用が強く懸念される病態，である．

　①のよい例は，WHO Ⅲ，Ⅳ型の増殖性ループス腎炎で，ステロイド単独治療では長期的に腎不全になる頻度が高く，シクロホスファミド点滴静注を組み合わせた寛解導入治療が広く行われている．また，寛解導入後の維持療法としては，アザチオプリン，ミコフェノール酸モフェチル，タクロリムス，ミゾリビンが使用される．ミコフェノール酸モフェチルやタクロリムスは寛解導入目的でも有効性の報告があるが，長期的な予後に関するエビデンスは十分でない．

　②としてはステロイド不応の中枢神経ループス，血球減少症，血球貪

食症候群，中小動脈の血管炎などが挙げられる．中枢神経ループスや血管炎にはシクロホスファミド，血球貪食症候群にはシクロスポリンが有効である．

③SLEの種々の病態において，ステロイド減量効果（steroid sparing effect）が示されているのはアザチオプリン，タクロリムス，メトトレキサート，ミゾリビンである．

④コントロール不良の糖尿病，すでに骨粗鬆症性骨折を合併している例などでは，ステロイド治療により合併症の増悪が懸念されるため，免疫抑制薬を併用して，ステロイド投与量をなるべく少なくし，減量も早めに行う．

免疫抑制薬の適応となる主なSLEの病態を表3に示す．

2）免疫グロブリン大量療法

そのほかに，ステロイドと併用する治療法には免疫グロブリン大量療法（IVIg）と血液浄化療法がある．IVIgは血小板数10,000/fl以下の重

表3 SLEにおける免疫抑制薬の適応

免疫抑制薬	適応となる病態
シクロホスファミド（エンドキサン®）*保険適応外使用	・難治性ループス腎炎（WHO Ⅲ，Ⅳ型）の導入療法 ・ステロイド抵抗性中枢神経ループス ・血管炎
アザチオプリン（イムラン®）*保険適応外使用	・難治性ループス腎炎の維持療法 ・血管炎 ・ステロイド減量目的（steroid sparing effect）
タクロリムス（プログラフ®）	・難治性ループス腎炎（再発例，維持療法）　寛解導入療法についてはエビデンス少ない ・関節炎
シクロスポリン（ネオーラル®）*保険適応外使用	・難治性ループス腎炎 ・血球貪食症候群 ・脂肪織炎
メトトレキサート（リウマトレックス®）*保険適応外使用	・関節炎 ・内臓病変を伴わない症例のステロイド減量目的
ミゾリビン（ブレディニン®）	・ループス腎炎の維持療法 ・ステロイド減量目的
ミコフェノール酸モフェチル（セルセプト®）*保険適応外使用	・難治性ループス腎炎 ・血管炎，皮膚病変

症例あるいはステロイド効果不十分例の自己免疫性血小板減少症に使用される．また，活動性出血がある場合や手術前で血小板数をすみやかに上昇させたい場合に併用することもある．

3）血液浄化療法

血液浄化療法には全血漿交換療法，二重膜濾過血漿交換療法，免疫吸着法があるが，SLEの場合，抗dsDNA抗体などの病態と密接に関連する自己抗体や免疫複合体の急速な除去や，血漿成分の補充目的でステロイド療法に併用する場合がある．絶対的な適応としては，血栓性血小板減少性紫斑病（thrombotic thrombocytopenic purpura：TTP）と劇症型抗リン脂質抗体症候群が挙げられる．血液浄化療法施行後は，抗体産生のリバウンドを避けるため，後療法として高用量のステロイドを使用する．

ステロイド薬物治療の考え方（図1）

SLEの諸症状にはステロイドが一般的に第1選択薬であるが，有効な投与量は病態によりさまざまである．ステロイド投与量は大量，中等量，少量に大まかに分けられる．目安としては，体重1kgあたりプレドニゾロン換算1mg以上（50〜60mg以上）は大量，中等量は30〜40mg，少量は15〜20mg以下である．腎症，中枢神経症状，溶血性貧血，血小板減少症に対しては大量投与を行う．漿膜炎あるいは高熱を伴う非内臓病変には中等量投与を行う．全身症状がない皮疹や関節炎は少量ステロイドで改善することが多い．全身症状や臓器病変に応じて適切な初期投与量を選ぶことが重要である．

ステロイド投与量			
少量	≦15 mg/日	関節炎	
	<30 mg/日	発熱，皮疹	
中等量	30〜40 mg/日	胸膜炎，心膜炎	
大量	50 mg/日〜パルス療法	中枢神経症状 ループス腎炎 溶血性貧血 重度血小板減少 全身血管炎 心タンポナーデ	

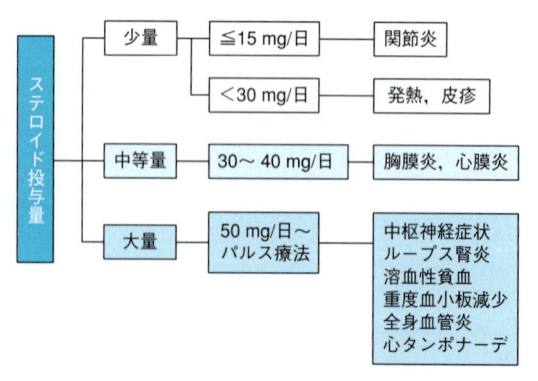

図1　SLEにおける症状別ステロイド投与量

症例 ① 34歳，女性．中枢神経ループス

顔面および四肢の紅斑，多関節痛，抗核抗体陽性，抗dsDNA抗体高値よりSLEと診断された．PSL（プレドニン®）10 mg，分2で投与開始，皮膚症状，関節痛の改善が得られたため，ステロイドを減量したところ，再び皮疹の再燃がみられた．PSL 20 mgまで増量したが，改善得られず，発熱，頭痛，不眠，見当識障害が出現，白血球減少も顕著になり入院加療となった．

入院後，PSL 60 mg（分3）に増量したが，発熱持続，白血球数900/flと低下したため，mPSL（ソル・メドロール®）1,000 mg，3日間のパルス療法を行った．パルス療法施行後，すみやかに解熱し，精神症状は改善した．白血球数と抗ds-DNA抗体は正常化し，ステロイド漸減後も経過良好である（図2）．

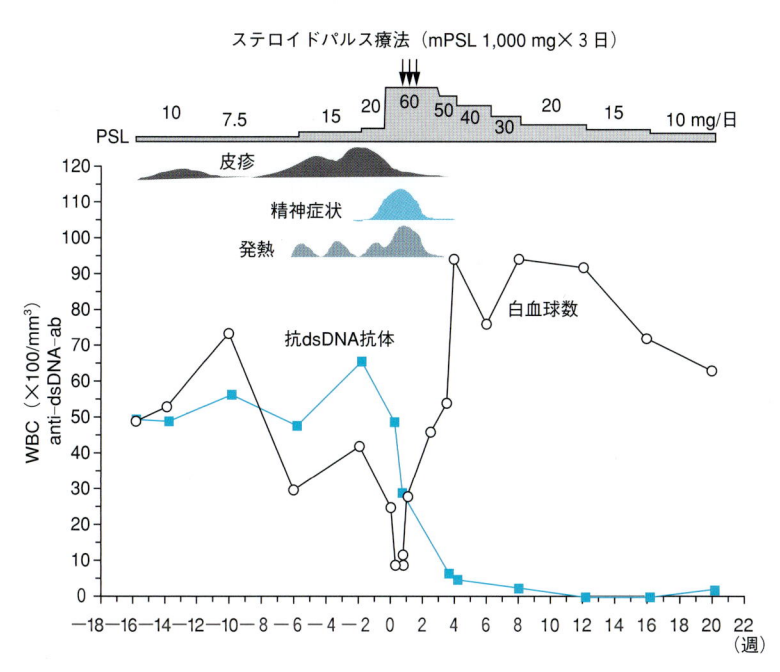

図2　中枢神経ループスの治療経過とステロイドの使い方

こう考えて処方した

本例は皮膚，関節症状で発症し，ステロイド治療を少量で開始した．しかしステロイド減量後，再燃し，全身症状（発熱）とともに中枢神経症状と著明な白血球減少が出現した．PSL 60 mgに増量したが，3日目でも改善が得られないためパルス療法を施行した．症状に応じてステロイド投与量を決定し，効果が得られなければすみやかに増量することが必要である．

症例 ❷ 36歳，女性．ループス腎炎

発熱，関節痛，尿タンパクおよび全身浮腫，胸水，腹水で入院．血清アルブミン値1.2 g/dLと著明な低タンパク血症を認め，抗核抗体陽性，抗dsDNA抗体高値，白血球減少，低補体を認めたことからSLEと診断した．

経過 PSL 30 mg（分3）で治療を開始し，腎生検を行った．ステロイド開始後，発熱・関節症状などは改善し，腎病理組織はびまん性増殖性腎

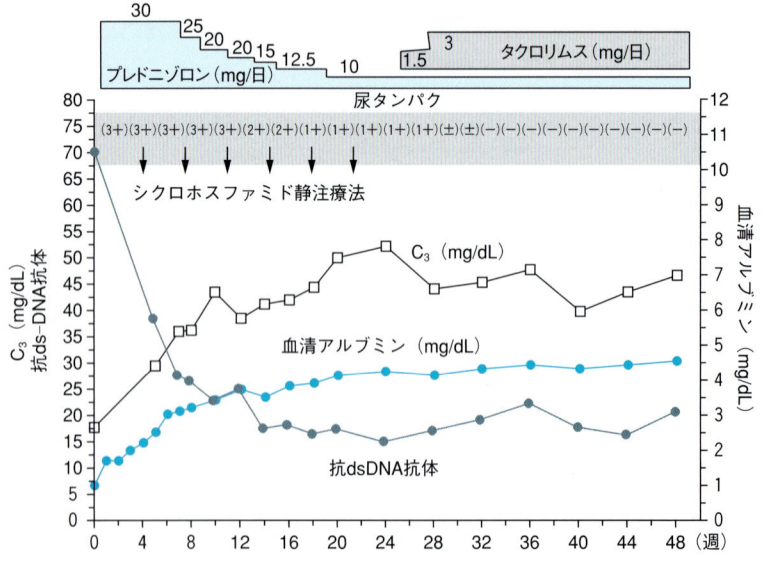

図3 ループス腎炎（WHO typeⅣ）の治療経過とステロイドの使い方

炎（WHO Ⅳ型）であったことから，シクロホスファミド静注療法：IV-CY（750 mg/body）を併用した．抗dsDNA抗体，補体など免疫血清学的指標の改善とともに，尿タンパクの減少，血清アルブミンの増加が得られた．IV-CYを月1回継続しステロイドは漸減したところ，IV-CY 6回終了した時点で尿タンパクは著明に減少，血尿は消失し，血清アルブミン値は正常化した．そのためIV-CYは終了し，維持療法としてPSL 10 mgに加え，タクロリムスを併用し，経過良好である（図3）．

こう考えて処方した

本例はネフローゼ症候群に全身症状を伴うSLEであり，腎生検組織はWHO Ⅳ型であったことから，ステロイド単剤ではなく，IV-CYを主体に治療を行った．腎症以外の症状はPSL 30 mgで改善したため，PSLは増量せず，$0.5\,g/m^2$体表面積のIV-CYを月1回継続し，腎症は寛解に至った．その後，寛解維持療法としてタクロリムス3 mg/日を継続している．本例のように，難治性腎炎合併例では腎機能の長期的予後を考え，免疫抑制薬を積極的に併用し，ステロイドは腎症以外の症状の改善がよければ比較的速く減量する方が副作用を軽減できる．

memo

2．関節リウマチ（RA）

主に用いられるステロイドと使い分けのポイント

RAの関節症状や関節外症状に対しては，通常，経口でプレドニゾロン（プレドニン®など）が投与される．

関節注射には関節内停滞性が高いメチルプレドニゾロン酢酸エステル（デポ・メドロール®）やトリアムシノロンアセトニド（ケナコルト®-A）の懸濁注射液が使用されることが多い．トリアムシノロンアセトニド懸濁注射液は筋注で以前は使用されたが，最近使用されることはほとんどない．デキサメタゾンパルミチン酸エステル（リメタゾン®）はリポステロイドで，静注できる．2週間以上の間隔をあけて使用する．

ステロイド以外に使用される薬物

RA薬物療法の基本薬は抗リウマチ薬（DMARDs）であり，RAと診断されたらすべての症例に投与されるべき薬剤である．DMARDsのなかでは，有効率が高く，関節破壊進行抑制効果が証明されているメトトレキサート（MTX），サラゾスルファピリジン（SASP），ブシラミン（BUC），レフルノミド（LEF），タクロリムス（TAC）を中心に使用する．そのなかでもMTXはRA治療のanchor drugに位置付けられる．低分子抗リウマチ薬の効果不十分な場合は，生物学的製剤であるTNF阻害薬（インフリキシマブ，エタネルセプト，アダリムマブ）やIL-6阻害薬（トシリズマブ）が使用される．

血管炎，間質性肺病変など関節外症状に対しては，シクロホスファミド，シクロスポリン，アザチオプリンも使用されるが保険適用外である．

ステロイド薬物治療の考え方

RAに対するステロイドの全身的投与の適応は，医学的な絶対的適応と社会的適応に分けられる（表4）．血管炎に基づく症状や間質性肺炎など関節外症状は，ステロイドの絶対的適応である．特に中小動脈の血管炎を伴う症例では高用量のステロイドを使用する．一般的に関節炎に対しては，ステロイドは補助的な役割である．抗リウマチ薬の効果発現までの橋渡し的な目的で少量のステロイド（PSL 10mg以内）を使用する場

表4 関節リウマチにおけるステロイドの適応

1．医学的・絶対的適応

- 全身性血管炎や関節外症状を伴う場合

内臓虚血・梗塞，間質性肺炎，心筋炎：	PSL 50 mg（1 mg/kg体重）〜パルス療法（適宜免疫抑制薬併用）
運動障害を伴う多発性単神経炎	PSL ＞40 mg（適宜免疫抑制薬併用）
皮膚潰瘍・梗塞，壊疽，紫斑，胸膜炎	中等量（PSL 30 mg〜）
知覚障害のみの末梢神経炎	15〜40 mg

- Felty症候群の一部
- 他の膠原病の合併
- ステロイドが有効な抗リウマチ薬の副作用発現時（重症薬疹，間質性肺炎など）
- 激しい多関節炎で発熱，衰弱，貧血などを伴い全身状態が悪いとき（少量）
- 抗リウマチ薬，生物学的製剤が副作用などで使用できずRA活動性のコントロールが困難なとき（少量）

2．社会的適応（PSL10mg/日を超えない）

- 抗リウマチ薬の効果不十分で社会生活に支障がある場合
- 抗リウマチ薬，生物学的製剤の効果が発現するまでの橋渡し療法

3．関節内注射（抗リウマチ薬，生物学的製剤の補助的役割）

- 単関節の末梢型関節炎で感染が除外できる
- 多発性関節炎であっても，特に少数関節に活動性があり，そのため日常生活に支障が多い場合
- 抗リウマチ薬で全体的にコントロールされているが治療に抵抗性を示す大関節が少数ある場合
- リハビリテーションの補助的目的

4．注射投与　経静脈（リメタゾン®）投与，筋肉注射

- ステロイド服用が不確実（理解力，記憶力の低下している症例）
- 抗リウマチ薬の効果が出てくるまで日常生活に支障が多い症例（橋渡し）
- ステロイドの離脱を医師の管理下で行う必要がある場合

合が多いが，抗リウマチ薬や生物学的製剤の効果が十分出てくれば，ステロイドは漸減，中止するように努力するのが一般的である．極少量のステロイド併用は，抗リウマチ薬治療をきちんと行っている状況下では，関節破壊の進行を抑制する効果も報告されている．しかし，免疫抑制作用のある抗リウマチ薬や生物学的製剤を使用しているときは，少量のステロイドも感染リスクを増加させるし，骨粗鬆症や動脈硬化の問題点もある．ベネフィット/リスクを考えると，RA滑膜炎に対するステロイドの有用性は確立していないので，継続する場合でも，なるべく少量にとどめる．

ステロイドの関節内注射も補助的役割であり，1～2個の大関節に治療抵抗性の活動性関節炎が残っている場合はよい適応である．静脈，筋肉注射でのステロイド投与を行う機会は多くないが，経口投与と同様に，橋渡し的な目的で使用する場合と他の薬剤が使用しづらい場合に使用する．

症例❸ 50歳，女性．活動性RA

　1カ月前より，両手関節，手指関節の疼痛，腫脹が出現し，受診した．抗CCP抗体高値，RF（リウマチ因子）高値で早期RAと診断し，MTX（メトトレキサート）週6 mgで治療開始した．

経過　4週後も十分な効果が得られず，圧痛関節14カ所，腫脹関節12カ所，DAS28　7.40，血清CRP　6.02 mg/dLとRA関節炎の活動性高く，仕事ができないため，PSL　5 mg/日を併用し，MTXを漸増した．MTX週12 mgまで増量した時点で血清CRP値の低下，圧痛，腫脹関節痛も減少したが，低活動性まで改善は得られなかった．エタネルセプト

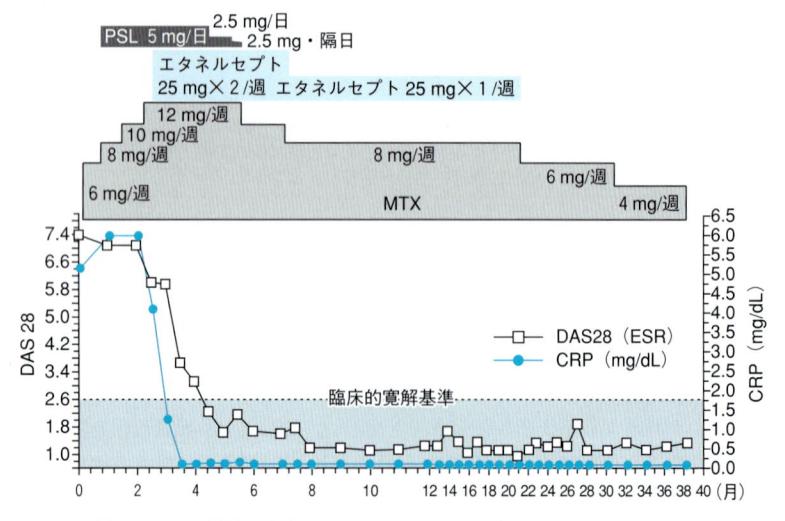

図4　関節リウマチ症例の治療経過とステロイドの使い方

25 mg皮下注，週2回を開始し，その後すみやかに関節炎は改善し，臨床的寛解状態に入った．そのため，PSLは漸減し中止した．6カ月間寛解状態が持続していたため，エタネルセプトを週1回投与に減量した．その後も寛解状態持続し，エタネルセプトを中止し，MTXも週4mgまで減量したが，再燃はない（図4）．

こう考えて処方した

本例の如く，活動性が高い早期RAでは，MTX，生物学的製剤による強力な治療で寛解に導入できることが多く，ステロイドも初期の短期間に使用が限定されるため，デメリットはほとんどなく，患者のADLの改善，健康感の増大などメリットが生かされる．

memo

3. 多発性筋炎/皮膚筋炎

主に用いられるステロイドと使い分けのポイント

他の膠原病と同様に，プレドニゾロン（プレドニン®など）の経口投与が一般的である．ベタメタゾンなどフッ素含有ステロイドはステロイド筋症，骨粗鬆症など骨格系副作用が出やすいので通常は使用しない．

ステロイド以外に使用される薬物

ステロイド療法と組み合わせて使用するのは免疫抑制薬，免疫グロブリン大量療法である．免疫抑制薬はステロイド抵抗性筋炎，一部の間質性肺炎，血管炎合併例に使用する．難治性筋炎に対してはアザチオプリン，シクロスポリン，タクロリムス，MTXの有効性が知られている．免疫グロブリン大量療法はステロイド抵抗性の症例に使用するが，皮膚筋炎の方が多発性筋炎より有効率が高い．抗アミノアシルtRNA合成酵素抗体陽性例のように難治性関節炎を合併している場合は，RAに対して有効なMTXやタクロリムスが使いやすい．

ステロイド薬物治療の考え方

多発性筋炎/皮膚筋炎の第1選択薬はステロイドである．軽症例や高齢者では中等量ステロイドで治療開始する場合もあるが，原則は大量投与（PSL 1 mg/kg体重）である．初期投与量は2週間継続し，効果をみながら漸減する．初期投与量を4週間使用しても効果不十分であればステロイド抵抗性と考え，免疫抑制薬併用を考える．抗SRP抗体陽性例では，難治性，ステロイド抵抗性であることが予想されるので，初期から免疫抑制薬併用を考える．低酸素血症を伴う間質性肺炎合併例にはパルス療法ないし大量投与を行う．特に臨床的に筋症状が軽い皮膚筋炎（clinically amyopatic dermatomyositis：CADM）では，予後不良な急速進行性間質性肺炎を合併する場合があるので，シクロホスファミド，タクロリムス，シクロスポリン併用を初期から行う．皮膚潰瘍など血管炎症状を伴う皮膚筋炎ではステロイドとシクロホスファミドを併用する．

症例 ④ 32歳，男性．多発性筋炎

1カ月来の多関節痛と徐々に増悪する四肢の筋力低下のため受診．三角筋，上腕二頭筋，腸腰筋，大腿四頭筋，頸部屈筋群の筋力は徒手筋力テストで3～4，両手関節の圧痛・腫脹，肩関節圧痛を認めた．血清CK値は12,400 IU/Lと著明高値，抗Jo-1抗体陽性より多発性筋炎と診断した．胸部X線写真では肺底部，胸膜下に極軽度の間質性陰影を認めた．

経過 PSL 65 mg/日（1 mg/kg体重），分3投与で治療を開始，関節痛はすみやかに消失し，血清CK値も2週後には5,000 IU/Lまで低下し，以後5 mg/週程度の割合で漸減した（図5）．

症例 ⑤ 38歳，男性．皮膚筋炎

多関節痛，顔面，手指の紅斑で受診．初診時，頬部，爪囲および膝関節伸側部に紅斑を認め，肺野ではfine crackleを聴取した．頸部屈筋の軽度筋力低下を認めたが，四肢筋力，血清筋原性酵素は正常であった．胸部CT写真では中〜下肺野に索状影を伴うすりガラス陰影が散在し，いわゆる折りたた

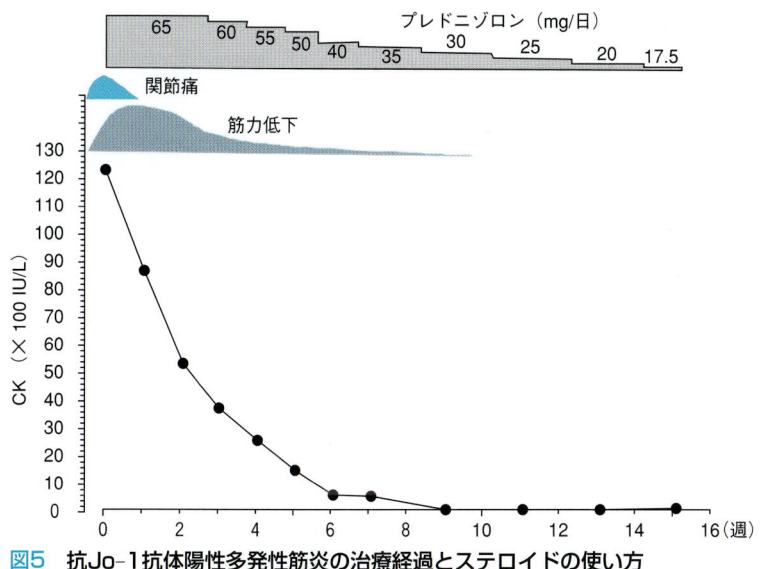

図5 抗Jo-1抗体陽性多発性筋炎の治療経過とステロイドの使い方

み現象と呼ばれる所見がみられた．その後，乾性咳嗽，息切れが増悪し入院となった．臨床的に筋炎症状がない皮膚筋炎（CADM）と診断し，胸部CT所見の特徴は，予後不良の急速進行性間質性肺炎の初期所見に一致していた．

経過 CADMに合併する急速進行性間質性肺炎の予後は不良でステロイド大量投与では有効性が期待できず，また一時的な改善が得られても減量中に間質性肺炎の急性増悪も起きる可能性がある．本例は，PSL 60mg/日（分3）とタクロリムス3mg/日で治療を開始した．また，1カ月間，ステロイドは初期投与量を継続し，関節炎，皮膚症状は消失，血清LDHの低下，胸部CT画像の改善を確認後，ステロイドの減量を行った（図6）．

こう考えて処方した

本例のように，免疫抑制薬を併用しないと予後不良の病態に対しては，はじめからステロイド＋免疫抑制薬の併用治療を行い，ステロイドの減量も慎重に行う．

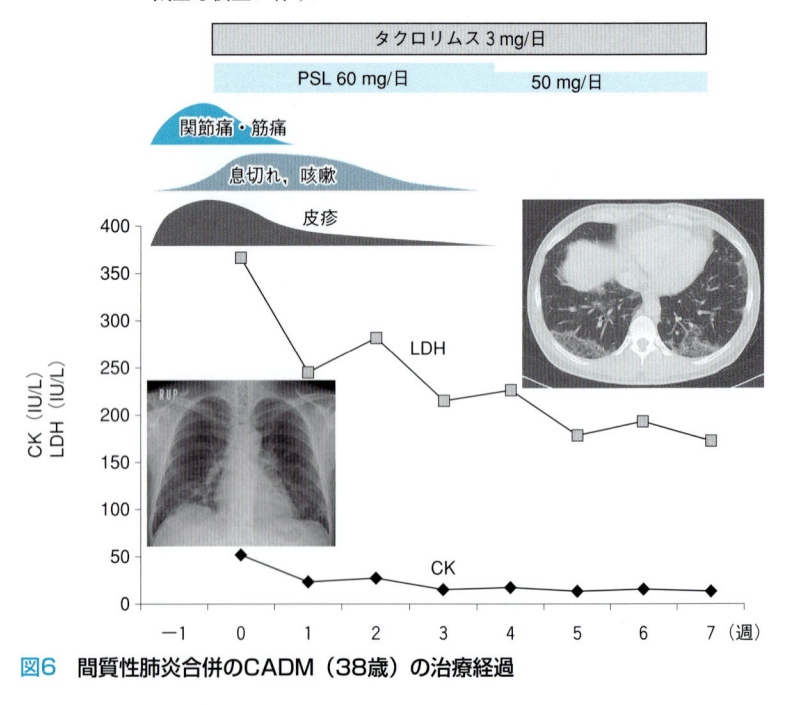

図6 間質性肺炎合併のCADM（38歳）の治療経過

4. 血管炎症候群

主に用いられるステロイドと使い分けのポイント

プレドニゾロンを経口あるいは点滴静注で分割投与するのが一般的である．重症例ではメチルプレドニゾロンを用いたパルス療法を行う．

ステロイド以外に使用される薬物

中小動脈の壊死性血管炎に対しては，ステロイドに加えて免疫抑制薬を併用する．使用される薬剤は，重症例や寛解導入目的ではシクロホスファミドが使用される．軽症例や維持療法ではアザチオプリン，MTXを使用する．大型血管炎ではステロイド減量目的でMTXを使用する場合がある．ANCA関連血管炎で重篤な肺・腎障害がみられる場合は，血漿交換療法を併用する．

ST合剤は，肺病変のある症例やステロイドと免疫抑制薬で強力な治療をする症例にはニューモシスチス肺炎（pneumocystis pneumonia：PCP）予防に使用されるが，Wegener肉芽腫症の局所型治療や再発防止において有効性が報告されている．ジアフェニルスルホン（DDS）が内臓障害を伴わないアレルギー性紫斑病に使用されることがある．

免疫グロブリン大量療法（IVIg）は難治性，再発性ANCA関連血管炎に対して使用することがあるが，確立した治療法ではない．

ステロイド薬物治療の考え方

全身性血管炎あるいは中小動脈の壊死性血管炎に対してはステロイド大量治療を行う．古典的結節性多発動脈炎，Wegener肉芽腫症（全身型），運動神経障害を伴うアレルギー性肉芽腫性血管炎では，ステロイド単剤ではなく，初期からシクロホスファミドを中心とした免疫抑制薬を併用する．顕微鏡的多発血管炎では，臨床症状により重症度を分けてステロイド投与量や併用療法を決定する（表5）

大動脈炎症候群，側頭動脈炎は，原則，中等量〜高用量のステロイド単独で治療する．

表5 顕微鏡的多発血管炎における重症度別ステロイド投与法

重症度	臨床症状	治療
最重症例	びまん性肺胞出血 腸管穿孔型 膵炎型 脳出血型 抗基底膜抗体併存陽性例	ステロイドパルス療法 （500〜1,000 mg，3日間）または PSL高用量（40〜60 mg/日） 初期投与量は1カ月 シクロホスファミド点滴静注（0.5 g/mm²） または経口投与（50〜100 mg/日）を併用 血漿交換療法（2〜3L，3日間）併用
重症例	全身性血管炎型 （3臓器以上の障害） 肺腎型 （限局性肺胞出血または広範囲 間質性肺炎と腎炎の合併）	ステロイドパルス療法 （500〜1,000 mg，3日間）または PSL高用量（40〜60 mg/日） シクロホスファミド点滴静注（0.5 g/mm²） または経口投与（50〜100 mg/日）を併用
軽症例	腎限局型（RPGN除く） 肺線維型（肺胞出血除く） その他型（筋・関節型，軽症全 身型，末梢神経炎型）	PSL中等量（15〜30 mg/日）経口投与 シクロホスファミドあるいはアザチオプリン 経口投与を適宜併用

RPGN：rapidly progressive glomerulonephritis，急速進行性糸球体性腎炎

症例❻ 63歳，女性．全身性強皮症＋MPO-ANCA関連血管炎

　レイノー現象，手指腫脹，皮膚硬化，抗Scl-70抗体陽性で全身性強皮症と診断．経過中，下腿の紫斑出現，腎機能低下が進行したため他院で強皮症腎と診断され，血液透析療法を受けていた．その後，血痰が出現し，発熱，急速な貧血の進行と胸部CT検査で広範囲にわたる浸潤影とすりガラス陰影を認めたため，肺胞出血疑いで当院入院．

経過 Hb 5.6 g/dL，MPO-ANCA＞640 U/mLと高値でMPO-ANCA関連血管炎による肺胞出血と診断，mPSL 1,000 mg，3日間のパルス療法を行い，後療法はPSL 60 mgを経静脈的に8時間ごとに投与した．肺胞出血は改善してきたが，消化管出血を合併し，血漿交換療法を併用した．本例は顕微鏡的多発血管炎の最重症例に相当し，パルス療法を含むステロイド大量投与を行ったが効果不十分であった．血液透析施行中のため，シクロホスファミドを使用せず，血漿交換療法を併用した．その後，臨床症状は改善し，ステロイドは漸減，寛解維持療法としてアザチオプリンを併用した（図7）．

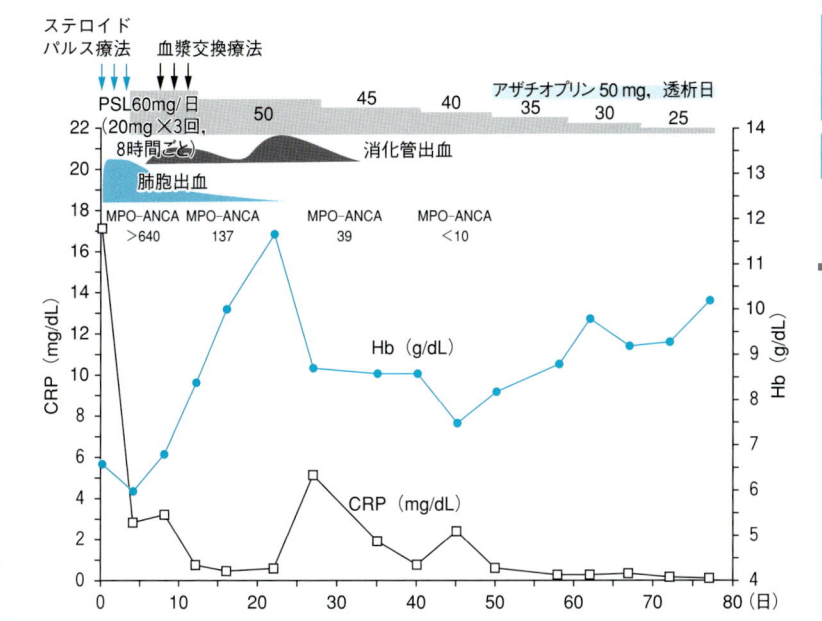

図7 全身性強皮症＋MPO-ANCA関連血管炎とステロイドの使い方

> **こう考えて処方した**
>
> ステロイドを大量使用しても十分な効果が得られない病態に対しては，免疫抑制薬，血漿交換療法を積極的に併用する

症例⑦ 78歳，女性．顕微鏡的多発血管炎

38℃以上の発熱，全身筋肉痛，体重減少で他院受診し，リウマチ性多発筋痛症と診断され，PSL 10 mg/日（分1）を投与されたが改善せず，下肢のむくみが顕著となり当院受診．

経過 CRP 16.2 mg/dL，白血球数 24,100/fl，MPO-ANCA 30 U/mLで多発性単神経炎（知覚神経障害）がみられ，胸部X線写真で軽度の間質性変化を認めた．顕微鏡的多発血管炎，軽症例と診断し，PSL 30 mg（分3）で治療開始したところ，発熱，下肢浮腫は消失し，以後ステ

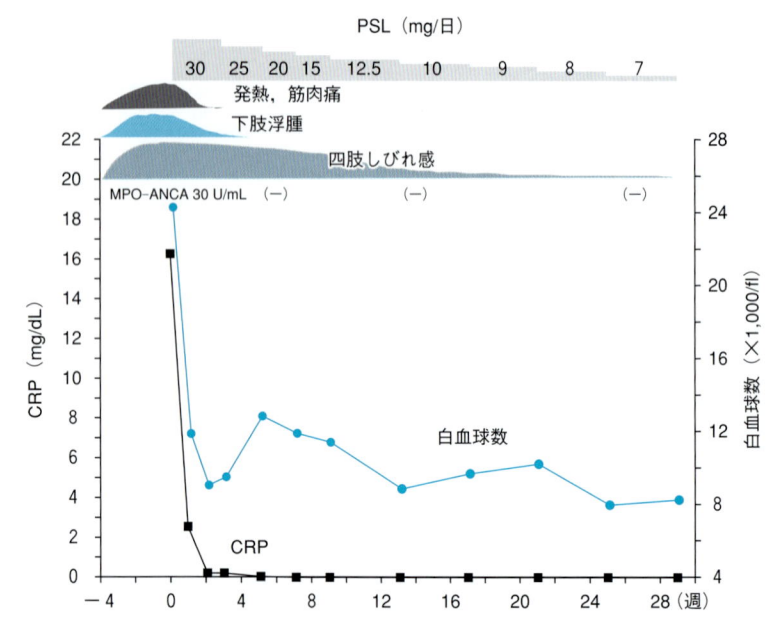

図8 顕微鏡的多発血管炎,軽症例の治療経過とステロイドの使い方

ロイドを漸減しているが経過順調である(図8).

こう考えて処方した

本例は重篤な肺病変や腎障害なく,顕微鏡的多発血管炎としては軽症例で高齢のため,ステロイド中等量,単剤で治療した.

<文 献>
1) 本間光夫,他:ループス腎炎に対するU-67590Aの後期第Ⅱ相臨床試験;至適投与量検討試験.基礎と臨床,27:5191-5225,1993
・市川陽一,他:全身性エリテマトーデス中枢神経障害に対するメチルプレドニゾロンパルス療法.リウマチ,34:733,1994
・鈴木康夫:新しい診断と治療のABC(8)関節リウマチ,ステロイド剤.最新医学社,194,2008

第3部 疾患編

2. 血液疾患

西村純一，柴山浩彦，水木満佐央，金倉　譲

1. 自己免疫性溶血性貧血（AIHA）
（ここでは主に特発性温式AIHAについて解説する）

主に用いられるステロイドと使い分けのポイント

- **プレドニゾロン（プレドニン®）**
  重大な禁忌条件がなければ，第1選択薬となる．
- **メチルプレドニゾロン（ソル・メドロール®），デキサメタゾン（デカドロン®）**
  パルス的に大量投与されることがあるが，プレドニン標準量による治療成績との比較はない．

ステロイド以外に使用される薬物

特発性の温式AIHA（autoimmune hemolytic anemia）の治療では，副腎皮質ステロイド，摘脾術，免疫抑制薬（シクロホスファミド，アザチオプリン，6-メルカプトプリン，メトトレキサート）が3本柱であり，副腎皮質ステロイドが第1選択である．後2者の選択順位は症例によって異なるが，一般論としては摘脾術が第2選択であろう．そのほかの治療法としては，免疫グロブリン製剤，ダナゾール，シクロスポリン，ビンカアルカロイドなどがあり，新しい治療法としては，キメラ型抗CD20モノクローナル抗体（リツキシマブ）やヒト化抗CD52モノクローナル抗体（アレムツズマブ，Campath-1H）などが試みられているが，これらはいずれも保険適応はない．

ステロイド薬物治療の考え方[1)2)]

1）初期治療（寛解導入療法）

プレドニン® 1.0～1.5 mg/kg/日の大量（標準量）を連日経口投与する．4週を目安とするが反応の遅速によって2週前後の幅をもたせてよい．多くの症例では2週間以内に貧血の改善が認められ，約半数の症例では4週間以内に血液学的寛解に達する．高齢者では感染，糖尿病，消化性潰瘍，心血管系合併症などが出現するおそれがあるので，十分な監視と迅速な対応が必要である．寛解導入後の減量は，1カ月で0.5 mg/kg/日程度までゆっくり（週5～10 mg/日）減量する．その後，2週間に5 mgのペースで減量し，10～15 mg/日の初期維持量にもっていく．溶血の再燃がみられた場合には初期投与量の半量（0.5～0.75 mg/kg/日）に戻し，さらにゆっくりと減量を試みる．

2）維持療法

初期維持量まで減量したら，網状赤血球と直接Coombs試験の推移をみて，ゆっくりとさらに減量を試み（1～2 mg/2週，または5 mg/月程度），5 mg/日を最少維持量とする．この期間に10％で悪化や合併症の出現をみる．直接Coombs試験が陰性化し数カ月以上みても再陽性化や溶血の再燃がみられず安定しているなら，維持療法をいったん中止して追跡することも許される．5 mg/日ないしそれ以下の最少量～微量の投与で年余にわたって安定を続ける場合もCoombs試験の結果によらずいったん中止を考慮するが，慎重な判断が必要となる．その際には再燃の可能性を常に念頭において患者の理解を求め，定期的な追跡を怠らないことが重要である．ステロイドの維持量が15 mg/日以上の場合，また副作用，合併症の出現があったり，悪化をくり返すときは，第2/3選択である免疫抑制薬や摘脾術の採用を積極的に考える．

症例① 溶血の再燃がみられ糖尿病が顕性化した症例

43歳，女性．5年前より胃部不快感にて近医通院中であった．このとき，軽度の貧血を指摘され，経過観察されていた．2カ月前頃より，貧血の進行を認め，動悸も自覚するようになった．Hb 6.7 g/dLまで減少し，黄疸も進行（T-Bil 3.3 mg/dL）するため，当科紹介入院となった．入院時，貧血，黄疸に加え，網状赤血球増加，間接優位のビリルビン増加，血清ハプト

グロビン低下より溶血性貧血が疑われ，赤血球寿命を測定したところ，短縮と脾臓への取り込みが確認された．Coombs試験陽性よりAIHAと診断した．プレドニン® 50 mg/日（1.0 mg/kg/日）より開始した．

経過 プレドニン®開始4週目にはHb 9 g/dL台まで回復したため減量を開始した．その後15 mg/日まで減量した時点で溶血の再燃がみられたため，プレドニン® 25 mg/日に戻しゆっくりと減量を試みるも，糖尿病が顕性化したためプレドニン®を中止し，免疫抑制薬のアザチオプリン50 mg/日で開始し外来通院となった．

こう考えて処方した
溶血の再燃がみられたので初期投与量の半量に戻し，さらにゆっくりと減量を試みたが，副作用（糖尿病）の出現を認めたためプレドニン®を中止し，免疫抑制薬のアザチオプリンに切り替えた．

memo

2. 特発性血小板減少性紫斑病（ITP）

主に用いられるステロイドと使い分けのポイント

● **プレドニゾロン（プレドニン®）**
  重大な禁忌条件がなければ，標準選択薬となる．

● **メチルプレドニゾロン（ソル・メドロール®），デキサメタゾン（デカドロン®）**
  重症例に対しパルス的に大量投与されることがある．

ステロイド以外に使用される薬物

　ヘリコバクターピロリ菌陽性症例に対しては，まず除菌を試みる．ピロリ菌陰性例，除菌無効例に対しては副腎皮質ステロイド療法を行い，反応が悪ければ摘脾術を考慮する．これらに無効の難治例には，保険適応外ではあるがシクロホスファミドやビンクリスチンなどのサルベージ療法を試みることもある．新しい治療法として，リツキシマブがステロイド，摘脾不応例の50％に奏効することが報告され注目されている．また，いくつかの血小板増殖因子が開発され臨床試験が進行中である．

　観血的処置を必要とする場合や出血症状が重篤な場合はγグロブリン大量療法（IVIg，200〜400 mg/kg/日×5日間）を行う．70〜80％の症例で効果が得られるが，持続期間は2週間前後と一過性である．出血症状が重篤な場合では，止血目的にて濃厚血小板（platelet concentrate：PC）の輸血を行うこともある．翌日には血小板数は輸血前値に戻ってしまうが，一次的な止血効果は得られる．

ステロイド薬物治療の考え方[3]

　血小板数が2万/μL以上あり，出血傾向を認めない場合にはステロイドの適応とはならず，経過観察となる．ステロイドの使用が考慮されるのは，**出血傾向の有無にかかわらず血小板数が2万/μL以下の場合か，2万/μL以上でも出血傾向を認める場合である**．出血症状が軽微な場合はプレドニン®単独投与が行われる．投与量は1 mg/kg/日内服で開始し，4週間投与し効果を判定する．一定の効果を認めた場合には漸減し，そのまま中止か少量（5〜7.5 mg/日）を維持投与する．維持量で血小板数が3万/μLを

保てない場合は治療薬の変更を考慮する．投与2週を経過しても効果がみられない場合には早めに減量・中止とする（5 mg/3～4日ずつ減量）．

血小板数が2万/μL以下で重篤な出血症状を伴う場合には入院治療が必要となる．まず，プレドニン®1 mg/kg/日またはパルス療法（ソル・メドロール®1 g/日×3日間）が試みられるが，血小板数の回復には2週間前後を有する．場合によっては，IVIgや血小板輸血が必要となる．

症例 2 ステロイド抵抗性で硬膜下血腫を呈した症例

52歳，女性．第1子妊娠（29歳）時に某大学病院にてITP（idiopathic thrombocytopenic purpura）と診断される．妊娠5カ月よりステロイド投与され，分娩時には血小板輸血により経腟分娩．以後，2年間外来通院していたが，自覚症状ないため以後10年間放置．1997年（41歳）7月26日，生理出血が止まらず某市民病院へ入院．血小板数0.2万/μL．ステロイドパルス療法施行．以後，外来でプレドニン®10 mgにて経過観察．2004年4月（48歳）よりプレドニン®を自己判断で中止．2004年12月生理出血持続，歯肉出血も出現し某市民病院へ緊急入院．血小板数0.7万/μL．ステロイドパルス療法施行．その後，プレドニン®60 mgより漸減し2005年2月12日退院．2005年2月17日摘脾目的にて当院紹介．2005年3月24日腹腔鏡下摘脾術施行，以後外来にてプレドニン®にて維持療法施行．2007年10月よりプレドニン®中止．

2008年10月はじめより倦怠感，頭痛出現，10月8日より嘔気も出現，10月8日外来診察で血小板数0.3万/μLと著減，プレドニン®20 mg再開，翌日の頭部CTで小脳周囲の硬膜下出血認め，10月12日緊急入院．

経過 直ちに血小板（10万単位）輸血し，γグロブリン大量療法（400 mg/kg/日×5日間）を開始した．血小板はγグロブリンに反応し，7日目には17万/μLまで増加し，その後も急激な低下を示さなかった．脳症状，出血傾向ともに順調に回復し10月23日退院となった．

こう考えて処方した

ITP経過中に硬膜下血腫を発症したため，プレドニン®に加えγグロブリン大量療法と血小板輸血にて対処し良好な経過を得た．ITPの治療はステロイドが軸となるが，本症例はγグロブリンのよい適応であったといえる．

3. 悪性リンパ腫（非ホジキンリンパ腫）

主に用いられるステロイドと使い分けのポイント

●**プレドニゾロン（プレドニン®）**
CHOP療法（表1）のなかの薬剤の1つとして，ほかの抗悪性腫瘍薬とともに使用される．

●**デキサメタゾン（デカドロン®，デキサート®）**
FND療法（表2）など，ほかの抗悪性腫瘍薬とともに使用される．

●**ヒドロコルチゾン（ソル・コーテフ®）**
リツキシマブ投与前に，リツキシマブに対するアレルギー反応を抑制するために使用される．

●**メチルプレドニゾロン（ソル・メドロール®）**
悪性リンパ腫の急性増悪期などにパルス療法として使用される．

ステロイド以外に使用される薬物

① **CHOP療法**：シクロホスファミド（エンドキサン®），ドキソルビシン（アドリアシン®），ビンクリスチン（オンコビン®），プレドニゾロンを併用して用いる．
② **FND療法**：フルダラビン（フルダラ®），ミトキサントロン（ノバントロン®），デキサメタゾンを併用して用いる．
③ **リツキシマブ（リツキサン®）**：抗CD20モノクローナル抗体

ステロイド薬物治療の考え方

血液悪性腫瘍のなかでも本項で扱っている悪性リンパ腫や次項の多発性骨髄腫などのリンパ系腫瘍に対しては，ステロイドによる抗腫瘍作用が期待される．しかし，これらの疾患の治療では，通常ほかの抗悪性腫瘍薬との併用で用いられることが一般的であり，その場合に，ステロイドには食欲低下・嘔気などの抗悪性腫瘍薬の副作用の改善や，腫瘍熱・疼痛・全身倦怠感などの腫瘍関連症候の緩和などが期待される．

1）非ホジキンリンパ腫の標準的治療法

化学療法が必要となる初発の非ホジキンリンパ腫症例に対しては，CHOP療法が第1選択となる．また，リンパ腫細胞がCD20抗原を発現し

表1 CHOP療法 投与量と投与スケジュール

薬剤	投与量	投与法	投与スケジュール
CPA	750 mg/m^2	div	Day 1
ADM	50 mg/m^2	iv or div	Day 1
VCR	1.4 mg/m^2	iv or div	Day 1
PSL	100 mg	po	Day 1〜5

＊CPA：シクロホスファミド，ADM：アドリアマイシン，VCR：ビンクリスチン，PSL：プレドニゾロン，div：点滴静注，iv：静注，po：経口
＊Day 1のPSLの投与を，他の薬とともにdivすることも可能
＊VCRの投与量は，最大 2 mg
＊上記の治療を3週間ごとに6〜8回くり返す

表2 FND療法 投与量と投与スケジュール

薬剤	投与量	投与法	投与スケジュール
FDA	25 mg/m^2	div or po	Day 1〜3
MIT	10 mg/m^2	iv or div	Day 1
DEX	24 mg	div or po	Day 1〜3

＊FDA：フルダラビン，MIT：ミトキサントロン，DEX：デキサメタゾン，div：点滴静注，iv：静注，po：経口
＊上記の治療を4週間ごとに4回くり返す

ている場合（すなわち，B細胞性の場合）は，リツキシマブ®を併用したR-CHOP療法が標準治療となる[4)5)]．

2）サルベージ治療法

CHOP療法（あるいはR-CHOP療法）に治療抵抗性を示す症例や，いったん寛解が得られたあとに再発をきたした症例に対しては，CHOP療法に含まれる薬剤とは異なった種類の抗悪性腫瘍薬を組み合わせた治療（サルベージ治療）を行う．濾胞性リンパ腫などの低悪性度リンパ腫に対するサルベージ治療には，FND療法などがある．

症例 ③ びまん性大細胞型B細胞性リンパ腫（diffuse large B cell lymphoma：DLBCL），stage ⅣA，IPI：high risk

59歳，男性．右頸部の無痛性腫瘤に気づき，近医を受診し，吸引針生検を受けたところ，細胞診にて悪性リンパ腫を疑われ，精査・加療目的にて紹介受診となる．やや嚥下困難感があるが，発熱，夜間盗汗，体重減少は認めない．頸部リンパ節の生検を施行したところ，病理診断にて，びまん性大細胞型B細胞性リンパ腫の診断を得た．FDG（18F標識フルオロデオキシグルコース）-PET-CT検査にて，頸部以外に，両側鎖骨上窩，右肺門部のリンパ節と，全身の骨へのFDG集積を認めた．また，骨髄穿刺検査にて，リンパ腫細胞の骨髄への浸潤を認め，臨床病期はⅣ期であった．また，国際予後指標（international prognostic index：IPI）では，high risk群に該当した．

【処方例】
CHOP療法：投与量および投与スケジュールは表1を参考のこと．
R-CHOP療法：リツキシマブ（375 mg/m²）を，CHOP療法の前日あるいは1日目に投与する（NHL，MM，表1）．

経過 入院のうえ，CHOP療法を開始した．腫瘍量が多かったため，1コース目にはリツキシマブ®の投与を行わなかった．治療に対する反応性は良好で，治療開始後，すみやかに腫瘤の縮小を認めた．また，抗悪性腫瘍薬投与に伴う骨髄抑制の副作用も軽微であった．2コース目以降は，R（リツキシマブ）を併用したCHOP療法を施行した．2コース目終了後のPET-CT検査では，骨病変も含め異常集積は消失していた．治療効果を認め，副作用も問題とならないため，3コース目以降の治療は外来通院して行うこととなった．6コース目までR-CHOP療法を施行した．画像検査では，完全寛解と判断した．本症例は，IPIでhigh risk群であったため，最初からの治療で自家末梢血幹細胞移植術（auto-PBSCT）を併用した大量化学療法を行うこととした．エトポシド大量投与を行い，骨髄抑制からの回復期に末梢血幹細胞の採取を施行した．十分量のCD34陽性細胞が採取できたため，引き続いて大量化学療法を行い，採取した幹細胞を体内に戻した．重篤な感染症も合併せず造血の回復をみた．以降，無治療経過観察しているが，3年以上再発なく経過している．

こう考えて処方した

high risk症例であったため，R-CHOP療法にて完全寛解に到達したあと，引き続いて，auto-PBSCT併用の大量化学療法を施行したが，最初からの治療で本治療を行うことの有用性については，結論が出ていない．

症例④ 濾胞性リンパ腫（follicular lymphoma：FL），stage ⅣA，FL-IPI：high risk

54歳，男性．3カ月前頃よりお腹まわりが太った感じがあったが放置していた．1カ月前に左下肢のむくみに気づき，近医を受診．そこで腹部CT検査を施行され，腹腔内のリンパ節腫大を指摘された．悪性リンパ腫を疑われ，精査・加療目的にて紹介受診となる．左鼠径部リンパ節も腫大していたため同部位の生検を行った．病理診断にて，濾胞性リンパ腫と診断された．また，骨髄穿刺検査にて，リンパ腫細胞の骨髄への浸潤を認め，臨床病期はⅣ期であった．濾胞性リンパ腫に対する予後指標（FL-IPI）では，high risk群に該当した．

【処方例】
CHOP療法，R-CHOP療法：投与量および投与スケジュールは表1を参考のこと．

FND療法：投与量および投与スケジュールは表2を参考のこと（NHL，MM，表2）．

経過 PET-CT検査では，全身のリンパ節の腫大および胸水の貯留が認められた．CHOP療法を行い，表在リンパ節の縮小，下肢浮腫の軽減がみられたが，胸水の貯留は変わらなかった．2コース目はリツキシマブを追加したR-CHOP療法を施行したが，治療効果は限定的であった．そのため，治療法をR-CHOP療法からR-FND療法に変更した．それにより，胸水の減少および残存していたリンパ節のさらなる縮小が得られた．骨髄抑制は，CHOP療法よりも強くみられたため，感染症予防目的にG-CSFの投与を行った．R-FND療法を3コース施行し，完全寛解となったため，いったん治療は終了とした．その後，無治療で経過観察していたが，約1年後にリンパ腫の腫瘍マーカーである可溶性IL-2受容体（sIL-2R）の値が上昇し，PET-CT検査にて頸部と鼠径

部に集積がみられた．再発と考え，リツキシマブ単剤投与による治療を行った．治療反応性は良好で，すみやかにsIL-2Rの正常化を認めた．

こう考えて処方した

R-CHOP療法によって完全寛解に到達しなかったため，早期にR-FND療法に変更したところ著効した．また，再発後はリツキシマブのみの投与で再寛解状態が得られた．低悪性度リンパ腫の場合，いったん寛解状態が得られても，多くの症例で再発をきたすため，リツキシマブなどによる維持療法の意義が今後明らかにされる必要がある．

---

memo

4. 多発性骨髄腫

主に用いられるステロイドと使い分けのポイント

●プレドニゾロン（プレドニン®）
メルファランやシクロホスファミドとの併用（MP療法あるいはCP療法という），あるいは単剤で使用される．

●デキサメタゾン（デカドロン®，デキサート®）
VAD療法（表3）などほかの抗悪性腫瘍薬との併用，あるいは単剤で使用される．VAD療法において，デキサメタゾンは中心的役割を果たす薬剤であると考えられており，デキサメタゾン単独を大量投与することによってもVAD療法に匹敵する治療効果が得られる場合もある．また最近では，デキサメタゾンと新規の多発性骨髄腫治療薬であるボルテゾミブやサリドマイドを併用することで良好な治療成績が得られることが示されている．

ステロイド以外に使用される薬物

① **VAD療法**：ビンクリスチン（オンコビン®），ドキソルビシン（アドリアシン®），デキサメタゾンを併用して用いる．
② **メルファラン（アルケラン®）**
③ **シクロホスファミド（エンドキサン®）**
④ **ボルテゾミブ（ベルケイド®）**
⑤ **サリドマイド（サレド®）**
⑥ **ゾレドロン酸（ゾメタ®）**：ビスホスホネート製剤

表3 VAD療法　投与量と投与スケジュール

薬剤	投与量	投与法	投与スケジュール
VCR	0.4 mg	cont. div	Day 1〜4
ADM	9 mg/m²	cont. div	Day 1〜4
DEX	40 mg	div or po	Day 1〜4, 9〜12, 17〜20

＊VCR：ビンクリスチン，ADM：アドリアマイシン，DEX：デキサメタゾン，cont. div：24時間持続点滴静注，po：経口
＊上記の治療を4週間ごとに3〜4回くり返す

ステロイド薬物治療の考え方

「3. 悪性リンパ腫」の項（p220参照）に記載．

●標準的治療法

- 若年（主に65歳以下）症例の場合：VAD療法などの治療法によって腫瘍量を減らしたあと、自家末梢血幹細胞移植術を併用したメルファラン大量療法を1回か2回行う治療が標準的治療法とされている[6]．
- 高齢者および合併症を有する症例の場合：自家移植治療が困難なため、MP療法あるいはCP療法が行われる[7]．

症例⑤ 若年者多発性骨髄腫

60歳、女性．健康診断にて血液検査の異常を指摘され、精査目的にて近医受診し、多発性骨髄腫（IgG κ型、stage I）の診断を受けた．無治療にて経過観察されていたところ、徐々にIgG値の増加と貧血の進行を認めるようになったため治療目的にて紹介受診となる．

【処方例】VAD療法：投与量および投与スケジュールは表3を参考のこと（NHL，MM，表3）．

経過 全身骨X線では溶骨性病変や病的骨折などは認められなかったが、貧血の進行と軽度の腎機能障害がみられたため、症候性骨髄腫と診断し、VAD療法を開始した．治療開始後、IgG値の低下が認められた．また、骨髄検査にても骨髄腫細胞の減少がみられた．VAD療法を3コース施行し、very good PRを得た．患者の年齢が65歳以下であり、全身状態も良好のため、自家末梢血幹細胞移植術（auto-PBSCT）併用のメルファラン大量療法を行うこととした．シクロホスファミド大量投与後の骨髄抑制からの回復期に末梢血幹細胞の採取を行い、引き続き、メルファラン大量（200 mg/m^2）を投与し、採取した幹細胞を体内に戻した．以上の治療により、血清Mタンパクも消失し、完全寛解が得られた．その後、無治療で経過観察していたが、約半年後に、IgG値の上昇がみられるようになり、また、骨髄検査にても骨髄腫細胞の割合の上昇を認めた．auto-PBSCT併用のメルファラン大量療法をもう一度行うことができる量の造血幹細胞が凍結保存されていたため、再度、VAD療法にて骨髄腫細胞を減らしたうえで、メルファラン大量

投与を施行した．これにより，Mタンパクの消失が得られたが，このまま無治療で経過観察すると再発は避けられないと考え，サリドマイド（100 mg/日）による維持療法を施行した．以降，約2年間，完全寛解が維持できている（＊本症例でのサリドマイドは自己輸入したものを使用）．

こう考えて処方した

最近欧米では，デキサメタゾンとボルテゾミブやサリドマイドを併用した治療の方がVAD療法よりも優れているという報告がなされているが，わが国では，初発の骨髄腫に対してボルテゾミブやサリドマイドの保険適応はない．

症例6 高齢者多発性骨髄腫

73歳，男性．腰痛のため，近医の整形外科を受診したところ，腰椎の圧迫骨折と，血液検査にて貧血とMタンパク血症（IgG高値）および尿タンパク（ベンスジョーンズタンパク）を指摘された．多発性骨髄腫を疑われ，精査・加療目的にて紹介受診となった．

【処方例】MP療法（メルファラン 8 mg/m^2，プレドニゾロン 40 mg/m^2 × Day1～4）

経過 症候性骨髄腫であるため，化学療法を行うこととした．年齢的に自家移植の適応とはならないため，MP療法を施行した．また，骨病変に対してはゾレドロン酸の投与を行った．以上の治療によって，腰痛は改善し，血清IgG値も減少していった．4週間に1回，MP療法をくり返し，6クール終了時点で，IgG値が初診時の約25％まで減少しプラトーに達したため，いったんMP療法は中止した．ゾレドロン酸は4週間に1回の投与を続けた．

こう考えて処方した

MP療法にサリドマイドを追加した治療の有用性が示されているが，わが国では初回治療でのサリドマイドの保険適応はない．

5. 血球貪食症候群

Hemophagocytic syndrome：HPS
Hemophagocytic lymphohistiocytosis：HLH

主に用いられるステロイドと使い分けのポイント

- **プレドニゾロン（プレドニン®）**
  軽症～中等症例において標準的な使用法として用いられる．
- **デキサメタゾン（デカドロン®, デキサート®）**
  国際組織球学会（Histiocyte Society）の作成したHLH1994, HLH2004プロトコールで使用が設定されている[8]．**小児では中枢神経病変が多いことから，中枢神経移行性のよいデキサメタゾンを用いることとなっている**．中枢神経病変の疑われない例ではプレドニゾロンで治療可能である．
- **メチルプレドニゾロン（ソル・メドロール®）**
  パルス療法として使用される．

ステロイド以外に使用される薬物

① **免疫抑制薬**：シクロスポリン（ネオーラル®）
② **γグロブリン製剤**：大量療法：200～400 mg/kg/日×5日間
③ **抗悪性腫瘍薬**：VP-16（エトポシド：ベプシド®, ラステット®）

ステロイド薬物治療の考え方

血球貪食症候群（HPS, HLH）は，発熱，汎血球減少，多臓器障害を呈する血液内科における救急疾患である．大きく家族性（先天性），二次性に分けられる（表4）．家族性は，常染色体劣性遺伝であり細胞傷害性T細胞（CTL）およびNK細胞の機能に重要なperforin遺伝子などの異常により生じる．多くの場合，感染を契機に発症する．二次性は感染，悪性腫瘍，膠原病，薬剤などのさまざまな要因により過剰な免疫反応が生じ，サイトカインストームといわれる状態に至って汎血球減少，多臓器障害を呈する病態である．重症化すると，種々の治療に抵抗性を示し高率に死亡する疾患である．早期に本疾患を疑い，骨髄検査などで血球貪食像を確認するとともに，フェリチン，sIL-2R，中性脂肪などの異常高値より本疾患の診断を行い，さらにウイルス検査，病理検査などから原

表4 HLHの診断基準

以下の(1)もしくは(2)の基準が満たされればHLHの診断がなされる．
(1) 家族性HLHに合致する遺伝子異常
　　PRF（perforin），*UNC13D*(Munc13-4), *STTX11*(syntaxin 11)，
　　SAP（XLPの遺伝子異常），
　　LYST（Chediak-Higashi syndromeの遺伝子異常），
　　RAB27a（Griscelli syndrome type2の遺伝子異常）
　　などが知られている．
(2) HLHの診断基準項目（8項目中5項目以上）
　1．発熱
　2．脾腫
　3．血球減少（3項目中2項目以上満たす）
　　　Hb＜9g/dL
　　　PLT ＜10万/μL
　　　好中球＜1,000/μL
　4．高TG血症および・もしくは低フィブリノーゲン血症
　　　　空腹時TG≧3.0 mmol/L（265 mg/dL）
　　　　フィブリノーゲン≦150 mg/dL
　5．骨髄，脾臓，リンパ節での血球貪食
　6．NK活性の低下もしくは消失
　7．フェリチン≧500μg/dL
　8．可溶性IL-2R≧ 2,400U/mL

文献8より改変

因を明らかとすることが必要である．軽症例ではステロイドもしくはγグロブリン製剤大量投与のみで改善するが，中等症～重症例では免疫抑制薬，抗悪性腫瘍薬エトポシドの使用が必須となる．重症度の確認とともに治療反応性を見極めながら時期を逸さず治療法の変更，追加を行うことが必要である．特に小児例では骨髄移植が必要となることもあり，血液専門医の施設での治療が必須である．

1）HLH2004プロトコール（HPS, 図1）

家族性HLHおよび18歳未満の小児例を対象に行われている臨床試験のプロトコールである．これらの例では中枢神経病変の合併が多いため，デキサメタゾンが大量に使用されている．免疫抑制薬であるシクロスポリンが併用されるとともに，1週目より抗悪性腫瘍薬であるエトポシド

図1 HLH2004プロトコール

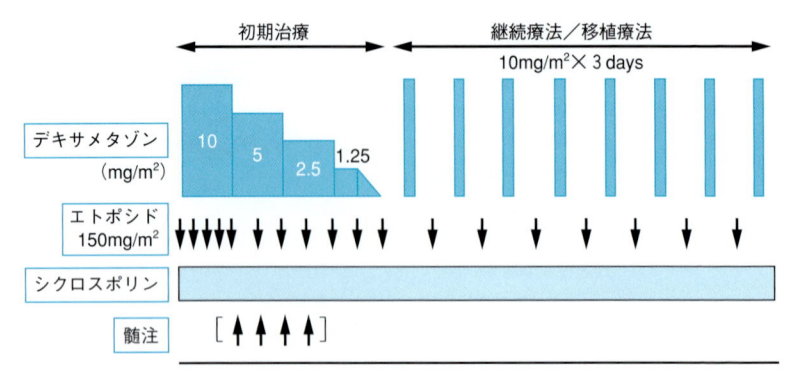

18歳未満の小児例を対象とした治療プロトコール．8週間の初期治療（initial therapy）後，病勢持続している場合は，継続療法（continuation therapy）を行い，最終的には造血幹細胞移植を行うこととなっている．文献8より改変

が使用されており，このプロトコールはimmunochemotherapyとも称されている．特にEBV関連HPSにおいては，エトポシドはEBV複製の抑制効果を有しておりEBVの増殖抑制効果が期待できる．本治療は小児に限らず成人重症例における治療法として応用できる．

2）lymphoma-associated hemophagocytic syndrome（LAHS）

成人発症の血球貪食症候群例の約半数が悪性腫瘍，特に悪性リンパ腫に合併して発症するものであり，lymphoma-associated hemophagocytic syndrome（LAHS）と称している[9]．LAHSで認められる悪性リンパ腫は，B細胞性リンパ腫とT/NK細胞性リンパ腫が約半数ずつを占める．B細胞性リンパ腫のほとんどが，びまん性大細胞型B細胞性リンパ腫（DLBCL）である．特に一部の例は血管内で増殖しリンパ節腫大をきたさない血管内リンパ腫（intravascular lymphoma：IVL）であり，これらの例では診断が困難であることが多い．T/NK細胞性リンパ腫の多くの例はEBV関連のリンパ腫であり，これらの例の予後はきわめて不良である．LAHSでは悪性リンパ腫に対する抗悪性腫瘍薬治療が行われ，標準的にはCHOP療法（B細胞性ではリツキシマブ併用）が行われる．予後

不良例が多いため，完全寛解に達した後に自己末梢血幹細胞移植併用の大量化学療法を行うことが検討される．

3）macrophage activation syndrome

膠原病疾患に合併する血球貪食症候群を特にmacrophage activation syndrome（MAS）と称する．膠原病のなかでは，若年性特発性関節リウマチ（JIA）に合併することが多い．基礎疾患である膠原病の増悪期，ウイルス感染，薬剤などを要因に発症する．軽症〜中等症ではプレドニン®0.5 mg/kgで開始し，経過により1 mg/kgに増量，さらにシクロスポリンの併用，mPSLパルス療法（1 g/day×3日）あるいはシクロホスファミドパルス療法（500〜700 mg/day×3日）を行う．

症例 7　EBV関連血球貪食症候群（HPS，図2）

22歳，女性．2008年7月中旬，全身倦怠感出現．近医にて軽度の肝機能障害を指摘されたが8月中旬に軽快．9月17日発熱，鼻出血にて近医受診．汎血球減少および肝機能障害にて当科紹介入院となった．体温39.5℃，表在リンパ節触知せず，肝脾腫軽度あり．WBC 1,800/μL，Hb 10.4 g/dL，PLT 4.5万/μL，AST 325 U/L，ALT 301 U/L，γGTP 243 U/L，ALP 1,373 U/L，LDH 909 U/L，CRP 2.1 g/dL，sIL-2R 25,320 U/L，フェリチン 11,842 ng/mL，EBV-DNA 2.0×10^4 copy/mL，骨髄像有核細胞数 2.9万/μL，巨核球数 100/μL，血球貪食像を多数認める．汎血球減少，骨髄中の血球貪食像，肝機能障害，sIL-2R高値，フェリチン高値より血球貪食症候群と診断．メチルプレドニゾロン（ソル・メドロール®）100 mgでの治療開始．効果あり20 mgに減量して継続したが，血中EBV-DNA高値が判明しEBV関連血球貪食症候群と診断に至ったため，HLH 2004プロトコールに準じてmPSLにエトポシド，シクロスポリンを併用し，さらにγグロブリン大量療法を追加し治療を行った．EBV-DNA量は2.0×10^4 copy/mLまで低下したが消失せず，CHOP療法，DEVIC療法，High dose AraC+L-asparaginase療法を行ったが，EBV-DNAは残存し，最終的に骨髄移植を行い改善した．

こう考えて処方した

比較的大量のステロイド投与にて当初の病勢コントロールを行った

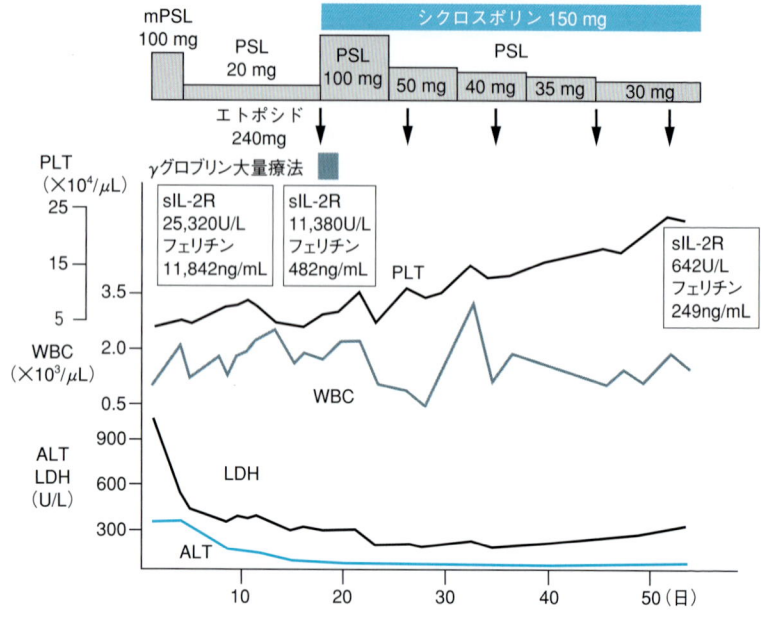

図2 EBV関連血球貪食症候群例の経過表

後,EBV関連HPSとしてエトポシド,シクロスポリン併用のステロイド治療を行い,最終的に骨髄移植による治療に至った.

memo

6. 血栓性血小板減少性紫斑病

主に用いられるステロイドと使い分けのポイント

血栓性血小板減少性紫斑病（thrombotic thrombocytopenic purpura：TTP）の治療における第1選択は血漿交換であり，ステロイド治療は初回治療奏効後の再発の防止，もしくは血漿交換のみでの不応例に対する追加療法として行われ，第1選択の治療ではない．

- ●プレドニゾロン（プレドニン®）
  1 mg/kg/日で投与を行う．
- ●メチルプレドニゾロン（ソル・メドロール®）
  パルス療法500 mg～1 g/day×3日として使用する．

ステロイド以外に使用される薬物

① 血漿交換・輸注（第1選択）
② シクロスポリン
③ ビンクリスチン
④ γグロブリン大量療法
⑤ 抗血小板薬
⑥ リツキシマブ

疾患概念とステロイド薬物治療の考え方[10]

TTPは，細小血管内での過剰な血小板血栓形成により，**血小板減少**，**血管障害性溶血性貧血**を生じ，臨床病態として**腎障害，神経障害，発熱**をきたす疾患である．これらの5つの臨床症状を**5徴**と称している．過剰な血小板血栓形成の原因として，von Willebrand因子（vWF）の多量体を適切な大きさに切断する酵素であるADAMTS13（a disintegrin-like and metalloproteinase with thrombospondin repeats 13）の低下が主要因であることが明らかとなっている．血管内皮細胞から放出されてまもないvWFは，超高分子量vWFマルチマー（unusually large vWF multimers：UL-vWF）と呼ばれ，血小板血栓の形成能が高いが，通常はADAMTS13によって切断され血栓形成に関与せず流血中から消失する．TTP患者においてはADAMTS13酵素活性が低下しているため，ULvWFが循環血漿中に出現し，細小血管内で血小板血栓形成を生じ血管閉塞を生じる．

TTPには先天性のものと後天性のものがあるが，先天性ではADAMTS13の遺伝子異常により発現量および活性が低下しており，後天性ではIgG型自己抗体インヒビターによりADAMTS13活性が低下している．先天性TTPは"Upshaw-Schulman症候群"と称され，定期的に新鮮凍結血漿（fresh frozen plasma：FFP）の輸注によりADAMTS13を補充することで病状を安定化させることができる．後天性TTP，いわゆる特発性のTTP例では，血漿交換によりADAMTS13を補充するとともに，インヒビターを血漿中から除去することにより治療が可能となる．血漿交換には，このほか正常サイズのvWFの補充，UL-vWFの除去，血漿中サイトカインの除去の意味があるとされている．1976年に血漿交換による治療が報告されるまで，90％以上の例が死亡していたものが，80％例がこの血漿交換による治療に反応し改善しており，血漿交換が第1選択の治療である．血漿交換が困難である場合にはFFP輸注も効果があるとされているが，血漿交換とFFP輸注との比較試験では血漿交換が有意に有効であり，血漿交換を行うべきである．しかし3分の1～2分の1の患者は不応もしくは再発となり，これらの例において自己抗体に対する免疫抑制療法が必要となる．多くの例でステロイドが使用されているが，ステロイド不応例にシクロスポリンの有効性が報告されている[11]．さらにこれらの免疫抑制療法抵抗例に対して最近ではリツキシマブの有効性が報告されており，現在臨床試験が進行中である[12]．

症例❽ 血栓性血小板減少性紫斑病（TTP，図3）

35歳，女性．2008年9月1日より全身倦怠感出現．5日に鼻出血，7日から発熱，嘔吐，食欲不振が出現し，全身倦怠感が増強したため近医受診．抗菌薬投与等受けるも改善せず．15日に外出先で倒れ，見当識障害認め，当院へ入院となった．入院時，Hb 6.1 g/dL，PLT 0.4万/μLと貧血，著明な血小板減少認め，血液像上破砕赤血球を認め，T-Bil 6.0 mg/dL，D-Bil 0.6 mg/dL，LDH 2,839 U/L，Hp 感度以下，Cr 1.5 mg/dLと溶血所見と腎機能障害も合併しており，TTPと診断．入院同日15日より血漿交換，赤血球輸血，ハプトグロビン投与開始．血漿交換の継続により9月

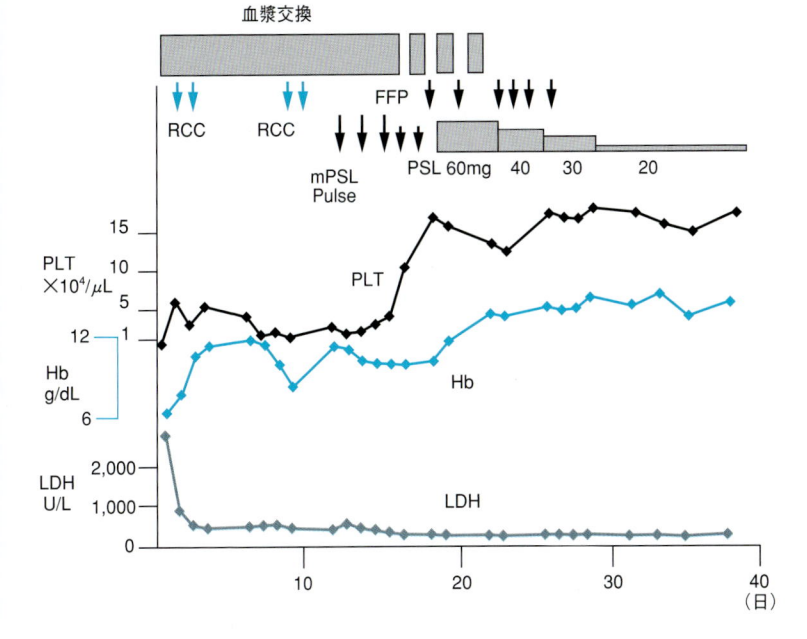

図3 TTP例の経過表
RCC：赤血球濃厚液

20日には血球数改善し，24日には意識清明となったが，25日PLT 1.3万/μL，Hb 10.0 g/dL，T-Bil 3.3 mg/dL，LDH 508 U/Lと再度血小板減少，溶血所見の悪化認め，ステロイドパルス療法を1 g×3日間施行した．その後PLT 18.5万/μLにまで順調に改善したため，血漿交換は回数を次第に減らし中止した．ステロイドパルス療法後プレドニン®60 mgに変更し，次第に漸減しプレドニン®20 mgで維持とした．

こう考えて処方した

血漿交換によりいったん改善したものの，再燃傾向にあるところをステロイドパルス療法およびプレドニン®継続投与にて再発を抑制することができ，寛解に至った．

<文 献>

[自己免疫性溶血性貧血（AIHA）]

1) Gehrs, B. C. & Friedberg, R. C.：Autoimmune hemolytic anemia. Am. J. Hematol., 69：258-271, 2002
2) 小峰光博, 他：自己免疫性溶血性貧血診療の参照ガイド. 臨床血液, 47：116-136, 2006

[特発性血小板減少性紫斑病（ITP）]

3) 藤村欣吾：免疫性血小板減少性紫斑病（ITP）における治療ガイドライン（案）の提案－ヘリコバクタピロリ菌除菌療法の成績を踏まえて－. 厚生労働科学研究費補助金 難治性疾患克服研究事業 血液凝固異常症に関する調査研究, p53-69, 2005

[悪性リンパ腫（非ホジキンリンパ腫）]

4) Michallet, A.-S. & Coiffier, B.：Recent developments in the treatment of aggressive non-Hodgkin lymphoma. Blood Review, 23：11-23, 2009
5) Molina, A.：A decade of Rituximab：Improving survival outcomes in non-Hodgkin's lymphoma. Annu. Rev. Med., 59：237-250, 2008

[多発性骨髄腫]

6) Palumbo, A. & Rajkumar, S. V.：Treatment of newly diagnosed myeloma. Leukemia, 23：449-456, 2009
7) Jagannath, S.：Treatment of myeloma in patients not eligible for transplantation. Curr. Treat. Options Oncol., 6：241-253, 2005

[血球貪食症候群]

8) Henter, J.-I. et al.：HLH-2004：Diagnostic and therapeutic guidelines for hemophagocytic lymphohistiocytosis. Pediatr. Blood Cancer, 48：124-131, 2007
9) Ishii, E. et al.：Nationwide survey of hemophagocytic lymphohistiocytosis in Japan. Int. J. Hematol., 86：58-65, 2007

[血栓性血小板減少性紫斑病]

10) Sadler, J. E.：Von Willebrand factor, ADAMTS13, and thrombotic thrombocytopenic purpura. Blood, 112：11-18, 2008
11) Cataland, S. R. et al.：Ciclosporin and plasma exchange in thrombotic thrombocytopenia purpura：long-term follow-up with serial analysis of ADAMTS13 activity. Brit. J. Haematol., 139：486-493, 2007
12) Scully, M. et al.：Remission in acute refractory and relapsing thrombotic thrombocytopenic purpura following rituximabis associated with reduction in IgG antibodies to ADAMTS-13. Brit. J. Haematol., 136：451-461, 2006

第3部 疾患編

3. 腎疾患

野島美久

1. 微小変化型ネフローゼ症候群

主に用いられるステロイドと使い分けのポイント

● **プレドニゾロン（プレドニゾロン®，プレドニン®）**

わが国では最も広く使われる経口ステロイドであり，有効性と安全性に関する臨床データが蓄積している．5 mg錠に加えて1 mg錠が市販されており，微量の用量調節に便利である．**デキサメタゾンやベタメタゾンに比べて半減期が短く，副腎皮質への影響を考慮した隔日投与法などに適しており，減量や離脱も円滑に行いやすい**．したがって，微小変化型ネフローゼ症候群のみならず，広く腎疾患を対象とする経口ステロイドの第1選択薬として認知されている．

● **メチルプレドニゾロン（ソル・メドロール®）**

ミネラルコルチコイド作用が弱いために，パルス療法時のステロイドとして使用される．プレドニゾロン経口投与に対する優位性は確立していないことから，微小変化型ネフローゼ症候群の初期治療に選択されることは少ない．経口ステロイドに抵抗を示す症例や，再発時に経口ステロイドの増量を少なく抑えることを目的として使用されることがある．

● **その他のステロイド**

プレドニゾロンに反応が悪いときに，デキサメタゾン（デカドロン®）やベタメタゾン（リンデロン®）に変更する場合があるが，それが有効であるという明確なエビデンスはない．半減期が長いことから，維持期になればプレドニゾロンに戻すことが望ましい．

ステロイド以外に使用される薬物

経口ステロイドの投与により,微小変化型ネフローゼ症候群の大部分は寛解に至るが,再発も多い.寛解に至らない症例(ステロイド抵抗性),寛解してもステロイドを減量していくと再発する症例(ステロイド依存性),頻回に再発をくり返す症例などに対しては,シクロスポリン,シクロホスファミド,ミゾリビンなどの免疫抑制薬の併用が行われる.

ステロイド薬物治療の考え方

- 微小変化型ネフローゼ症候群はステロイドの最もよい適応である.
- 成人では,初回治療としてプレドニゾロン0.8〜1.0 mg/kg/日が経口投与され,治療効果をみながら4〜8週投与し,その後漸減していく.
- 小児では,プレドニゾロン60 mg/m^2/日(約2.0 mg/kg/日,最大量80 mg/日)が初期量として投与され,その後隔日投与法に移行するのが一般的である[1].
- ステロイドの効果は,治療開始後4〜8週以内で判定する.治療効果の発現は一般に早く,2〜3週以内に尿タンパクが陰性化することが多い.高齢者では反応がやや遅い傾向がある.
- 80〜90%の症例がステロイドで完全寛解(表1)に至る.
- ステロイド感受性を示す微小変化型ネフローゼ症候群の腎機能予後は良好である.
- ステロイドで寛解に至る症例の30〜40%が1年以内に再発する.
- 再発時にはステロイドによる再寛解導入を試みるが,頻回に再発をくり返す症例やステロイド抵抗性もしくは依存性の症例(表2)[2]においては免疫抑制薬の併用を考慮する.

表1 ネフローゼ症候群の治療効果判定

①完全寛解	尿タンパクの消失,血清タンパクの改善,およびほかの諸症状の消失,のすべてを満たすもの
②不完全寛解Ⅰ型	血清タンパクの正常化と臨床症状の消失が認められるが,尿タンパクが持続するもの(尿タンパク1g/日以下とするのが一般的)
③不完全寛解Ⅱ型	臨床症状は改善するが,不完全寛解Ⅰ型には該当しないもの
④無効	治療に全く反応しないもの

表2 微小変化型ネフローゼ症候群とステロイド反応性

①ステロイド抵抗性	適切な量*のステロイドを8週**投与しても寛解が得られない場合
②ステロイド依存性	ステロイド治療中もしくは中止後2週以内で2回連続再発する場合
③頻回再発型	初発時より6カ月以内に2回以上,もしくは任意の1年で4回以上再発する場合

* 小児の場合,プレドニゾロンで60 mg/m²/日(約2.0 mg/kg/日,最大量80 mg/日),成人の場合,プレドニゾロンで0.8〜1.0 mg/kg/日
**通常は4週間連続投与で判断することが多い

- 小児ではステロイドによる成長障害が問題となり,投与方法の工夫(隔日投与)や免疫抑制薬の積極的な併用が行われている.

症例① 微小変化型ネフローゼ症候群(小児例)

6歳,男児.生来健康であったが,1週間前から全身のむくみが出現し,体重が2 kg増加した.尿タンパクが4+であったため,直ちに入院となった.入院時身体所見:身長 122 cm,体重 26 kg,血圧 90/60 mmHg,全身に浮腫を認める.検査所見:尿タンパク(4+),尿潜血(−),尿タンパク定量 6.5 g/日,脂肪円柱(+),TP 5.1 g/dL,Alb 2.0 g/dL,Cr 0.4 mg/dL,CH50 40 U/mL.胸部X線で胸水を認めた.

【処方例】プレドニン®(5 mg錠)10錠 分3(朝食後4錠,昼食後3錠,夕食後3錠)連日投与を4週間継続,その後に
プレドニン®(5 mg錠)6錠 分1(朝食後)隔日投与法で4週間継続

経過 尿タンパクは治療開始後2週間で陰性化し,血清総タンパクやアルブミンも次第に正常化して浮腫が消失した(完全寛解).4週間の連日投与と4週間の隔日投与を終了後,プレドニン®を徐々に漸減していったが,中止後に再発.再度プレドニン®50 mg/日で寛解導入に成功した.しかしその後もくり返し再発を起こしたので(頻回再発型),シクロスポリンの併用療法を開始した.

表3 小児特発性ネフローゼ症候群のステロイド治療

初発時の治療

プレドニゾロン

①60 mg/m²/日（約2.0 mg/kg標準体重/日）分3連日投与4週間（最大80 mg/日）

②40 mg/m²/日（約1.3 mg/kg標準体重/回）隔日朝1回投与4週間（最大80 mg/回）

ただし、②の減量方法に関しては、主治医の裁量にゆだねられる部分が大きい。

再発時の治療

プレドニゾロン　AまたはBを選択

(A) ①60 mg/m²/日（約2.0 mg/kg標準体重/日）分3 尿タンパク消失確認後3日まで（最大80 mg/日）

　　②40 mg/m²/日（約1.3 mg/kg標準体重/回）隔日朝1回投与4週間（最大80 mg/回）

(B) ①60 mg/m²/日（約2.0 mg/kg標準体重/日）分3連日投与尿タンパク消失確認後3日まで〜4週（最大80 mg/日）

　　②60 mg/m²/日（約2.0 mg/kg標準体重/回）隔日朝1回投与2週間（最大80 mg/回）

　　③30 mg/m²/日（約1.0 mg/kg標準体重/回）隔日朝1回投与2週間（最大40 mg/回）

　　④15 mg/m²/日（約0.5 mg/kg標準体重/回）隔日朝1回投与2週間（最大20 mg/回）

ただし、②以下の減量方法に関しては、主治医の裁量にゆだねられる部分が大きい。

文献1より

こう考えて処方した

- 小児の一次性ネフローゼ症候群で、血尿、高血圧、低補体血症を認めず、腎機能も正常である場合には、微小変化型ネフローゼ症候群である確率が高い[3]。したがって本例では腎生検を施行せず治療を開始した。
- 小児特発性ネフローゼ症候群薬物治療ガイドライン1.0版[1]に従って、初期治療および再発時のステロイド処方を決定した（表3）。
- プレドニン®にすみやかに反応したので、診断の正当性が確認された。
- 本例は頻回再発型の微小変化型ネフローゼ症候群（表2）と判断されたので、再発予防のためにシクロスポリンの併用療法を選択した。

症例❷　微小変化型ネフローゼ症候群（成人例）

　65歳、女性。10年前に糖尿病と診断され、経口糖尿病薬で治療を受けていた。定期的な尿検査では、尿タンパクの指摘はなかった。最近、感冒様症状があった1週間後から、尿の泡立ち、浮腫、乏尿を自覚するようになり、

精査加療のため入院となった．入院時身体所見：身長 155cm，体重 50kg（健常時の体重 45kg），血圧 125/80mmHg，浮腫，胸水，腹水を認める．検査所見：尿タンパク（4+），尿潜血（−），尿糖（2+），尿タンパク定量 5.8g/日，脂肪円柱（+），TP 4.8g/dL，Alb 2.2g/dL，Cr 0.6mg/dL，HbA$_{1c}$ 6.5％．腎生検では微小変化型ネフローゼ症候群の組織像を認め，以下の処方を開始した．

【処方例】プレドニン®（5mg錠）9錠　分3（朝食後3錠，昼食後3錠，夕食後3錠）連日投与を4～8週継続，その後は2週間に5mgずつ減量する．

経過　プレドニン®45mgを4週投与した時点で，尿タンパクは1.0g/日にまで改善したものの寛解には至らず．そこで45mgをさらに2週間継続投与，6週目に尿タンパクの消失を確認してから減量を開始した．30mgまで減量した時点で退院．外来でも再発をきたすことなく順調に経過，2年後にはプレドニン®も中止できた．

こう考えて処方した

- 小児と異なり，成人のネフローゼ症候群は一次性，二次性を含めてさまざまな糸球体疾患が鑑別診断の対象となるので，腎生検を行い確定診断した．
- 体重当たり1mg/日のプレドニン®で治療を開始した．
- 尿タンパクの消失まで初期量を継続した後，減量を開始した．一般に成人の微小変化型ネフローゼ症候群では，4週目での完全寛解率は約50％程度である[4]．

memo

2. 巣状糸球体硬化症

主に用いられるステロイドと使い分けのポイント

●プレドニゾロン（プレドニゾロン®，プレドニン®）

ネフローゼ症候群をきたす原発性巣状糸球体硬化症の初期治療にはプレドニゾロンの経口投与が第1選択である．詳細は「微小変化型ネフローゼ症候群」の項を参照．

●メチルプレドニゾロン（ソル・メドロール®）

ミネラルコルチコイド作用が弱いために，パルス療法時のステロイドとして使用される．プレドニゾロン経口投与に対する優位性は確立していないことから，初期治療に選択されることは少ない．経口ステロイドに抵抗を示す症例や，再発時に経口ステロイドの増量を少なく抑えることを目的として使用されることがある．

●その他のステロイド

プレドニゾロンに反応が悪いときに，デキサメタゾン（デカドロン®）やベタメタゾン（リンデロン®）に変更する場合があるが，それが有効であるという明確なエビデンスはない．半減期が長いことから，維持期になればプレドニゾロンに戻すことが望ましい．

ステロイド以外に使用される薬物

微小変化型ネフローゼ症候群と異なり，ステロイドに抵抗を示す症例が多い[5]．4〜8週のステロイド治療で寛解に至らない症例に対しては，シクロスポリン，シクロホスファミド，ミゾリビンなどの免疫抑制薬の併用を行う[6]．また，糸球体の血行動態を改善することによる抗尿タンパク効果を期待して，ACE阻害薬（アンジオテンシン変換酵素阻害薬）やARB（アンジオテンシンⅡ受容体拮抗薬）を併用する．脂質異常症に対してスタチン系薬剤が用いられる．

ステロイド薬物治療の考え方

・第1選択はステロイドの経口投与である．
・成人では，初回治療としてプレドニゾロン0.8〜1.0 mg/kg/日が経口投与され，治療効果をみながら4〜8週投与し，その後漸減していく．

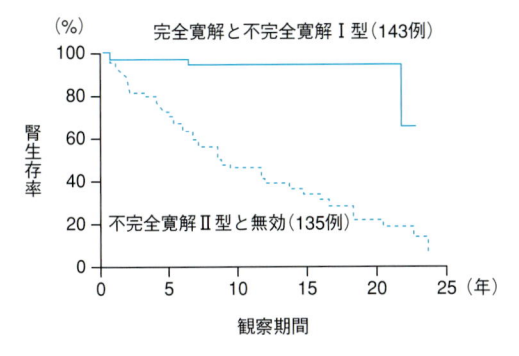

図1　巣状糸球体硬化症の治療効果と腎機能予後
文献7より

- 小児では，プレドニゾロン60 mg/m²/日（約2.0 mg/kg/日，最大量80 mg/日）が初期量として投与され，その後隔日投与法に移行するのが一般的である（「微小変化型ネフローゼ症候群」の項を参照）．
- 治療開始後4～8週以内にステロイド感受性を判定する．微小変化型ネフローゼ症候群に比べて反応が遅く，治療抵抗性を示す症例が多い．
- 治療効果と腎機能予後には強い相関があり（図1）[7]，可能な限り不完全寛解Ⅰ以上をめざして集学的な治療を行う．
- 経口ステロイドで不完全寛解Ⅰ以上が得られない症例においては，ステロイドパルス療法を追加するか，もしくは免疫抑制薬を併用する．
- 脂質異常症が高度に認められる症例では，LDLアフェレーシスの保険適応が認められている．

症例3　巣状糸球体硬化症

29歳男性．1年前の検診で尿タンパクを指摘されていたが放置．半年前から軽度の下肢のむくみを自覚していた．最近むくみがひどくなったので，近医を受診したところ，高度の尿タンパクと脂質異常症を指摘され，紹介入院となった．入院時身体所見：身長 174.5 cm，体重 65.1 kg，血圧 135/75 mmHg，両下肢に浮腫を認めるほか，異常所見なし．検査所見：尿タンパク（4+），尿潜血（2+），尿タンパク定量 9.2 g/日，尿沈渣；赤血球 20/HPF，脂肪円柱（+），TP 4.1 g/dL，Alb 2.2 g/dL，Cr 0.8

mg/dL, 腎生検を行い巣状糸球体硬化症と診断された.

> 【処方例】プレドニン®（5 mg錠）12錠　分3（朝食後4錠，昼食後4錠，夕食後4錠）連日投与を4〜8週継続，その後は2週間に5 mgずつ減量する．

経過 プレドニン®60 mg/日による治療を4週間行った時点で，TP 4.3 g/dL，Alb 2.6 g/dL，尿タンパク3.2 g/日と入院時よりやや改善がみられるものの効果不十分（不完全寛解Ⅱ型）であった．プレドニン®を減量しながら，LDLアフェレーシスを計6回施行した．さらにACE阻害薬とARBを投与することにより，3カ月後の退院時には，尿タンパク0.8 g/日，TP 5.2 g/dL，Alb 3.2 g/dLにまで改善（不完全寛解Ⅰ型）した．

こう考えて処方した

- プレドニン®を第1選択とし，1 mg/kg/日の用量を1カ月投与し，その後漸減した．
- 巣状糸球体硬化症はステロイド抵抗性の難治性ネフローゼ症候群を呈することが多い[5]．したがって，ステロイドだけに頼るのではなく，食事療法をはじめとして，降圧療法，抗凝固療法，脂質異常症の治療（LDLアフェレーシスを含む），免疫抑制薬の使用などの集学的治療を行う必要がある（表4）[6]．

表4　巣状糸球体硬化症の治療指針

①副腎皮質ステロイドの投与法は，prednisolone 40 mg/日を4〜8週投与し，その後4〜8週ごとに10 mg/日ずつ漸減する．著しい症状にはパルス療法も考慮する．
②ステロイド抵抗性（prednisolone 40 mg/日を4〜8週投与しても完全寛解や不完全寛解Ⅰ型に至らない例）には，免疫抑制薬（シクロホスファミド，シクロスポリン，ミゾリビンなど）を追加する．
③必要に応じ，尿タンパク減少効果と血栓症予防を期待して抗凝固薬や抗血小板薬を併用する．
④高血圧を呈する症例ではアンジオテンシン変換酵素阻害薬やアンジオテンシン受容体拮抗薬の使用を考慮する．
⑤著しい脂質異常症に対してはLDLアフェレーシス（3カ月間に12回以内）も考慮する．

文献6より

3. 膜性腎症

主に用いられるステロイドと使い分けのポイント

●プレドニゾロン（プレドニゾロン®，プレドニン®）
ネフローゼ症候群をきたす膜性腎症の初期治療としてプレドニゾロンの経口投与が一般的である．詳細は「微小変化型ネフローゼ症候群」の項を参照．

●メチルプレドニゾロン（ソル・メドロール®）
ミネラルコルチコイド作用が弱いために，パルス療法のステロイドとして使用される．プレドニゾロン経口投与に対する優位性は必ずしも確立していないが，重症例の初期治療に使用されることもある．

●その他のステロイド
プレドニゾロンに反応が悪いときに，デキサメタゾン（デカドロン®）やベタメタゾン（リンデロン®）に変更する場合があるが，それが有効であるという明確なエビデンスはない．半減期が長いことから，維持期になればプレドニゾロンに戻すことが望ましい．

ステロイド以外に使用される薬物

非ネフローゼ型の膜性腎症にはステロイドの適応はなく，タンパク制限食やACE阻害薬/ARBが処方される．ネフローゼ型であり，4〜8週のステロイド治療で完全寛解もしくは不完全寛解Iに至らない症例に対しては，シクロスポリン，シクロホスファミド，ミゾリビンなどの免疫抑制薬の併用が行われている．

ステロイド薬物治療の考え方

・膜性腎症は自然寛解が起こりうる疾患であり，また，ネフローゼ症候群を示さない膜性腎症の予後は良好である．したがって，非ネフローゼ型の膜性腎症はステロイドの適応とはならないとされている[8]．
・ネフローゼ型の膜性腎症に対して行われた欧米でのランダム化比較試験では，ステロイド単独療法の有効性が否定されている[9]．
・しかし，わが国で行われた後ろ向き全国調査の結果では，ステロイド非使用群に比べて，ステロイド使用群の腎機能予後が統計学的有意に優れていた（図2）[10]．

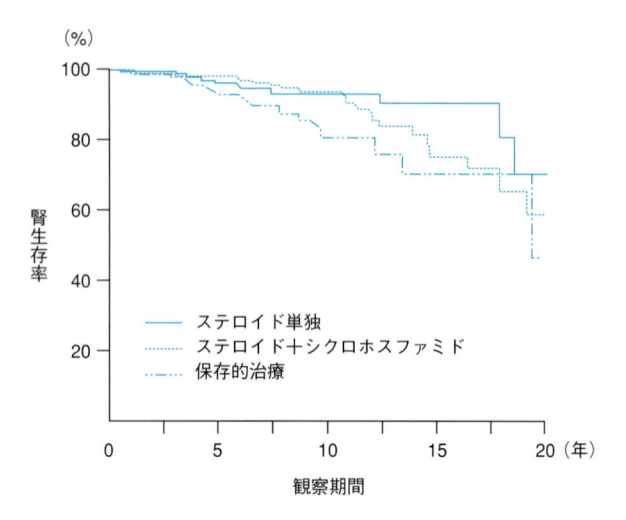

図2 膜性腎症の治療別腎機能予後
文献11より

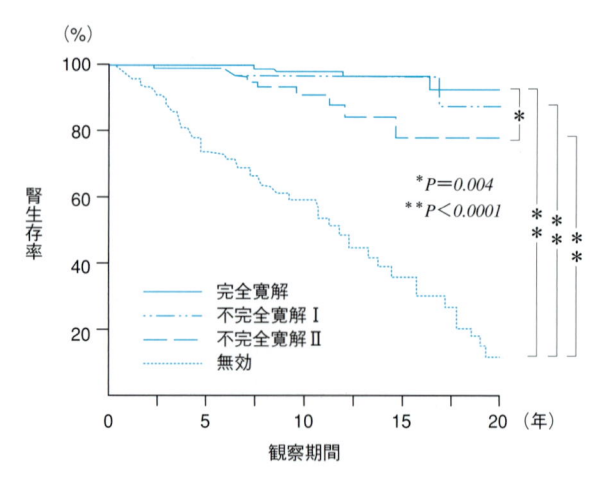

凡例:
- ステロイド単独
- ステロイド＋シクロホスファミド
- 保存的治療

*P＝0.004
**P＜0.0001

凡例:
- 完全寛解
- 不完全寛解Ⅰ
- 不完全寛解Ⅱ
- 無効

図3 膜性腎症の治療効果と予後

- このことから，わが国では，ネフローゼ型の膜性腎症に対する初期治療として経口ステロイド（プレドニゾロン）単独投与が妥当性のあるものと認識されている[11]．
- 初回治療としてプレドニゾロン0.6～0.8 mg/kg/日が経口投与され，治療効果をみながら4～8週投与し，その後漸減していく．
- 治療効果と腎機能予後には強い相関があり，可能な限り不完全寛解Ⅰ以上をめざした治療を行う（図3）．
- 経口ステロイドで不完全寛解Ⅰ以上が得られない症例においては，ステロイドパルス療法を追加するか，もしくは免疫抑制薬を併用する．
- 膜性腎症は高齢者に多く，ステロイド投与も長期に及ぶため，感染症，血栓症，骨粗鬆症などの副作用対策を十分に行う必要がある．

症例4　膜性腎症

56歳男性．高血圧で5年前より降圧薬を投与されていた．尿検査を定期的に行っていたが，3年前より1＋～2＋の尿タンパクが検出されるようになり，経過観察されていた．3カ月前から下腿に浮腫が観察されるようになり，専門医を紹介受診，精査のため入院となった．入院時身体所見：身長157.5 cm，体重 52.1 kg，血圧 112/72 mmHg，両下腿に浮腫を認めほか異常所見なし．検査所見：尿タンパク（3＋），尿潜血（－），尿タンパク定量 5.7 g/日，脂肪円柱（＋），TP 5.0 g/dL，Alb 2.2 g/dL，Cr 0.9 mg/dL，抗核抗体（－），HbA$_{1c}$ 5.5％，腎生検にて膜性腎症と診断された．

表5　膜性腎症の治療指針

①副腎皮質ステロイドの投与法は，prednisolone 40 mg/日を4～8週投与し，その後4～8週ごとに10 mg/日ずつ漸減する．

②ステロイド抵抗性（prednisolone 40 mg/日を4～8週投与しても完全寛解や不完全寛解Ⅰ型に至らない例）には，免疫抑制薬（シクロホスファミド，シクロスポリン，ミゾリビンなど）を追加する．

③必要に応じ，尿タンパク減少効果と血栓症予防を期待して抗凝固薬や抗血小板薬を併用する．

④高血圧を呈する症例ではアンジオテンシン変換酵素阻害薬やアンジオテンシン受容体拮抗薬の使用を考慮する．

文献11より

【処方例】 プレドニン®（5 mg錠）8錠　分3（朝食後4錠，昼食後2錠，夕食後2錠）連日投与を4～8週継続，その後は2週間に5 mgずつ減量する．

経過　尿タンパクは徐々に減少し，投与後8週で不完全寛解Ⅰに達した．経過中に，ステロイド投与による糖尿病悪化がみられたため，インスリンを導入した．

こう考えて処方した

- 悪性腫瘍を含めて，膜性腎症の基礎疾患を検索したが確認されず，原発性の膜性腎症と診断された．
- ネフローゼ症候群を呈しているため，厚生労働省の膜性腎症の治療指針（表5）[11]を参考に，処方を決定した．
- 当初の反応は不良であったが，8週の時点で不完全寛解Ⅰに達したので，免疫抑制薬は併用せず，プレドニン®は減量しつつ継続投与とした．

memo

4. IgA腎症

主に用いられるステロイドと使い分けのポイント

●プレドニゾロン（プレドニゾロン®，プレドニン®）
　一部のIgA腎症にステロイドの有効性が示されている[12]．その際，有効性と安全性に関する臨床データが蓄積しているプレドニゾロンが第1選択薬となる．

●メチルプレドニゾロン（ソル・メドロール®）
　ミネラルコルチコイド作用が弱いために，パルス療法のステロイドとして使用される．欧米での前向き比較試験にて，一部のIgA腎症に有効であることが報告されている[13]．わが国では，扁桃摘出術との組み合わせで良好な成績が得られるとの報告がある[14]．

ステロイド以外に使用される薬物

　抗血小板薬や抗凝固薬がステロイドに併用されることが多い．高血圧合併例ではACE阻害薬/ARBが第1選択として用いられる．魚油の有効性も報告されている．免疫抑制薬の併用については，成人領域ではいまだ議論の余地があるが，小児科領域では質の高いランダム化比較試験が実施されており，ステロイドとアザチオプリン併用の有効性が報告されている[15]．

ステロイド薬物治療の考え方

・IgA腎症のすべてがステロイドの適応になるわけではなく，臨床像と組織像を総合的に考慮してステロイドの投与を決定する．

・厚生労働省進行性腎障害研究班の「IgA腎症に対するステロイド療法の前向き多施設共同研究」において，CCr 70mL/分以上，尿タンパク0.5g/日以上（ただしネフローゼ症候群は除く）のIgA腎症に対し，経口ステロイド療法（プレドニゾロン30mg/日）の有効性が示されている[12]．

・イタリアのPozziらは，尿タンパク1.0～3.5g/日，血清クレアチニン1.5mg/dL以下のIgA腎症に対してステロイドパルス療法のランダム化比較試験を行い，10年後の長期予後も良好であることを報告している[13]．

・高度のネフローゼ症候群や腎機能悪化例におけるステロイド療法の有効性については確立されていない．

- 扁桃摘出＋ステロイドパルス療法の有効性については議論があり，現在全国規模でのコントロール試験が実施されている．

症例 5 IgA腎症

25歳男性．3年前から会社検診で尿タンパクと血尿を指摘されていた．2日前より38℃台の発熱と咽頭痛あり，朝起きたら尿が暗褐色であることに驚き受診した．血圧140/90 mmHg，尿タンパク（2＋），尿潜血（3＋），尿タンパク/クレアチニン比 1.5，赤血球円柱（＋），TP 7.0 g/dL，Alb 4.0 g/dL，Cr 0.9 mg/dL，IgG 1,020 mg/dL，IgA 359 mg/dL，IgM 148 mg/dL，抗核抗体（－），CH50 35 U/mL，HbA$_{1c}$ 5.5％，CCr 85 mL/分．入院して施行した腎生検にてIgA腎症と確定診断された．抗血小板薬およびARBでしばらく治療されたが，尿タンパク/クレアチニン比が1前後を推移するためステロイドの適応と考えられ，以下の処方が開始された．

【処方例】プレドニン®（5 mg錠）6錠　分1（朝食後）連日投与を8週継続，その後は8週ごとに5 mgずつ減量し，2年間をめどに中止する．

経過 プレドニン®を開始して半年後には尿タンパク/クレアチニン比が常時0.5を下回るようになった．プレドニン®中止後も尿タンパクや血清クレアチニンの増加はなく，抗血小板薬およびARBを継続投与しながら経過観察をしている．

こう考えて処方した
- 組織学的には予後比較的不良群に分類され，抗血小板薬およびARBを投与しても尿タンパク/クレアチニン比が0.5以上を推移，CCr＞70 mL/分の条件を満足したため，ステロイドの適応と考えた（表6）[16]．
- 処方については，厚生労働省進行性腎障害研究班で行われた治療プロトコールに従った[12]．
- 治療後3年を経過した時点で，尿タンパク，腎機能とも安定した状態を維持しており，治療は有効であったと判断している．しかし，組織学的に予後比較的不良群では5年以上20年以内での末期腎不全への移行が想定されており，今後も注意深い観察が必要である．

表6 IgA腎症の治療指針

IgA腎症の各症例において、腎生検あるいは臨床所見に基づく予後判定に準拠する治療指針を提示する。

[分類]
「IgA腎症予後判定基準」に伴い、本症患者を4群に分類する。すなわち、1. 予後良好群、2. 予後比較的良好群、3. 予後比較的不良群、および4. 予後不良群である。それぞれの群における治療指針を以下に記す。

[細目]
1. 予後良好群
   A. 生活規制:特にないが、きわめて過激な運動を避ける。診察は年1〜2回、尿定性試験・沈渣と血圧測定を行う。
   B. 食事療法:過剰の食塩摂取を避けることと体重の管理を指導する[注1)]。
   C. 薬物療法:原則としては行わないが、必要に応じて抗血小板薬を用いる[注2)]。

2. 予後比較的良好群
   A. 生活規制:予後良好群と同様である。診察は少なくとも年3〜4回行う。
   B. 食事療法:予後良好群と同様である。
   C. 薬物療法:必要に応じて抗血小板薬ないしは副腎皮質ステロイドを用いる[注2)]。

3. 予後比較的不良群
   A. 生活規制:過労を避けることを指導する。通常の勤務や座学による学業はさしつかえないが残業、深夜勤務、激しい運動は避け、なるべく規則正しい日常生活を心がける。血圧、腎機能、尿所見によって作業・運動を制限する。運動時には脱水にならないよう水分の補給に留意する。妊娠・出産には注意が必要である。外来診察は原則として1カ月に1回行い、尿定性試験・沈渣と血圧測定に加えて血液生化学検査と尿蛋白定量検査は必ず実施する。
   B. 食事療法:食塩1日7〜8g、蛋白1日0.8〜0.9g/標準体重kg、熱量1日30〜35kcal/標準体重kg、水分摂取は浮腫を伴わない限り特に制限はない。小児は年齢に応じて調整を行う。
   C. 薬物療法:
   ①抗血小板薬:抗血小板薬の長期投与を行うが、その際保険適用の有無については個々の薬剤ごとの注意が必要である。
   ②降圧薬:腎不全を伴わない高血圧症例についてはアンジオテンシン変換酵素阻害薬やアンジオテンシンⅡ受容体拮抗薬、降圧利尿薬を使用し、降圧不十分あるいは腎不全を伴う症例に対してはカルシウム拮抗薬あるいはα-遮断薬を用い、さらに降圧不十分であればα-メチルドーパを併用する。
   ③副腎皮質ステロイド:腎生検所見上、糸球体メサンギウム基質の増加や間質の線維化が軽度で、急性炎症所見が主体である症例を対象とする。尿蛋白量が0.5g/日以上で、クレアチニンクリアランスが70mL/分以上であれば適応となる。
   ④抗凝固薬:腎生検で半月体形成、糸球体硬化、ボウマン嚢との癒着などが目立つ場合はワルファリンを用いるが、入院患者ではヘパリンを使用することもある。
   ⑤免疫抑制薬:通常は使用しない。

4. 予後不良群
   A. 生活規制:慢性腎不全に準じた生活規制を行う[注3)]。妊娠・出産には厳重な注意が必要である。診察は1カ月に1回以上行い、検査は慢性腎不全に準じる。
   B. 食事療法:食塩1日7g以下、蛋白1日0.6g/標準体重kg、熱量35kcal/標準体重kg、水分摂取は乏尿を伴わない限り特に制限はない。小児は年齢に応じて調整を行う。
   C. 薬物療法:予後比較的不良群の場合に準ずる。病態によっては慢性腎不全の治療を行う。

注1) 体重の管理は、標準体重[(身長m)^2×22](kg)に近づけるよう指導する。
注2) 予後良好群と予後比較的良好群においては、これまで原則として薬物療法を行わないとされていたが、実際の臨床では必要に応じて抗血小板薬や副腎皮質ステロイドを使用している。使用に際しては、腎臓専門医の意見を参考にすることが望ましい。

＊現在治療法の1つとして扁桃摘出(病巣感染巣除去)とステロイドパルス療法の併用についての調査・研究が行われている。

注3) 慢性腎不全に準じた生活規制(日本腎臓学会編 腎疾患の生活指導・食事療法ガイドライン)

通勤・通学	勤務内容	家事	学生生活	家庭・余暇活動
1時間程度	一般事務	通常の家事	軽い体育は可	散歩・自転車

文献16より

5．急速進行性糸球体腎炎（RPGN）

主に用いられるステロイドと使い分けのポイント

●メチルプレドニゾロン（ソル・メドロール®）

ミネラルコルチコイド作用が弱いために，パルス療法のステロイドとして使用される．RPGN（rapidly progressive glomerulonephritis）の初期治療としてしばしば選択される．

●プレドニゾロン（プレドニゾロン®，プレドニン®）

RPGNの初期治療として，もしくはメチルプレドニゾロンによるパル

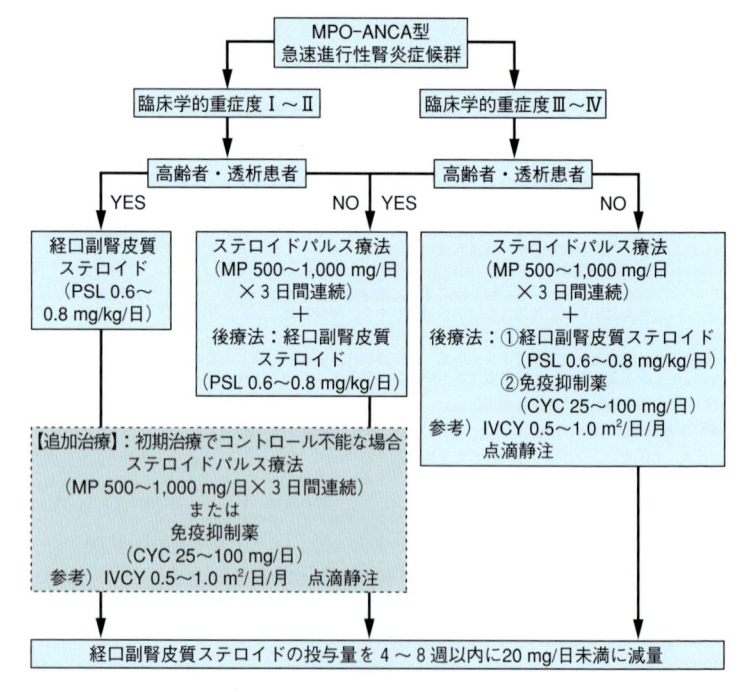

図4　MPO-ANCA型RPGNの治療

PSL：プレドニゾロン，MP：メチルプレドニゾロン，CYC：シクロホスファミド，IVCY：シクロホスファミド点滴静注
文献17より

ス療法の後療法として経口プレドニゾロンが投与される．

ステロイド以外に使用される薬物

PR3-ANCA陽性のRPGNや肺胞出血を合併するRPGNでは，初期治療からステロイドにシクロホスファミドを併用することがある．RPGNの再発予防には，少量のステロイドに加えてアザチオプリンやミゾリビンの併用が推奨されている．

ステロイド薬物治療の考え方

・治療が遅れると急速に末期腎不全に至るRPGNにおいては，早期診断と早期治療が予後を改善するための基本原則である．その際，ステロ

```
                    ┌─────────────────┐
                    │  PR3-ANCA型      │
                    │ 急速進行性腎炎症候群 │
                    └─────────────────┘
                              │
                    ┌─────────────────┐
                    │  高齢者・透析患者  │
                    └─────────────────┘
              YES    │               │   NO
                     ↓               ↓
```

高齢者・透析患者 YES:
ステロイドパルス療法
（MP 500〜1,000 mg/日×3日間連続）
＋
後療法：経口副腎皮質ステロイド
（PSL 0.6〜1.0 mg/kg/日）

高齢者・透析患者 NO:
ステロイドパルス療法
（MP 500〜1,000 mg/日×3日間連続）
＋
後療法：①経口副腎皮質ステロイド
（PSL 0.6〜1.0 mg/kg/日）
②免疫抑制薬
（CYC 25〜100 mg/日）
参考）IVCY 0.5〜1.0 m²/日/月　点滴静注

【追加治療】：初期治療でコントロール不能な場合
ステロイドパルス療法
（MP 500〜1,000 mg/日×3日間連続）
または
免疫抑制薬
（CYC 25〜100 mg/日）
参考）IVCY 0.5〜1.0 m²/日/月　点滴静注

経口副腎皮質ステロイドの投与量を4〜8週以内に20 mg/日未満に減量

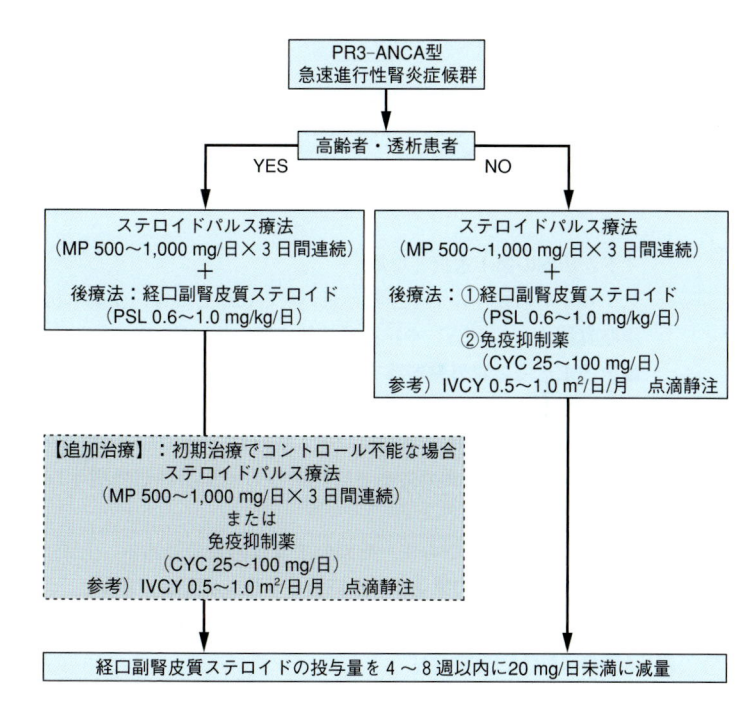

図5　PR3-ANCA型RPGNの治療

MP：メチルプレドニゾロン，PSL：プレドニゾロン，CYC：シクロホスファミド，IVCY：シクロホスファミド点滴静注
文献17より

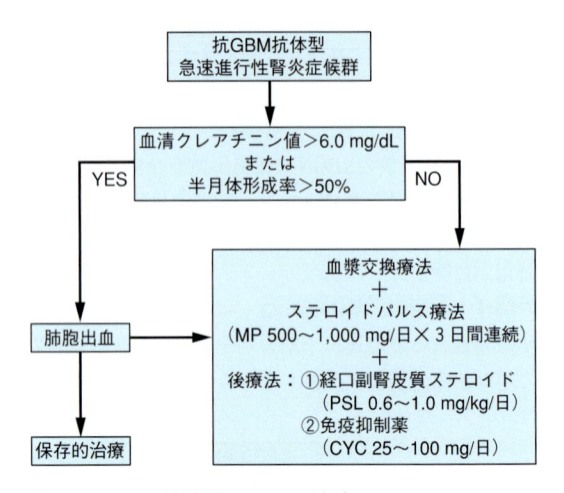

```
                    ┌─────────────────┐
                    │  抗GBM抗体型    │
                    │急速進行性腎炎症候群│
                    └────────┬────────┘
                             │
                    ┌────────▼────────┐
                    │血清クレアチニン値>6.0 mg/dL│
          YES       │     または       │    NO
      ┌─────────────│  半月体形成率>50% │─────────┐
      │             └─────────────────┘         │
      │                                          ▼
      │                              ┌──────────────────────┐
      │                              │    血漿交換療法       │
      │                              │         ＋            │
      ▼                              │   ステロイドパルス療法  │
  ┌────────┐                         │(MP 500〜1,000 mg/日×3日間連続)│
  │ 肺胞出血 │────────────────────────▶│         ＋            │
  └────┬───┘                         │後療法：①経口副腎皮質ステロイド│
       │                              │    (PSL 0.6〜1.0 mg/kg/日)│
       ▼                              │    ②免疫抑制薬        │
  ┌────────┐                         │    (CYC 25〜100 mg/日) │
  │保存的治療│                         └──────────────────────┘
  └────────┘
```

図6 抗GBM抗体型RPGNの治療
MP：メチルプレドニゾロン，PSL：プレドニゾロン，CYC：シクロホスファミド
文献17より

イドが治療の第1選択となる．
- ステロイドの投与ルートや投与量の決定に際しては，年齢，抗好中球細胞質抗体（ANCA）や抗糸球体基底膜抗体（抗GBM抗体）の有無，臨床的重症度，腎外臓器障害の有無，腎組織像などを加味して総合的に判断する．
- MPO-ANCA型RPGN，PR3-ANCA型RPGN，抗GBM抗体型RPGNのそれぞれにつき，厚生労働省研究班から治療指針が提唱されている（図4，5，6）[17]．
- 高齢者に多い疾患であり，死因の半分は感染症である．したがって，**ステロイド投与前の感染リスク評価と予防策が大事である**[18]．

症例⑥ MPO-ANCA型RPGN

65歳男性．3年前から降圧薬をかかりつけ医から処方されていた．半年前の血清クレアチニンは0.8 mg/dLであった．数週前から易疲労感と微熱を自覚するようになった．少しの動作でも息切れを感じるようになり，かか

りつけ医を受診したら，血清クレアチニンが1.7 mg/dLと高値を示していた．翌週に再検査したら2.4 mg/dLとさらに上昇していたため，専門医療機関に紹介入院となった．入院時身体所見：身長162.5 cm，体重60.1 kg，血圧130/72 mmHg，体温37.5℃，眼球結膜に貧血あり，心肺所見に異常なし，四肢に浮腫，皮疹なし．神経学的異常なし．検査所見：尿タンパク（2＋），尿潜血（3＋），尿沈渣：RBC 30/HPF，赤血球円柱（＋），WBC 11,000/μL，Hb 8.7 g/dL，TP 7.5 g/dL，Alb 3.5 g/dL，Cr 3.0 mg/dL，CRP 20.5 mg/dL，抗核抗体（－），CH50 40.5 U/mL，MPO-ANCA 370EU，PR3-ANCA（－），抗GBM抗体（－）．臨床的にMPO-ANCA型のRPGNと判断し，腎生検を行ったところpauci-immune型の半月体形成性腎炎の所見が認められた．

【処方例】ステロイドパルス療法（メチルプレドニゾロン500 mg/日点滴静注×3日間連続），後療法として，プレドニン®（5 mg錠）8錠　分1（朝食後）を連日投与，炎症所見および腎機能の安定を確認したら比較的すみやかに減量し，8週以内に20 mg/日未満とする．

経過 ステロイドパルス療法導入後3日目で，血清クレアチニンは3.5 mg/dLまで上昇したが，その後は低下傾向を示し，4週後には1.0 mg/dLまで改善した．尿所見の改善，CRPの正常化，貧血の改善も認め，MPO-ANCAは30EUまで低下した．4週目以降からは再発予防のためミゾリビン100 mgの投与を開始した．

こう考えて処方した

- MPO-ANCA型のRPGNで臨床学的重症度はgrade Ⅱと診断され，組織学的にも活動性が高いことから，ステロイドパルス療法で初期治療を行い，後療法として経口プレドニン0.7 mg/kg/日を投与した．
- 炎症所見と腎機能の改善後は，感染症の発症に注意しつつ，比較的すみやかにプレドニン®を減量した．

<文　献>

[微小変化型ネフローゼ症候群]

1) 吉川徳茂, 他：日本小児腎臓病学会学術委員会小委員会「小児ネフローゼ症候群薬物治療ガイドライン作成委員会」：小児特発性ネフローゼ症候群薬物治療ガイドライン1.0版. 日本小児科学会雑誌, 109：1066-1075, 2005
2) 土肥和紘：難治性ネフローゼの総括. 厚生省特定疾患新厚生腎障害調査研究班, 平成10年度研究業績. p55-65, 1999
3) 飯島一誠：小児期ネフローゼ症候群の特徴. 日本内科学会雑誌, 98：998-1004, 2009
4) Fujimoto, S. et al.：Minimal change nephritic syndrome in adults: response to corticosteroid therapy and frequency of relapse. Am. J. Kidney Dis., 17：687, 1991

[巣状糸球体硬化症]

5) 土肥和紘：難治性ネフローゼの総括. 厚生省特定疾患新厚生腎障害調査研究班, 平成10年度研究業績. p55-65, 1999
6) 堺　秀人：難治性ネフローゼ症候群（成人例）の診療指針. 日腎会誌, 44：751, 2002
7) 齊藤喬雄：ネフローゼ症候群. 日本内科学会雑誌, 93：906-911, 2009

[膜性腎症]

8) 山縣邦弘, 他：膜性腎症. 日本内科学会雑誌, 98：1023-1029, 2009
9) Schieppati, A. et al.：Immunosuppressive treatment for idiopathic membranous nephropathy in adults with nephrotic syndrome. Cochrane Database Syst. Rev., 4：CD004293, 2004
10) Shiiki, H. et al.：Prognosis and risk factors for idiopathic membranous nephropathy with nephrotic syndrome in Japan. Kidney Int., 65：1400-1407, 2004
11) 堺　秀人：難治性ネフローゼ症候群（成人例）の診療指針. 日腎会誌, 44：751, 2002

[IgA腎症]

12) 堀越　哲, 鈴木　仁：IgA腎症に対するPSLのprospectiveおよびretrospective study. 厚生労働省科学研究費補助金特定疾患対策研究事業　進行性腎障害に関する調査研究　平成14年度総括・分担研究報告書. p12-15, 2003
13) Pozzi, C. et al.：Corticosteroid effectiveness in IgA nephropathy：long-term results of a randomized controlled trial. J. Am. Soc. Nephrol., 1：157-163, 2004
14) Hotta, O. et al.：Tonsillectomy and steroid pulse therapy significantly impact on clinical remission in patients with IgA nephropathy. Am. J. Kidney Dis., 38：736-743, 2001
15) Yoshikawa, N. et al.：A controlled trial of combined therapy for newly diagnosed severe childhood IgA nephropathy. The Japanese Pediatric IgA Nephropathy Treatment Study Group. J. Am. Soc. Nephrol., 10：101-109, 1999
16) 冨野康日己：IgA腎症診療指針. 日腎会誌, 44：673-679, 2002

[急速進行性糸球体腎炎]

17) 平山浩一, 他：RPGNの治療. 日腎会誌, 51：107-113, 2009
18) 吉田雅治：ANCA関連腎炎の治療法の進歩. Nephrology Frontier, 7：41-46, 2008

第3部 疾患編

4. 呼吸器疾患

山口正雄

1. 気管支喘息

主に用いられるステロイドと使い分けのポイント

●吸入ステロイド

吸入ステロイドは喘息の長期管理における第1選択薬である．現在わが国で臨床に用いられる吸入ステロイドは，フルチカゾンプロピオン酸エステル（FP），ブデソニド（BUD），ベクロメタゾンプロピオン酸エステル（BDP），シクレソニド（CIC）および新たにモメタゾン（MF）が加わったところである．FPとBUDは自己の吸気によるドライパウダー吸入（DPI）の方式である．FPおよびBDP，CICは代替フロンガス（HFA）を基剤にする定量噴霧吸入（pMDI）である（表）．FPには，DPI，pMDI両方の製剤がある．また，BUDについては吸入器で使用できる吸

表 吸入ステロイドの吸入器の種類

	pMDI（加圧式定量噴霧吸入器）	DPI（ドライパウダー吸入器）
BDP（ベクロメタゾンプロピオン酸エステル）	BDP-HFA（キュバール®）	なし
FP（フルチカゾンプロピオン酸エステル）	FP-HFA（フルタイド®エアゾール）	FD-DPI（フルタイド®ディスカス，フルタイド®ディスクヘラー）
BUD（ブデソニド）	なし	BUD-DPI（パルミコート®）
CIC（シクレソニド）	CIC-HFA（オルベスコ®）	なし
MF（モメタゾンフランカルボン酸エステル）	なし	MF-DPI（アズマネックス®）*

*2009年9月より販売開始

入液タイプもある．長時間作用型β_2刺激薬との合剤として，FPとサルメテロールを合わせた薬剤（アドエア®）が臨床で用いられているほか，BUDとホルモテロールフマル酸塩の合剤も今後使用可能になると見込まれる（2009年10月に製造販売承認）．

●経口ステロイド

ステロイドの使用方法についてはガイドラインに詳細に記載されており，基本的にその方法に則るのが通常である（「第2部薬剤編 4．吸入ステロイド」の項参照）．

急性喘息発作に経口ステロイドを使うときは，**短期間投与が原則**である．具体的には，喘息症状悪化に対して中～高用量経口ステロイド（プレドニゾロン 0.5 mg/kg前後）の短期投与（通常1週間以内）を行って早めに治療することによって急性増悪予防，救急外来への受診や入院回数を減らし，発作による日常生活の制限を減少させることがよく知られている．

他の薬剤ではコントロールが困難な重症喘息に対しては，経口ステロイドが，長期管理薬の中心である吸入ステロイドを補完する，副腎皮質機能を補充する，さらに全身性の炎症細胞や炎症物質の増多を抑制する目的で用いられる．もちろん，喘息のコントロールに必要な最小限の量にとどめ，可能であれば経口ステロイドを用いずに良好なコントロールにもち込むのが原則である．

●静注ステロイド

静注ステロイドは，喘息発作のうちでも気管支拡張薬では抑えられない増悪例，中等度以上の発作，すでに内服や注射でステロイドを投与している例に使用する．ガイドライン記載の内容としては，初回量は，ヒドロコルチゾン200～500 mg，またはメチルプレドニゾロン40～125 mgとし，以後，ヒドロコルチゾン100～200 mg，またはメチルプレドニゾロン40～80 mgを必要に応じて4～6時間ごとに静注する．ステロイドの効果発現には元々4時間程度を要するので，急速静注は行われない．**安全性の面からも急速静注は避ける方がよく，30分～1時間を目安にした点滴投与が推奨される**．もしヒドロコルチゾン（ソル・コーテフ®，サクシゾン®，水溶性ハイドロコートン®）あるいはメチルプレドニゾロン（ソル・メドロール®）の点滴静注で症状が増悪する場合は，効果が出ていないだけでなく，そのステロイド自体が発作誘発している可能性を考慮す

べきであり，点滴静注途中のステロイドを中止して，他のヒドロコルチゾン注射薬や他のステロイド（デキサメタゾン，ベタメタゾンなど）に変更する．アスピリン喘息患者では約半数でコハク酸エステル型製剤により発作誘発が起こりうるので，**用いるステロイドとしてはリン酸エステル型製剤を選ぶ方がよい**．また，アスピリン喘息においては注射製剤にしばしば添加されている保存剤（パラベン）にも敏感に反応するので，**安全性の高い製剤を用いる際も点滴投与が原則である**．

ステロイド以外に使用される薬物

喘息の長期管理薬の中心に位置づけられるのは吸入ステロイドである．ステロイドだけではコントロールされないときには長時間作用型 β_2 刺激薬（long-acting beta-agonist：LABA），抗ロイコトリエン薬，テオフィリンのいずれかあるいは複数を追加する．最近，生物学的製剤として抗IgE抗体もわが国で使用可能となっており，重症喘息でさまざまな薬剤を用いてもコントロール困難な例に使われており，使用においてはアトピー型，血清IgE値が一定濃度以下といった制約がある点は注意を要する．

急性増悪（発作）に対しては，短時間作用型 β_2 刺激薬（short-acting beta-agonist：SABA）の吸入を行う．効果不十分あるいは頻脈や動悸で十分量を使いにくい場合にテオフィリンや静注用ステロイドが用いられ，これらの薬剤は臨床効果をみながら追加投与が行われる．

ステロイド薬物治療の考え方

ステロイドは喘息長期管理の中心に位置する薬剤である．喘息治療におけるステロイドの効果は，一言でいうと抗炎症作用であるが，実際の発現機序として多くの作用機序が想定されている．特に重要なものとして，①炎症細胞の肺・気道内への集積を抑制する．さらに炎症細胞への直接作用による遊走および活性化の抑制，②血管透過性の抑制，③気道分泌の抑制，④気道過敏性の抑制，⑤サイトカイン産生の抑制，⑥ β_2 刺激薬の作用の促進，⑦アラキドン酸代謝の阻害を介したロイコトリエンおよびプロスタグランジン産生の抑制，などが挙げられる．

喘息の長期管理薬として用いるステロイドは，**肺への選択性がきわめて高い吸入薬が基本**である．また，喘息が発症して早期に吸入ステロイドを開始するearly interventionが喘息急性増悪を減少，気道過敏性を改

善，長期にわたる吸入ステロイド維持量を減少させ，気道リモデリングを抑制する．

吸入ステロイドの副作用は，口腔・咽頭カンジダ症，嗄声などの局所の症状が主体である．全身への副作用はまずみられないが，ステロイドである以上は，眼（白内障，緑内障），皮膚（皮膚の菲薄化，易出血性），視床下部・下垂体・副腎機能の抑制，骨（骨粗鬆症）といった影響がありうる．**吸入後は必ずうがいをさせることにより，局所の症状を軽減し，全身への吸収も減ることが期待される．**なお，きわめて高用量を投与することで急性副腎不全に至った症例が少数存在するので，高用量には配慮が必要である．

症例① 気管支喘息の発作で予定外受診した症例

26歳，男性．気管支喘息で通院中，季節の変わり目に喘息発作を生じて吸入や点滴を必要とすることがあった．この1カ月ほど過労が続き，1週間前から夜間，特に明け方に喘鳴と咳が出現するようになった．手持ちの短時間作用型β_2刺激薬の吸入にてその都度症状改善したが，徐々に効果が不十分となり受診．受診時，会話は可能だが体動時呼吸困難あり．起座呼吸なし．発熱なし．胸部X線では肺の過膨張所見はあるが浸潤影は認めない．血液検査でWBC 8,000，Eos 10%と好酸球増多，CRP上昇なし．

【処方例】

外来にて短時間作用型β_2刺激薬吸入を施行したが消えずに喘鳴が残存し呼吸困難の改善もほとんどなかった．そこで点滴を施行：維持輸液200 mL＋ヒドロコルチゾン（ハイドロコートン®）200 mg＋アミノフィリン（ネオフィリン®）250 mgを1時間で．点滴後は喘鳴は弱まり呼吸困難も改善．

過労が喘息症状に影響しうることを考慮し，過労を避けるよう指導するとともにプレドニゾロンを短期使用することにした．

　　プレドニゾロン（プレドニン®5mg錠）4錠　分2（朝，夕内服）2日間，続けて
　　プレドニゾロン（プレドニン®5mg錠）2錠　分2（朝，夕内服）2日間で中止．

また，長期管理薬についても薬剤調整（吸入ステロイドの増量とLABA，抗ロイコトリエン薬，テオフィリンのうち1剤を追加）も行った．

これらの薬剤調整により喘息発作は起こらなくなり，軽度の胸苦しさも数日間残ったもののSABAの頓用ですみやかに消失する程度であり，次回の受診時にはSABAも必要ないまでに改善していった．

こう考えて処方した

喘息発作に対しては比較的すみやかに効果発現のみられるヒドロコルチゾンを，そして数日間の短期間の内服治療としてはプレドニゾロンを選択した．いずれも喘息のガイドライン記載の内容に合致している．

症例② アスピリン喘息の発作症例

64歳，女性．気管支喘息で通院中，治療薬として吸入ステロイド高用量，抗ロイコトリエン薬，テオフィリン内服薬およびLABA（吸入）を普段使用していた．1週間前より感冒症状出現，それに引き続き喘息発作が夜間・日中に生じ，SABA吸入を頻回に必要とするようになった．感冒症状はほぼ改善するも喘息症状が残存するため来院．受診時，かろうじて歩ける程度．会話可能だが起座呼吸あり．なお，数年前にNSAIDs内服時に喘息が悪化した経過がありアスピリン喘息と判定されている．

【処方例】

喘息の中発作と判断．外来にてSABA吸入を施行したが喘鳴および呼吸困難の改善はわずかであったため，以前に行ったことのあるのと同内容の点滴を施行：維持輸液200 mL＋ベタメタゾン（リンデロン®）4 mg＋アミノフィリン（ネオフィリン®）125 mgを1時間で．点滴後は喘鳴は弱まり呼吸困難は改善．この症例では今までに発作がいったん起こると点滴を連日施行することが多かったことを考慮し，プレドニゾロンを短期使用することとした．

　　プレドニゾロン（プレドニン®5mg錠）4錠　分2（朝，夕内服）3日間，続けて
　　プレドニゾロン（プレドニン®5mg錠）2錠　分2（朝，夕内服）2日間，そして
　　プレドニゾロン（プレドニン®5mg錠）1錠　分1（朝内服）2日間で中止．

こう考えて処方した

アスピリン喘息において，アスピリンだけでなくNSAIDs全般が発作を誘発することはよく知られているが，臨時に受診した病院において情報が不十分（アスピリン喘息かどうか不明，NSAIDs使用歴と安全性不明）であれば安全策としてアスピリン喘息に準じた治療内容にしておく方が安全である．アスピリン喘息患者にステロイド注射薬を用いる場合，**約半数の症例でコハク酸エステル型製剤による発作誘発の危険があり，リン酸エステル型製剤を用いる方がよい**．保存剤として含まれていることの多い**パラベンも発作誘発の危険があり要注意**である．リンデロン®注はリン酸エステル型製剤でありパラベンを含有しないが，パラベンとは別種の保存剤も含まれていることから慎重に安全性をみながら投与する方がよい．いずれのステロイドを投与するにしろ，**決してワンショット静注は行わず，点滴静注投与とする**．

症例❸ 喘息の経過中に血管炎症状を発症しChurg-Strauss症候群と診断した症例

30歳，女性．小児期に喘息があったが思春期に自然に軽快．25歳頃より喘息症状が再び出現したため，ステロイド吸入薬とβ₂刺激薬貼布薬を処方され症状は安定していた．また，同時期からアレルギー性鼻炎を発症し，鼻茸の切除術を受けたことがある．

1週間前から左下肢しびれ感，湿性咳嗽が出現したため，一般内科を受診した．発熱なし．歩行障害なし．呼吸音で軽度喘鳴を聴取．運動神経は上肢正常，下肢で母趾伸筋MMT4に低下，感覚は上肢正常，下肢で右足趾と左下腿外側に感覚低下を認めた．

緊急検査にてWBC 16,700，Eos 45%と著明な好酸球増多，CRP 1.4，ESR 33/時と炎症所見を認めた．診断としてChurg-Strauss症候群を考えたが，後日判明したデータ（IgE 850，MPO-ANCA 1,150と上昇）もその診断を支持した．精査治療のため即入院とした．

【処方例と経過】

入院後，症状（湿性咳嗽や両足の下垂）が悪化したためプレドニゾロン（プレドニン®）60 mg（体重50kgなので1.2 mg/kg）を開始（5 mg錠を朝8錠，夜4錠内服）．症状の改善がみられずステロイドパルス療法〔メチル

プレドニゾロン（ソル・メドロール®）1g/日点滴静注，3日間連続〕を追加し，症状・好酸球数とも改善に転じた．好酸球数をほぼ0に近い数値まで抑えこみつつ，炎症所見やIgE値，炎症所見も落ち着いており，プレドニゾロン60 mgを計4週間投与した後，50 mg投与（朝7錠，夜3錠）を2週間，それ以降も2週ごとに10％量のプレドニゾロン減量を図り，30 mg投与時点で退院，以後も症状やデータが落ち着いているのを確認しながら緩徐に減量していった．

こう考えて処方した

　Churg-Strauss症候群は，簡略に言うと，アレルギー疾患（主に喘息）の経過中に好酸球増加と全身に好酸球浸潤を伴う壊死性血管炎を呈する疾患である．特に末梢神経障害は多発単神経炎で，高率にみられるので本疾患を疑う重要な根拠となる．本症例では，入院後に症状の進行が顕著であり，検査すべてを行う時間的余裕もなく治療開始に踏み切った．本疾患においては，症状や炎症所見，好酸球数について慎重に観察しつつ検査を進めていくが，明らかに原病の進行がみられたら治療を開始することが大切である．治療薬はステロイドが中心であるが，本症例のように当初，ステロイドへの反応性が不十分な場合は積極的なステロイドパルス療法追加が必要となる．ステロイド抵抗性の重症例や心病変などの合併例では免疫抑制薬（シクロホスファミド，アザチオプリンなど）併用が行われる．

memo

2. 特発性間質性肺炎（IIPs）

主に用いられるステロイドと使い分けのポイント

ステロイドとしてわが国のガイドラインに記載されているのは，プレドニゾロン，および，大量あるいはパルス療法の際に静注で用いるメチルプレドニゾロンであり，その特徴，副作用についてはすでに記載されている通りである．

ステロイド以外に使用される薬物

1）免疫抑制薬

一般に免疫抑制薬は，ステロイドだけでは効果が十分でない場合や，ステロイドにより副作用が出現し十分量のステロイドを投与することができない場合に使用される．特発性肺線維症（idiopathic pulmonary fibrosis：IPF）ではステロイド単独での治療反応性は一般に弱く，治療を行うとしても，早期から免疫抑制薬の併用が勧められている．欧米では，シクロホスファミド（cyclophosphamide）とアザチオプリン（azathioprine）が選択されることが多いのに対し，わが国ではシクロスポリン（cyclosporin）がしばしば用いられる．なお，それらの免疫抑制薬は，いずれもIIPs（idiopathic interstitial pneumonias）では保険適用外である．

2）抗線維化薬

ピルフェニドン（pirfenidone）は，TNF-αなど複数の炎症性サイトカインの産生抑制作用をもっており，さらに線維芽細胞に対してコラーゲン産生抑制を示す．米国において抗線維化薬の位置づけでIPFを対象として使用されており，肺活量の減少が抑制され，病勢進行が抑制されることが報告されている．またわが国でも，IPF患者に現在臨床で使われはじめたところである．

3）その他の薬物

シベレスタットナトリウム水和物（エラスポール®）は，好中球エラスターゼ特異的阻害薬であり，全身性炎症反応症候群（systemic inflammatory response syndrome：SIRS）に伴う急性肺損傷に対する抑制効果を示す．IPFの急性増悪時には血漿中好中球エラスターゼは著明に上昇する．この薬剤はIPF急性増悪への有用性が期待されている．

IPFの病態においては，オキシダントがかかわっていると考えられており，治療においてアンチオキシダントの有用性が示唆されている．N-アセチルシステイン（NAC）はグルタチオンの前駆物質であるとともに，それ自身も抗酸化作用を有している．NF-κBの抑制を通じて接着分子発現やサイトカイン産生を抑制する．IPFに対するNACの内服によって肺機能を改善したとの報告があり，臨床効果が期待されている．

ステロイド薬物治療の考え方

　ステロイドはIIPsに広く使用されてきたが，ステロイド治療開始時は，増悪時に緊急避難的に用いることが多く，用量設定に関する検討は行われていない．IPFやfibrotic NSIP（nonspecific interstitial pneumonia：非特異性間質性肺炎）では治療反応性に乏しく，治療が必要と判断されて投与が開始されると投与期間は長期に及ぶとともに免疫抑制薬と併用されることも多い．cellular NSIPやCOP（cryptogenic organizing pneumonia，特発性器質化肺炎）では治療反応性は良好で，ステロイドの投与期間は数カ月～1年程度である．AIP（acute interstitial pneumonia，急性間質性肺炎）やIPFの急性増悪は重症の呼吸不全を伴うことが多く，ステロイド大量療法や静注も選択されるので，以下に投与時の注意点を記す．

1）ステロイド内服・漸減

　ATS/ERS（アメリカ胸部疾患学会/ヨーロッパ呼吸器学会）から提唱されているIPFの治療法であり，免疫抑制薬（シクロホスファミドまたはアザチオプリン）との併用を原則とする．わが国ではステロイドの比較的急速な減量がIPF急性増悪の誘因になる危険性を考慮し，プレドニゾロン（プレドニン®など）0.5 mg/kg/日で4週間，その後は4週ごとに2.5 mgないし5 mg減量し，10 mgを連日，または20 mgを隔日で投与し，再燃に注意を払いつつ緩徐な減量が推奨される．隔日投与は一般に広く行われているわけではないが，ステロイドの副作用が比較的少なく，ステロイドを減量せずにしばらくの間続ける際に選択肢に挙がる投与法である．

2）ステロイド大量療法（ステロイドパルス療法）

　メチルプレドニゾロン（ソル・メドロール®）1 g/日，3日間を1クールとする．くり返す場合は1週ごとに病態に応じてくり返し行う．急速

進行性の間質性肺炎で呼吸不全を呈する場合に用いられる．

3）ステロイド連日静注法

メチルプレドニゾロン（ソル・メドロール®）2 mg/kg/日を2週間（投与期間はあくまで1例である），ついで1 mg/kg/日を1週間，0.5 mg/kg/日を1週間投与する．線維増殖期のARDS（acute respiratory distress syndrome，急性呼吸促迫症候群）での有効性が報告されており，AIP，IPFの急性増悪といった急速進行性の間質性肺炎で呼吸不全を呈する場合に用いられる．

症例 4 特発性間質性肺炎の症例

68歳，男性．既喫煙者（20〜60歳の間30本/日），粉塵曝露歴なし．数年前から検診の胸部X線にて両下肺の網状影を指摘され，症状として軽度の咳もあったが，精査を受けず放置していた．この半年ほどの間に，労作時呼吸困難を自覚するようになり，階段や上り坂を昇る際に休みながらでないと息が切れるようになった．呼吸困難が徐々に悪化してきており，精査加療を希望して受診．胸部X線では，両側の下肺優位に網状影，すりガラス陰影があり，CTでは下肺背側胸膜直下に網状影を認め，蜂窩肺も伴っていた．下葉を中心に淡いすりガラス陰影も認め，牽引性気管支・細気管支拡張と軽度の気管支血管束の肥厚も認めた．KL-6，SP-D，SP-A高値で，二次性に間質性肺炎を生じるような原疾患の存在も否定的，感染の合併も否定的であるため，活動性を有する特発性間質性肺炎と考えられた．

【処方例】

プレドニゾロン（プレドニン®など）30 mg　1日1回　朝食後

この投与量で4週間は継続し，効果がどの程度みられるかを慎重に観察する．それ以降減量していくが，効果がはっきりとは得られない場合は免疫抑制薬の併用を考慮する．実際のところ，ステロイド単独で本疾患の病勢をコントロールすることは難しいことが多い．ステロイドとしては，プレドニゾロン0.4〜0.6 mg/kgを選ぶのが一般的である．悪化時には，プレドニゾロンを1〜1.2 mg/kgに増やすことも考慮するが，むしろステロイドパルス療法を行ってステロイドの効果を早く得るようにしながら免疫抑制薬としてシクロホスファミドあるいはシクロスポリンAを導入し，治療全体で眺めたと

きにステロイド長期大量治療一辺倒に偏らないようにすることが肝要である．しかしながら，本疾患の急性増悪においては，いかなる治療を行っても間質性肺炎の進行を止められず不幸の転帰を取る例も多いのが現状である．

また，現在は抗線維化薬の投与が可能となっており，前述の通り特発性肺線維症において，考慮すべき治療といえる．なお，食思不振や光線過敏症の副作用は注意を要するので，投与量を減量して副作用が許容範囲におさまるようにしながら投与を継続していく．

memo

3. 膠原病随伴性間質性肺炎

主に用いられるステロイドと使い分けのポイント

一般にプレドニゾロン（プレドニン®，プレドニゾロン®）内服が用いられるが，ステロイドパルス療法〔メチルプレドニゾロン（ソル・メドロール®）〕の追加や，副作用や効果をみつつ他のステロイド内服薬に変更することもある．

ステロイド以外に使用される薬物

膠原病の種類により使われることの多い免疫抑制薬は異なっている．詳細は成書を参照されたい．

ステロイド薬物治療の考え方

膠原病の種類によっても間質性肺炎の経過や治療反応性はやや異なる．

1）関節リウマチ

関節リウマチ（RA）では，高率で肺胸膜異常を伴うことが知られている．その内容としては，間質性肺炎として通常型間質性肺炎（UIP：usual interstitial pneumonia）や特発性器質化肺炎（COP：cryptogenic organizing pneumonia），非特異性間質性肺炎（NSIP：non-specific interstitial pneumonia），びまん性肺胞傷害（DAD：diffuse alveolar damage），肺内のリウマトイド結節，胸膜炎，気道病変など多彩である．間質性肺炎の合併率も高い．

RAに伴う間質性肺炎の治療方針としてはIIPsに準じ，効果および予後は病理像により影響される．UIPは治療抵抗性で無治療が原則であるのに対し，COPやNSIPであれば治療効果が期待できる．臨床的に数カ月間での間質性肺炎の悪化が明らかである場合も治療を考慮する．具体的には，プレドニゾロン（PSL）1～1.5 mg/kg（国内では0.8～1.2 mg/kgとの報告が多い）で開始し，治療効果を確認しながら緩徐にPSLを減量する．COPなど治療反応性がよいタイプでは，0.5 mg/kgで有効な例も多く経験される．ステロイドに対する反応性が悪い場合には，免疫抑制薬も考慮し，シクロホスファミド，あるいはアザチオプリン，シクロスポリンAを追加する．DMARDs（disease modifying antirheumatic drugs,

抗リウマチ薬）に属するメトトレキサートは，副作用として間質性肺炎が知られており，元々間質性肺炎を高度に有するRA患者であえてメトトレキサートを選択するのは躊躇する．

RAの治療経過においてさまざまなDMARDsを用いることが多いが，その間に生じた肺病変については薬剤性肺炎の可能性を考慮する必要があり，疑わしい場合にはいったん当該薬を中止する．

2）全身性エリテマトーデス

全身性エリテマトーデス（systemic lupus erythematosus：SLE）では，全身諸臓器に異常を呈する．肺・胸膜病変のなかで最も多いのは胸膜炎であり，肺内病変は率としては高くない．そのなかでも慢性の線維化（UIP）は稀である．同様に間質性肺炎は低いが，急性ループス肺炎と呼ばれる重症の病態も存在し，SLEの活動期に発症，発熱，咳，胸痛，呼吸困難と肺の浸潤影を伴う．COPの発症も報告されている．間質性肺炎が存在する場合，その治療方針はIIPsに準じるが，治療強度は他臓器病変も勘案して決定する．

3）強皮症

強皮症（systemic sclerosis：SSc）においては，皮膚所見のみならず，食道や腸管，心血管系など広範な異常を呈するが，肺病変も高率である．肺病変は70％を超える頻度でみられ，内臓病変としては食道病変に次ぐ．肺病変の内容としては間質性肺炎が多く，組織上は主にUIPと報告されている．一般に強皮症に伴う間質性肺炎は慢性，緩徐進行性の経過をとり，年余を経て蜂窩肺に至る．

進行がなく緩徐な間質性肺炎は，原則として治療の対象とはならない．間質性肺炎の活動性が高い場合（症状や肺機能・画像の増悪，Gaシンチグラムで有意な取り込み，KL-6高値）や，画像上すりガラス状陰影がみられ治療効果が期待される場合には，高用量のステロイド投与（プレドニゾロン 0.8〜1.2 mg/kg）を行う．高用量のステロイドが何らかの理由で使用困難な場合には，少量のステロイド（プレドニゾロン 10〜20 mg）と免疫抑制薬（シクロホスファミドなど）を用いる．

なお，ステロイド投与自体が腎クリーゼ（scleroderma renal crisis）の危険因子となることから，**皮膚硬化の急速な進展がみられる場合には治療方針を慎重に検討し，貧血，高血圧，タンパク尿，血漿レニン高値の所見が認められたら安易なステロイド投与は避けるのが望ましい．**シ

クロスポリンは腎クリーゼ誘発の危険があるので，強皮症に対して使われることは少ない．

間質性肺炎に対して治療を行う際に，ステロイドで効果不十分であれば，免疫抑制薬を追加する．シクロホスファミドとアザチオプリンが従来ステロイドに併用する免疫抑制薬として選択されてきたが，近年，シクロスポリンの有用性が知られてきている．間質性肺炎の急性増悪に対しては，ステロイドパルス療法（メチルプレドニゾロン1g/日，1クール3日，くり返すことあり）とそれに続くステロイド後療法（PSL 1～1.2 mg/kg），およびシクロスポリン投与（血清トラフ値100 ng/mLを目標）を行う．

4）多発性筋炎／皮膚筋炎

多発性筋炎/皮膚筋炎（polymyositis/dermatomyositis：PM/DM）において間質性肺炎は約半数の患者で合併がみられ，疾患特異性の高い抗体であるJo-1抗体の陽性患者においては間質性肺炎合併率が高い．Jo-1抗体陰性で筋炎所見をほとんど呈さないamyopathic DMにおいて，急速進行性の間質性肺炎を起こし不幸な転帰をとる例が多いことから，この間質性肺炎に対する治療戦略の確立が急務となっている．ステロイドパルス療法を含むステロイド大量投与と必要に応じ免疫抑制薬（シクロスポリンやシクロホスファミド，アザチオプリン）の併用が行われ，急速進行例では治療開始時から免疫抑制薬の早期導入が勧められる．

症例5 膠原病に随伴した間質性肺炎急性増悪の症例

36歳，女性．2年前より関節リウマチ（RA）を発症，受診の2カ月前より38℃台の発熱，乾性咳嗽が出現し，顔面の紅斑，脱毛も加わった．外来での検査で抗核抗体陽性，補体低下，抗DNA抗体陽性を認め，SLE発症と考えられ精査加療目的で入院した．入院時はKL-6 1,600と高値であり，入院後1～2週後には急速に両肺の間質性陰影が増強，呼吸状態も悪化し，鼻カヌラ4L/分でもわずかな体動に伴い低酸素血症をきたすほどとなった．

【処方例】

ステロイドパルス療法：メチルプレドニゾロン（ソル・メドロール®）1g＋維持輸液200 mLを2時間で点滴静注．これを3日間施行．その翌日

よりプレドニゾロン（プレドニン®）60 mg（1.2 mg/kg）/日内服投与を開始．シクロスポリンも追加した．4日間プレドニゾロン内服投与後，ステロイドパルス療法2クール目を同じ内容で施行．その翌日から再びプレドニゾロン60 mg/日投与を行った．治療開始後4週間の時点で効果が明瞭にみられていると判断し，以後2週間ごとに50 mg, 45 mg, 40 mg, 35 mg, 32.5 mg, 30 mgと減量していき，プレドニゾロン30 mgの時点で退院．それ以後，外来で慎重にステロイド減量を続けた．

こう考えて処方した

本症例はRAに伴う慢性間質性肺炎が基盤に存在したところに，SLEの病勢の強い時期に間質性肺炎急性増悪を生じたものである．SLEは多彩な臓器障害を呈する疾患であり，重篤な肺病変としては肺胞出血が有名であるが，そのほかにも急性に発症する間質性肺炎もあり，本症例では後者の間質性肺炎の急性増悪と考えられた．本症例は幸運なことに強力な治療により間質性肺炎の急性増悪をくい止めることができた一例である．

なお，ステロイドパルス療法を短時間内でくり返す必要が高い場合，毎週行うことになり，上記のように3日間のステロイドパルス療法，4日間の後療法（内服または静注のステロイド継続量），それに続いて3日間のステロイドパルス療法，というくり返しとなる．**ステロイドパルス療法を毎週くり返すとしても3回が限度であり，その後は強い副作用（特に免疫抑制に伴う感染症）に注意を要する．**

memo

4. 好酸球性肺炎

主に用いられるステロイドと使い分けのポイント

通常の臨床で用いられるのはプレドニゾロン（プレドニン®など）内服である．

内服ステロイド以外に使用される薬物

慢性好酸球性肺炎（chronic eosinophilic pneumonia：CEP）に対してはステロイド全身投与が唯一の標準的治療であり，それ以外の治療に関するエビデンスは確立していない．その一方で，吸入ステロイドや抗アレルギー薬スプラタストトシル酸塩（アイピーディ®）の有効症例が散見される．薬剤の作用機序からみて，CEPでは末梢の肺胞領域に加えて，気道領域にも好酸球浸潤が生じることが指摘されており，吸入ステロイドが気道病変に対してであれば有効である可能性が考えられる．また，CEPの病態には好酸球活性化，生存延長作用を有するIL-5が関与することが示唆されており，IL-4，IL-5の産生を抑制するトシル酸スプラタストが有効である可能性が考えられる．実際には，吸入ステロイドを単独で用いることは，効果がたとえ一時的にあるとしても，長期間にわたり再発を防止できるかについては難しいことはわきまえておく必要がある．トシル酸スプラタストについても，長期的な効果は未知数である．抗IL-5抗体メポリズマブは好酸球性肺炎に有効であるのか，そして，遺伝子変異を伴う好酸球性白血病に用いるイマチニブ（グリベック®）がAEP（acute eosinophilic pneumonia，急性好酸球性肺炎），CEPに効果があるのか，現時点では明確な回答は得られていない．

免疫抑制薬は一般的には用いられない．

ステロイド薬物治療の考え方

ステロイドがIL-5やeotaxinなどの産生を抑制するとともに，好酸球のアポトーシス誘導，好酸球からのメディエーター遊離・産生の抑制といった種々の奏効機序を介して，結果的に肺での好酸球浸潤・集積および活性化を強力に抑制すると考えられている．例えば気管支喘息においては，気道の炎症が基本的中心的な病態と考えられており，経気道的な薬

剤投与（吸入）は重要な薬剤投与法と位置づけられるが，好酸球性肺炎においては血液中の好酸球増多，肺における好酸球の血管外遊走と組織内での生存・活性化という一連の過程を抑えることが必要なため，吸入よりは全身投与が基本とされる．

1）CEPに関しては

CEPは通常1カ月以上にわたり発熱，咳嗽などの症状が持続し，慢性の経過をとる．ステロイド内服で大部分の症例では2週間以内に症状の改善をみる．Marchandらによると[1]，62例中1例しか自然寛解を認めておらず，一般的にも自然寛解は10％以下とされ，大多数の症例でステロイド全身投与が必要である．

他の好酸球性肺疾患と同様，CEPの治療においても，ステロイドの長期使用法に関するprospectiveな検討は行われていない．従来のretrospectiveな検討に基づくと，約半数に再発を認めており，再発や喘息症状が妨げとなって，最終的にステロイドから離脱できるのは20～50％にすぎない．したがって，半数以上の患者においては症状コントロールのため無期限にステロイドを使用する必要がある．しかしながら初発の症例ではステロイド中止の可否が予見できないため，可能な限り減量を試みることになる．Marchandの報告によると[1]，6カ月以内の短期ステロイド投与では90％に再発を認めることから，初発症例においても，基本的には6カ月以上のステロイド投与が推奨される．しかし，再発時であってもステロイド反応性が良好であることや，死亡には至らないことを考慮すると，一度はステロイド離脱をめざすべきであろう．

CEPに対する一般的な投与方法としては，初発時には経口プレドニゾロン（プレドニン®）を30～60 mg/日で開始する．稀ではあるが，急速に進行する，あるいは呼吸不全を認める症例ではメチルプレドニゾロン（ソル・メドロール®）250 mgを6時間おきに静注し，呼吸不全が改善した後は，経口プレドニゾロン30～60 mg/日に移行する．症状および胸部X線が改善するまで経口プレドニゾロンを初期量のまま継続する（目安として2～4週間）．以後は症状，胸部X線を参考に緩徐に漸減していくが，**12.5 mg/日以下に減量する際は再発に注意する．**

再発時においては，初発時と同様の治療後，以前に病状が安定していた維持量まで緩徐に減量する．その後は維持量投与を継続するか，吸入ステロイドやトシル酸スプラタストを追加し，2.5 mg/月程度で減量を試

みる．

2）AEPに関しては

呼吸不全が重篤でない場合は，経口プレドニゾロン（プレドニン®）を30～60mg/日で開始する．

呼吸不全が重篤な場合は，メチルプレドニゾロン（ソル・メドロール®）125～250mgを6時間おきに呼吸不全が改善するまで点滴静注し（通常3日以内），その後30～60mg/日の経口プレドニゾロンに移行する．

症状，浸潤影が完全に改善したら，経口プレドニゾロンを漸減中止する．AEPでは長期にわたる治療は必要ないことが多い．

症例6 慢性好酸球性肺炎の症例

72歳，女性．近医で乾性咳と血液中の好酸球増多を指摘され紹介受診となった．当初胸部X線で肺野の陰影は認めず，咳や好酸球数（WBC 1,200，Eos 35％程度）もおおむね不変であり2カ月ほど経過観察をしていたが，抗アレルギー薬を投与しても明らかな効果はなく，咳が悪化傾向となり，入院精査の方針とした．胸部CT施行したところ，右上肺野の濃度の高い汎小葉性陰影が出現しており，気管支鏡にて同部位の気管支肺胞洗浄（bronchoalveolar lavage：BAL）を行ったところ好酸球が多数認められた．

【対処例】

プレドニゾロン（プレドニン®）6錠（30mg）（0.75mg/体重kg）1日1回，朝食後．すみやかに血液中の好酸球はほぼ0にまで減少，肺陰影は消失．咳もほぼ消失した．プレドニゾロンの初期量を4週間投与し効果が十分に持続しているのを確認してから退院．外来にて27.5mg，25mg，22.5mg，20mgへと2週ごとに減量していった．以後も2～4週ごとに1～2mgのペースで減量したが好酸球数や咳が再燃しやすくなるため，プレドニゾロン8mgからさらに減量することは困難であった．

こう考えて処方した

好酸球増多は，原因不明なもの以外に，アレルギー性，薬剤性，寄生虫などさまざまなものが原因となりうる．好酸球自体はステロイドが比較的効きやすい細胞であり，ステロイドを十分量投与すると血液中の好酸球数は激減

する．しかし，好酸球数はステロイドを減量していくにしたがって，ある時点から増加に転ずることが多い．好酸球数のみを指標にしてステロイドの量調整を行っているとなかなか中止にもちこめないことが多い．

　ステロイドを好酸球増多症に対して投与開始する際には，**ステロイド使用前に好酸球が何らかの臓器障害に直接かかわっていることを証明しておくことが重要**である．そうしないとステロイド長期投与の必要性・必然性を理解してもらいにくい．慢性好酸球性肺炎に対して用いるステロイドとしては，欧米では1 mg/kgで開始することが多いようであるが，わが国では0.5〜0.8 mg/kgで開始して有効とする報告が多い．

memo

5. サルコイドーシス

主に用いられるステロイドと使い分けのポイント

　ステロイドとして，わが国のサルコイドーシス治療に関する見解2003に記載されているのはプレドニゾロン（プレドニン®，プレドニゾロン®）であり，その特徴・副作用についてはすでに記載された通りである．

ステロイド以外に使用される薬物

　ステロイドの使用中に再燃した場合やステロイドの単独使用で効果が不十分なときにどのように対処するかが問題となる．以下に示す薬剤が，少数例ではあるが，日本では単独ないしステロイドとの併用で使用されている．

1) メトトレキサート（methotrexate）

　毎日ではなく，週あたり何mgという投与量となる．本薬剤は単独またはステロイドとの併用が行われている．投与期間には一定のものはないが，Sudaらは6ヵ月の使用後，漸減している[2]．Baughmanらの報告では[3]，2年まで使用可能であるが，それを越えて続ける際は肝生検をして投与持続について検討する必要があるとしている．

2) アザチオプリン（azathioprine）

　投与量は文献では50〜200mg/日である．投与方法としては単独またはステロイドとの併用が行われている．血液検査を十分に行い，白血球数が持続的または急速に低下した場合は減量または中止する．

3) シクロホスファミド（cyclophosphamide）

　使用量は経口で50〜150mg/日，静注で500〜2,000mg/2週と報告されている．薬理作用は，生体内でnitrogen mustardが遊離して細胞毒性を示す．副作用としては骨髄障害，腎障害，出血性膀胱炎，肝障害，過敏症，消化器症状，発癌性などがある．

ステロイド薬物治療の考え方

　サルコイドーシスに対して治療介入する際は，従来ステロイドが使用されてきた．さまざまなサイトカイン産生を抑制する作用が，遅延型アレルギーに基づくサルコイドーシスの肉芽腫反応に対して抑制するものと考えられる．しかし，ステロイドは原因療法ではなく，急速に中止に

もち込むと再燃が多いことに留意する必要がある．ステロイドの投与は全身・局所のいずれかあるいは両者に対して行われ，呼吸器領域では吸入ステロイド（ブデソニド）の使用例も報告される．眼科領域では前眼部病変であれば点眼が有効である．また，中枢神経病変や心病変などでは全身投与の適応であり，高用量が使用されることがある．

なお，サルコイドーシス治療に関する指針では，肺病変への一般的な投与法として下記のように記されている．

① 一般的には，プレドニゾロン30mg/日・連日または60mg/日・隔日で開始して1カ月間継続する．
② 4〜8週ごとに5〜10mg/日・連日または10〜20mg/日・隔日ずつ減量する．
③ 維持量は2.5〜5mg/日・連日または5〜10mg/日・隔日とする．全体の治療期間が1〜2年となった時点で終了してみてもよい．
④ 再燃時の投与量および投与期間：再燃は維持量投与中，投与終了後6カ月以内に出現しやすく，再燃時には原則として初回投与量くらいまで増量し，以後上記投与スケジュールで投与する．

症例7 サルコイドーシスの症例

46歳，男性．両眼がぼやけて見えづらい（霧視）および乾性咳の症状が出現，近くの眼科医を受診，ぶどう膜炎を指摘されサルコイドーシスが疑われた．当院を紹介受診，胸部X線およびCTで両側肺門縦隔のリンパ節腫脹と肺野綿花状陰影と線維化を認めた．呼吸機能検査では，%VC68%と拘束性障害を認めた．血液検査でACE高値，BALでリンパ球比率37%と増加，CD4/CD8比5と高値，TBLB（transbronchial lung biopsy, 経気管支肺生検）で非乾酪性類上皮細胞肉芽腫の所見からサルコイドーシスと診断された．

【処方例】
まず眼所見に対し眼科にて治療を開始した．
　　0.01%ベタメタゾン点眼（リンデロン®点眼液）　　1日3〜4回両眼に1滴ずつ
　　0.5%トロピカミド点眼（ミドリンP®点眼液）　1日2〜3回　両眼に1滴ずつ（散瞳目的）

これらの点眼により前眼部炎症の改善と霧眼の消失をみた．肺野の陰影については精査を進めつつ3週間ほど経過観察したが，改善なく所見が残存，乾性咳も持続した．咳症状が比較的強く呼吸機能異常も伴っていたことから，プレドニゾロン（プレドニン®）30mg 朝1回内服を開始した．4週間この薬を継続して，症状と肺陰影，ACE値が明らかに改善傾向となり，有効と判断し，以後は2～4週ごとにプレドニゾロン27.5mg，25mg，22.5mg，20mg，17.5mg…と2.5mgずつ減量していった．

こう考えて処方した

ステロイド全身投与は必要例に限って行われるのが原則である．開始するタイミングとしては，サルコイドーシス肺病変による自覚症状（特に息切れと咳）が強く自然軽快がみられない場合，明らかな呼吸機能障害をきたしている場合，画像所見の悪化とともに自覚症状（特に息切れ）が増強している場合にはステロイドの投与を考慮する．

<文 献>

[気管支喘息]
- 「喘息予防・管理ガイドライン2006」協和企画，2006
- 山口正雄：Medical Practice, 23：358-361, 2006

[特発性間質性肺炎]
- 「特発性間質性肺炎 診断と治療の手引き」(日本呼吸器学会びまん性肺疾患診断・治療ガイドライン作成委員会/編)，南江堂，2004

[膠原病随伴性間質性肺炎]
- 山口正雄：膠原病随伴性肺疾患．EBM呼吸器疾患の治療 2003-2004．p211-228，中外医学社，2003

[好酸球性肺炎]
1) Marchand, E. et al.：Idiopathic chronic eosinophilic pneumonia. A clinical and follow-up study of 62 cases. Medicine, 77：299-312, 1998
- 山口正雄：好酸球性肺炎．EBM呼吸器疾患の治療2008-2009．p183-196，中外医学社，2007

[サルコイドーシス]
2) Suda, T. et al.：Weekly low-dose methotrexate therapy for sarcoidosis. Intern. Med., 33：437-440, 1994
3) Baughman, R. P. & Lower, E. E.：A clinical approach to the use of methotrexate for sarcoidosis. Thorax, 54：742-746, 1999
- サルコイドーシス治療に関する見解2003．日本サルコイドーシス学会雑誌，23(1)：105-114, 2003
- サルコイドーシスの診断基準と診断の手引き2006．日本サルコイドーシス学会雑誌，27(1)：89-102, 2007

第3部 疾患編

5. 脳神経疾患

真崎勝久，吉良潤一

1. 多発性硬化症（MS）

　MS（multiple sclerosis）は原因不明の中枢神経系の脱髄疾患であり，さまざまな神経症状が寛解と再発をくり返すことを特徴とする．HLAなどの遺伝的素因や高緯度などの環境的要因をリスクとして，何らかの抗原認識を契機に髄鞘成分を標的とした自己免疫応答が生じることでMSを発症すると考えられている．MSの治療方針として，再発などの急性増悪期に対する短期的治療と，再発予防や進行抑制を目的とした長期的治療を考慮する必要がある．

▍主に用いられるステロイドと使い分けのポイント

　MSの急性増悪期の治療としてステロイドは広く用いられている．標準的な治療方針としては，まず高用量メチルプレドニゾロンの点滴静注によるステロイドパルス療法を行い，神経症状の改善が不十分な場合にプレドニゾロンの経口投与を追加する．FilippiniらのsystematicreView[1]によると，6つの臨床試験において治療開始後5週間以内でのACTHもしくはメチルプレドニゾロンによる急性増悪の症状改善が示されていた．しかし，再発予防や長期的な有効性に関してのエビデンスは不十分であった．

●メチルプレドニゾロン（ソル・メドロール®注）

　ステロイドパルス療法としてメチルプレドニゾロン500～1,000mgを輸液200～500mgに溶解し，1～3時間程度で点滴静注する．これを3～5日間連続投与し，神経症状の変化を注意深く観察する．初回のステロイドパルス療法で効果が乏しい場合，点滴静注を再度施行することもある．

表1　多発性硬化症治療の選択肢

急性増悪期治療

- ステロイドパルス療法
- 経口ステロイド療法
- 血漿交換療法

再発予防・進行抑制治療

- インターフェロンβ療法（ベタフェロン®, アボネックス®など）
- 免疫抑制薬（ミトキサントロン, アザチオプリン, シクロホスファミドなど）
- 免疫グロブリン大量静注療法
- Glatiramer acetate（コパキソン®）

対症療法

- 抗てんかん薬（カルバマゼピン, クロナゼパムなど）
- 抗痙縮薬（バクロフェン, ダントロレンなど）

● プレドニゾロン（プレドニン®錠）

比較的軽症の再発にはプレドニゾロンの経口投与が行われている．40〜60 mg/日から経口投与を開始し，2〜3週間で漸減中止する．漸減に伴って症状が再燃する場合には再度高用量から開始し，より緩徐に減量していく．重度の再発例では経口投与では効果が不十分なことが多く，前述のステロイドパルス療法が施行される．

ステロイド以外に使用される薬物

ステロイドは短期的な症状改善には有効である一方，長期的な再発予防や進行抑制効果としてのエビデンスは乏しい．寛解期における再発予防や進行抑制治療としては，最もエビデンスがあるインターフェロンβ（IFN-β）療法が使用されている．ステロイドやIFN-βでも疾患活動性が抑えられない場合や，副作用などの面から使用困難な場合には，アザチオプリンなどの免疫抑制薬や免疫グロブリン製剤が用いられることもある．四肢の痙縮，有痛性強直性筋痙攣，神経痛などに対する対症療法として，抗痙縮薬や抗てんかん薬が用いられる（表1）．

ステロイド薬物治療の考え方

MSにおけるステロイド治療は，**急性増悪期の症状回復促進が最も重要**である．ステロイドはMSの病態で最初に認められる血液脳関門の破綻を

修復し，炎症細胞の神経組織への侵入を抑制する．さらに活性化T細胞のアポトーシスを亢進させて病変の回復を早めると考えられている．

症例1 脊髄炎にて発症した多発性硬化症

43歳，女性．2カ月前に右下肢のしびれ感が出現したが3週間ほどで自然軽快したため様子をみていた．3日前からジンジンとしたしびれ感が腹部から下肢に広がり，歩きにくさも生じたため当科受診した．神経学的には両下肢に軽度の筋力低下，Th7-8レベルに締めつけ感があり，両下肢特に右優位に表在覚低下と異常感覚を認めた．脊髄MRIではTh6-8レベルの白質にT2強調画像で高信号域を示す多発性病巣を認め，脳MRIでも脳室周囲白質に多発性病巣を認めた．髄液検査ではIgG index 0.86（正常値0.53±0.16以下）と上昇し，オリゴクローナルバンドも陽性であったため，多発性硬化症が最も考えられた．

経過 MSに対する急性期治療としてステロイドパルス療法（メチルプレドニゾロン1,000 mg×3日間）を施行した．施行後にTh7-8レベルの締めつけ感は完全に消失し，両下肢のジンジン感も軽減した．後療法としてプレドニゾロン40 mg/日より内服を開始し，約3週間で漸減中止した．筋力低下に対してリハビリテーションを施行した．再発予防，進行抑制治療として，当科入院中にIFN-β療法を導入した．

症例2 抗アクアポリン4抗体陽性の視神経脊髄型多発性硬化症/視神経脊髄炎

31歳，女性．突然左眼の視力が低下したため近医眼科を受診，視神経炎が疑われて当院眼科受診となった．右視力1.5，左視力は約2日の経過で1.5から0.6まで低下していた．視神経炎としてステロイドパルス療法を2クール施行，左視力は1.2まで改善して退院した．しかし，約2カ月後に再び急激な視力低下をきたし，同時に左上肢の筋力低下としびれ感，排尿困難を生じたため当科紹介となった．神経学的に左視力は光覚弁，左眼底に耳側蒼白を認めた．左上肢の筋力低下と表在覚低下と異常感覚を認め，排尿障害もみられた．眼窩MRIで左視神経にT2延長病変を認め，ガドリニウム増強効果も認めた．頸髄MRIではC5，C6に右優位の多発性T2延長病変を認め

た．髄液検査でIgG index 0.91，オリゴクローナルバンドは陰性であり視神経脊髄型多発性硬化症/視神経脊髄炎と診断した．血清抗アクアポリン4抗体が陽性であった．

経過 急性期治療としてステロイドパルス療法（メチルプレドニゾロン1,000 mg×3日間）を施行した．左上肢の筋力低下や感覚障害，排尿障害はすみやかに改善したが，左視力の回復は乏しくパルス療法をさらに2クール施行した．その後左視力は0.4まで徐々に改善した．後療法としてプレドニゾロン40 mg/日より内服を開始し，約2カ月で漸減中止した．

［抗アクアポリン4抗体の位置づけ］ memo

近年，視神経脊髄型多発性硬化症（opticospinal MS：OSMS）や視神経脊髄炎（neuromyelitis optica：NMO）の一部の患者血清から，アクアポリン4に対する自己抗体（抗アクアポリン4抗体：抗AQP4抗体）が検出されることが明らかとなった．AQP4分子は脳内ではアストロサイトの足突起や上衣細胞に多く発現しているが，抗AQP4抗体に関連したMS/NMOの病型や病態への関与は解明されていない点も多く残されている．治療に関しては，抗AQP4抗体陽性群ではIFN-β療法はnon-responderであることが多いと考えられている（図1）．現状では抗AQP4抗体陽性患者に対して経験的にステロイドパルス療法や経口ステロイド，血漿交換療法などが施行されているが，今後の臨床試験によるエビデンスの確立が必要である．

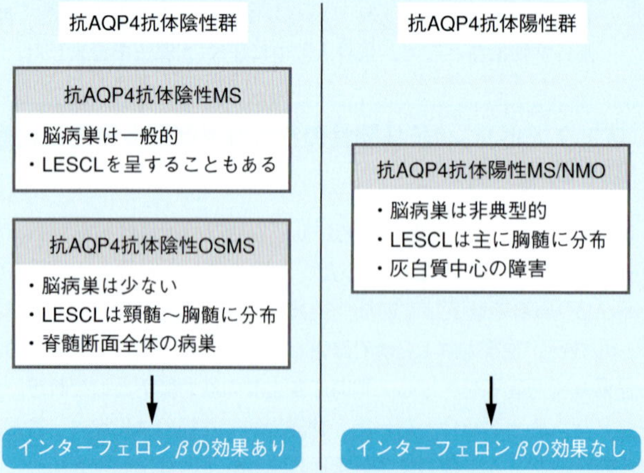

抗AQP4抗体陰性群

抗AQP4抗体陰性MS
- 脳病巣は一般的
- LESCLを呈することもある

抗AQP4抗体陰性OSMS
- 脳病巣は少ない
- LESCLは頸髄〜胸髄に分布
- 脊髄断面全体の病巣

↓

インターフェロンβの効果あり

抗AQP4抗体陽性群

抗AQP4抗体陽性MS/NMO
- 脳病巣は非典型的
- LESCLは主に胸髄に分布
- 灰白質中心の障害

↓

インターフェロンβの効果なし

図1 抗AQP4抗体による疾患概念とIFN-β
LESCL：longitudinally extensive spinal cord lesion，3椎体以上に広がる脊髄病巣

2. 重症筋無力症（MG）

　MG（myasthenia gravis）は神経筋接合部の構成成分を標的とした自己免疫疾患と考えられている．アセチルコリンレセプター（AchR）に対する自己抗体がMG患者の多くから検出される．近年，新たに運動終板に存在する筋特異的チロシンキナーゼ（muscle-specific tyrosine kinase：MuSK）タンパクに対する抗体（抗MuSK抗体）が抗AchR抗体陰性のMG患者の一部で検出されることが示された．臨床症状では，運動を反復すると筋力が低下して休息で改善する**易疲労性**，夕方にかけて症状が増す**日内変動**，日によって症状が変動する**日差変動**を特徴とする．全身型MGは眼症状や球症状，四肢筋力低下などさまざまな症状を認め，重症例では呼吸筋麻痺まできたすこともある．一方，発症時から眼症状のみを呈する症例はMG全体の15％を占め，眼筋型MGと位置づけされる．MGに対するステロイドの使用は病型が眼筋型か全身型であるかを考慮する必要があるので，以下に分けて述べることにする．

▎主に用いられるステロイドと使い分けのポイント

1）成人眼筋型重症筋無力症に対して

　胸腺腫の合併があれば胸腺摘出術を行うが，胸腺腫を認めない場合は抗コリンエステラーゼ薬単独治療を試みる．効果不十分であれば中等量程度の経口ステロイドを施行する．MGに対するステロイドの内服にはプレドニゾロンが用いられることが多い．

●プレドニゾロン（プレドニン®錠）

　最小有効量は症例により異なるが，10～50 mg/日と考えられている．10 mg/日の維持療法を行い，再燃に注意して緩徐に減量していく少量持続療法を推奨する報告もある．

2）成人全身型重症筋無力症に対して

　胸腺腫の合併があればまず胸腺摘出術を考慮する．画像検査で胸腺異常が疑われる例や抗AchR抗体陽性例では積極的に胸腺摘出術が勧められる．Schneider-Goldらのsystematic review[2]によると，軽症～中等症の全身型MGには経口ステロイドを行うべきとしている．しかし，ステロイドをどのタイミングで開始すべきか，投与量，投与方法の比較などにつ

表2 重症筋無力症治療の選択肢

根治的治療
・胸腺摘出術 ・ステロイドパルス療法 ・経口ステロイド療法 ・免疫抑制薬（タクロリムス，シクロスポリンなど）

対症療法
・抗コリンエステラーゼ薬（メスチノン®，マイテラーゼ®など） ・血漿交換療法 ・免疫グロブリン大量静注療法

いて結論は出ておらず今後の検討が必要である．

●プレドニゾロン（プレドニン®錠）

　低用量から漸増する方法がより安全と考えられている．初期に高用量（1 mg/kg/日以上）から開始すると，回復は早いものの40％に投与後1～2週以内の症状悪化（初期増悪）をきたし，さらにクリーゼに至ることもある．球症状や呼吸筋障害が目立つ重症例では，20～30 mg/日を先行して開始することで，胸腺摘出術を安全に行えて，術後の症状が安定するという報告がある．胸腺摘出術後に症状が安定するまでに数カ月～数年を要するため，その間ステロイドを使用することが多い．1 mg/kg/日か2 mg/kg/隔日で2～3カ月間は継続して，その後再燃に注意して5 mg/月以下の割合で漸減する．2～3年後にはステロイドを中止できるか，少量の維持量のみを要する程度となるが，減量による増悪などによりステロイド離脱困難となる症例もある．

ステロイド以外に使用される薬物

　重症筋無力症と診断後，症状改善のためにまず抗コリンエステラーゼ薬を少量から開始し，必要に応じて増量することが多い．タクロリムスやシクロスポリンなどの免疫抑制薬はステロイドの減量が困難な症例や，副作用のためにステロイドが十分に使用できない症例などに使用される．そのほか，早期の改善を期待して血漿交換療法や免疫グロブリン大量静注療法が施行される場合もあるが，その効果は一過性であるため，根治的療法としてのステロイドが必要となる（表2）．

ステロイド薬物治療の考え方

抗コリンエステラーゼ薬はあくまで対症療法であることに留意すべきであり，MGに対する根治療法としてステロイドは胸腺摘出術や免疫抑制薬とともに重要な役割を果たす．ステロイドはその免疫抑制効果を期待して投与され，作用機序としては血中アセチルコリンレセプター抗体価を減少させることや，障害部位となる神経筋接合部への直接作用が考えられている．

症例❸ 眼筋型重症筋無力症

34歳，男性．1カ月前より疲労時に出現する複視があったが様子をみていた．1週間前から右眼瞼が自然に落ちてくるのを自覚したため当科受診した．神経学的に左眼の外転障害と右眼瞼下垂を認めた．テンシロンテスト陽性，抗AchR抗体価は35.5 nmol/L（正常値0.3 nmol/L以下）であり，眼筋型MGと考えられた．

経過 胸部CTでは胸腺腫は認めず，抗コリンエステラーゼ薬投与により右眼瞼下垂は消失した．複視が軽度残存したため，プレドニゾロン10 mg/日内服を開始したところ複視も消失した．プレドニゾロン10 mg/日は継続し，その後1年間は全身型MGへの移行はみられていない．

症例❹ 胸腺摘出術後にステロイドを使用した全身型重症筋無力症

29歳，女性．3カ月前より夕方になると複視と左眼の眼瞼下垂が生じていた．1カ月ほど前から全身の疲労感が目立つようになった．最近周囲から鼻声を指摘され，食事時によくむせるようになったため当科受診となった．神経学的に右眼内転障害と左眼瞼下垂，軟口蓋の挙上制限，構音障害，嚥下障害，頸部屈筋や両上肢近位筋の筋力低下を認めた．テンシロンテスト陽性，抗AchR抗体価は490.0 nmol/L，3 Hz反復刺激による誘発筋電図でwaningを認め，全身型MGと診断した．

経過 胸部CTで胸腺腫を認めたため，まず胸腺摘出術を施行した．術後症状の悪化がないことを確認してプレドニゾロン5 mg/日内服を開始，

3日ごとに5mgずつ増量した．プレドニゾロン50mg/日内服を3カ月間継続し，その後週に5mgずつ隔日で漸減した．30mg/日になった時点で，5mg/4週ずつ隔日で漸減した．その後も症状の再燃はなく，10mg/日を維持量とした．

memo

3. 慢性炎症性脱髄性多発根ニューロパチー（CIDP）

　CIDP（chronic inflammatory demyelinating polyradiculoneuropathy）は慢性進行性もしくは再発性に筋力低下や感覚障害を主とした末梢神経障害を呈する自己免疫性多発ニューロパチーと考えられている．典型的な臨床症状としては，近位筋・遠位筋ともに対称性に筋力が低下し，異常感覚や感覚低下を伴う．深部腱反射は全体に低下～消失する．深部感覚障害が強い場合には失調症状が主となることもある．経過は緩徐進行性で，症状がピークに達するまでに2カ月以上を要する．

主に用いられるステロイドと使い分けのポイント

　多発性硬化症などの免疫性神経疾患と同様に，CIDPにおいても経験的にステロイドパルス療法を行い，さらに経口ステロイド療法を追加することが多い．ステロイドパルス療法に関するエビデンスは乏しいが，経口療法に関してはDyckらの無作為比較試験により，3カ月間という短期間の検討ではあるがその有効性が報告されている[3]．

●メチルプレドニゾロン（ソル・メドロール®注）

　ステロイドパルス療法としてメチルプレドニゾロン500～1,000 mgを輸液200～500 mgに溶解し，1～3時間程度で点滴静注する．これを3～5日間連続投与し，神経症状の変化を注意深く観察する．著効すればパルス療法のみで終了するが，逆に効果が乏しい場合には後療法として経口投与を行うか，点滴静注を再度施行することもある．

●プレドニゾロン（プレドニン®錠）

　1 mg/kg/日から開始し，症状の改善がみられるまで2～6週間継続する．その後は症状の変化を観察しながら1週間に5 mg程度ずつ減量する．最終的に投与を終了できる例もあれば，10～20 mg程度の維持量が長期的に必要となる例もある．隔日投与にすることで症状の再燃なく減量できる場合もある．

ステロイド以外に使用される薬物

　免疫グロブリン大量静注療法（IVIg），血漿交換療法（plasma exchange：PE）が挙げられ，いずれも無作為比較試験でその有効性が証

表3 CIDPにおける各治療法の比較

	ステロイド療法	IVIg療法	血漿交換療法
投与方法	経口ステロイド ステロイドパルス療法	400 mg/kg/日 5日間連続投与	単純血漿交換療法 二重膜濾過法 免疫吸着療法
長所	簡便 低コスト	簡便 即効性	ステロイド抵抗性の症例にも使用 即効性
短所	入院期間の長期化	血液製剤 医療コスト	血液製剤（免疫吸着療法を除く） 医療コスト 特殊な設備を要し，施設が限られる
おもな副作用	易感染性 骨粗鬆症 糖尿病 動脈硬化，脂質異常症 消化性潰瘍 精神症状 無菌性骨壊死	皮疹 無菌性髄膜炎 アナフィラキシーショック 急性腎不全 脳梗塞 網膜中心静脈血栓症	施行中血圧低下 低タンパク血症 低Ca血症 フィブリノーゲン低下 深部静脈血栓症
慎重投与または禁忌	小児 高齢者 感染症 糖尿病	IgA欠損症 腎障害 脳・心臓血管障害またはその既往 血栓・塞栓の危険性 溶血性貧血 免疫不全・免疫抑制状態 心不全	小児 高齢者 重篤な心疾患 出血傾向 自律神経障害 体重40 kg以下の低体重

明されている（表3）。ただし，ステロイド療法を含めて併用に関する臨床試験は施行されていないため，併用治療の有用性については明らかでない。シクロスポリン，アザチオプリンなどの免疫抑制薬はステロイド療法に反応しない症例や，ステロイドの減量中に再燃する症例に使用される。

ステロイド薬物治療の考え方

臨床の現場では，即効性や簡便性の点からIVIgが第1選択として施行されることが多い。しかし，3週間以上経過した後に神経症状が再燃することも多い。この場合ステロイド療法は免疫応答を終息させ，寛解を

より長期間維持するための追加治療として用いられる．一方，経済的・肉体的な患者負担からIVIgやPE療法が困難な症例に関してはステロイド療法が第1選択となることもある．

症例⑤ IVIgとステロイド療法が有効であったCIDP

62歳，女性．1年ほど前より両下肢の脱力と歩きにくさを自覚していたが，腰痛のためと考え様子をみていた．2カ月前から両上肢の脱力が生じ，四肢末梢にジンジンとしたしびれ感もみられたため整形外科を受診，末梢神経疾患を疑われ当科紹介受診となった．神経学的には四肢に遠位筋優位の対称性筋力低下，両下肢遠位筋の筋萎縮，四肢末梢に感覚低下と異常感覚を認めた．深部腱反射は四肢すべてで消失していた．髄液検査では細胞数2/μL，タンパク140 mg/dLとタンパク細胞解離を認めた．末梢神経伝導検査では両側の正中神経と脛骨神経に遠位潜時延長，伝導速度遅延と伝導ブロックを認め，CIDPが最も考えられた．

経過 IVIg療法として，献血グロベニン®-I 400 mg/kg/日の点滴静注を5日間施行した．筋力は徐々に改善し感覚障害も軽減したため免疫療法に反応性と判断し，後療法としてプレドニゾロン1 mg/kg/日内服を4週間継続した．その後は1週間に5 mgずつ漸減していたが，15 mg/日まで減量した時点で脱力感や異常感覚の再燃がみられたため20 mg/日に再度増量した．1年間経過後までに症状の悪化はみられていない．筋力低下に対してはリハビリテーションも継続した．

memo

4. 急性細菌性髄膜炎

　細菌性髄膜炎は化膿性の中枢神経系感染症で最も多いものであり，米国での発症は10万人対2.5人といわれている．多くの抗生物質の開発や検査技術の進歩にもかかわらず，細菌性髄膜炎の死亡率は10～30％と高く，重篤な後遺症を残す可能性も高い[4]．日本では日本神経学会，日本神経治療学会，日本神経感染症学会の三学会合同によるガイドラインが作成され，ステロイド併用の有用性が詳細に記載されている[5]（図2）．

主に用いられるステロイドと使い分けのポイント

●デキサメタゾン（デカドロン®注）
　基本的に抗菌薬の投与10～20分前もしくは同時に投与する．0.15mg/kgを6時間ごとに2～4日間の投与が推奨されている．

ステロイド以外に使用される薬物

　アンピシリン，セフォタキシム，セフトリアキソン，メロペネムなど，起炎菌やガイドラインに応じた各種抗菌薬投与が治療の主体となる．急性細菌性髄膜炎においては抗菌薬の髄液濃度を急速に上げ，それを継続することが肝要である．さらに髄液移行性の問題もあるため，他の細菌感染症と比較して投与量を高くする必要がある．

ステロイド薬物治療の考え方

　細菌性髄膜炎の転帰を左右する要因として，早期からの適切な抗菌薬投与が最も重要であり，ステロイドの併用は追加治療と位置づけられている．ステロイドの併用投与により後遺症残存や死亡率が軽減できる場合があり，適応を十分に検討して投与すべきである．一方，重篤な敗血症を基盤に発症した細菌性髄膜炎にステロイドを併用した場合，死亡率が増悪したとの報告もあるため，ステロイド併用の可否を含む治療方針の決定には神経内科専門医とともに慎重に検討する必要がある．細菌性髄膜炎の抗菌薬治療において殺菌的抗菌薬はエンドトキシン，タイコ酸，ペプチドグリカンなどの細菌の壁産物の放出を導く．これらの産物はTNFα，IL-1，血小板活性化因子といった炎症性サイトカインの産生を

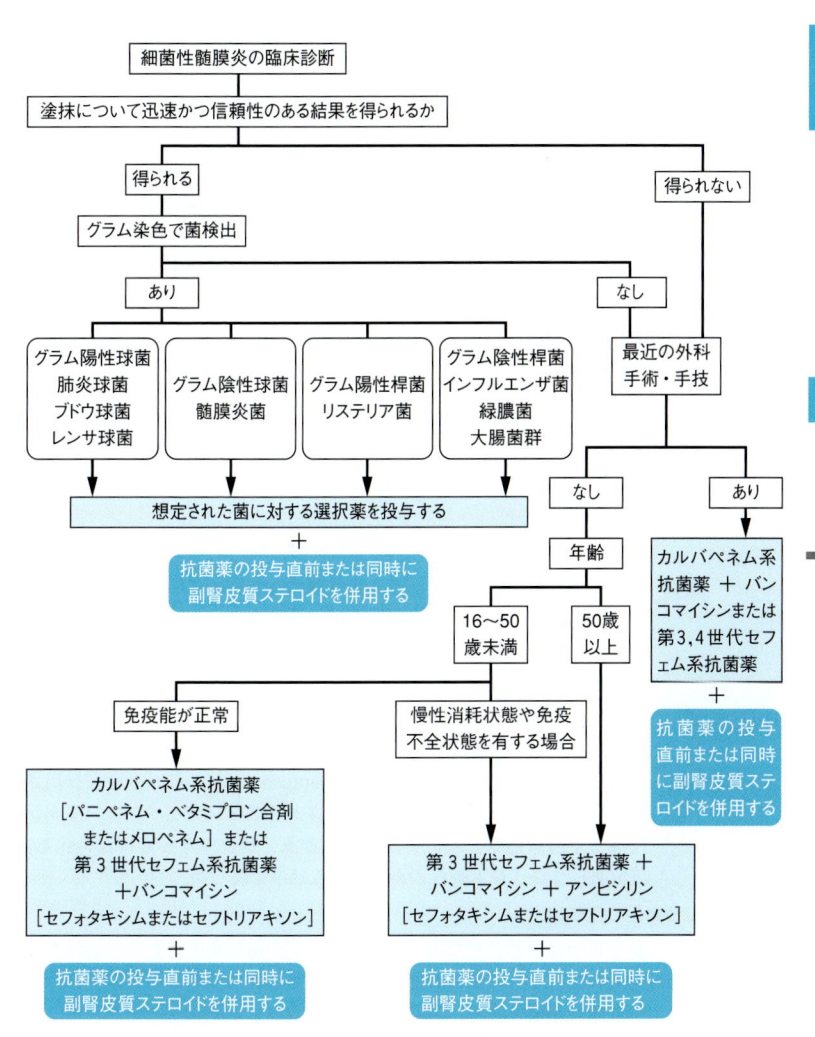

```
細菌性髄膜炎の臨床診断
          │
塗抹について迅速かつ信頼性のある結果を得られるか
          │
    ┌─────┴─────┐
  得られる    得られない
    │            │
グラム染色で菌検出   │
    │            │
  ┌─┴─┐       ┌──┴──┐
 あり  なし     なし   あり
```

あり（グラム染色で菌検出）:
- グラム陽性球菌：肺炎球菌、ブドウ球菌、レンサ球菌
- グラム陰性球菌：髄膜炎菌
- グラム陽性桿菌：リステリア菌
- グラム陰性桿菌：インフルエンザ菌、緑膿菌、大腸菌群

→ 想定された菌に対する選択薬を投与する
＋
抗菌薬の投与直前または同時に副腎皮質ステロイドを併用する

得られない → 最近の外科手術・手技
- あり：カルバペネム系抗菌薬 ＋ バンコマイシンまたは第3, 4世代セフェム系抗菌薬
  ＋
  抗菌薬の投与直前または同時に副腎皮質ステロイドを併用する
- なし → 年齢
  - 16～50歳未満
    - 免疫能が正常：
      カルバペネム系抗菌薬［パニペネム・ベタミプロン合剤またはメロペネム］または第3世代セフェム系抗菌薬＋バンコマイシン［セフォタキシムまたはセフトリアキソン］
      ＋
      抗菌薬の投与直前または同時に副腎皮質ステロイドを併用する
    - 慢性消耗状態や免疫不全状態を有する場合：
      第3世代セフェム系抗菌薬 ＋ バンコマイシン ＋ アンピシリン［セフォタキシムまたはセフトリアキソン］
      ＋
      抗菌薬の投与直前または同時に副腎皮質ステロイドを併用する
  - 50歳以上：
    第3世代セフェム系抗菌薬 ＋ バンコマイシン ＋ アンピシリン［セフォタキシムまたはセフトリアキソン］
    ＋
    抗菌薬の投与直前または同時に副腎皮質ステロイドを併用する

図2　細菌性髄膜炎成人例の初期治療とステロイドの併用について
文献5より一部改変

惹起し，その放出は疾患の増悪と転帰不良に関連する．抗菌薬の投与直前にステロイドを導入することでこれらの炎症性サイトカインの誘導が抑制される．

症例❻ デキサメタゾン併用が有効であった細菌性髄膜炎

82歳，男性．既往歴なし．前日の朝から38度の発熱が生じ，夕方から嘔吐するようになりふらついて歩くようになった．翌朝には41.5度の発熱，呼びかけに応答がなくなったため当科救急搬送となった．意識レベルはJCS100，発熱と著明な項部硬直を認めた．血液検査で白血球数16,400/μL，CRP 23.8 mg/dL，髄液検査では外観は黄色混濁，初圧250mmH₂O，細胞数 7,860/mm³（多核球 99％），タンパク 365 mg/dL，糖 4 mg/dL（同時血糖 82 mg/dL）であり，急性細菌性髄膜炎が疑われた．

経過 髄液のグラム染色によりグラム陽性双球菌と好中球の貪食像が確認された．起炎菌として肺炎球菌などのグラム陽性球菌を想定し，初期治療としてアンピシリン（ビクシリン®）12 g/日，セフトリアキソン（ロセフィン®）4 g/日，バンコマイシン（塩酸バンコマイシン®）2 g/日の点滴静注を開始した．同時にデキサメタゾン8 mg/回を抗菌薬投与の15分前に静注し，6時間おきに計32 mg/日を4日間継続した．その後培養検査で喀痰と髄液からStreptococcus pneumoniaeが検出されたためアンピシリンは終了し，セフトリアキソンとバンコマイシン投与を4週間継続した．3週目には血液・髄液検査ともに正常化し，抗菌薬投与終了後も炎症の再燃はなく独歩退院した．

こう考えて処方した

まず本例は高齢発症であり，免疫力低下や耐性菌の存在の可能性が考えられた．さらに髄液のグラム染色から肺炎球菌などの細菌性髄膜炎の可能性が考えられ，急性進行性に全身状態が悪化していたため，抗菌薬にステロイドを併用して炎症を強力に抑制すべきと判断した．ステロイドの併用を考えると，抗菌薬の選択は非感受性菌まで念頭において幅広く投与すべきと考え，アンピシリン，セフトリアキソン，バンコマイシンの3剤による初期治療を行った．

5. 脳腫瘍，脳・脊髄への転移性腫瘍に対する症状緩和

　転移性脳腫瘍は癌患者の25〜30％に出現する．転移性脳腫瘍の原発巣の割合は肺，乳腺，胃などが高い．脳腫瘍，特に転移性脳腫瘍では局所性浮腫を伴いやすく，患者の日常生活動作や生命に直接かかわる臨床症状が急速に進行することがある．脳腫瘍に対するステロイド投与は，主に局所性浮腫の軽減による臨床症状の改善を目的としている．

主に用いられるステロイドと使い分けのポイント

1）脳腫瘍における頭蓋内圧亢進症

　ステロイドは原発性または転移性脳腫瘍に伴う局所脳浮腫に有効である．原発性脳腫瘍の周術期や頭蓋内圧亢進が疑われる場合には以下の投与を検討する．デキサメタゾン，ベタメタゾンは長時間作用型に分類され，持続的かつ強い抗炎症作用，抗浮腫作用が期待される．

●デキサメタゾン（デカドロン®注）

　4〜16 mg/日を2〜4回程度に分割して静注または点滴静注する．症状の変化に注意しながら3〜5日ごとに4 mgずつ減量し必要最少量を決定する．

●ベタメタゾン（リンデロン®注）

　4〜16 mg/日を2〜4回程度に分割して静注または点滴静注する．症状の変化に注意しながら3〜5日ごとに4 mgずつ減量し必要最少量を決定する．

●メチルプレドニゾロン（ソル・メドロール®注）

　125〜500 mg/日の点滴静注を数日間継続して症状の変化を観察する．

2）転移性腫瘍による脊髄圧迫

　腫瘍の椎体への転移による脊髄圧迫，もしくは脊髄への転移により局所疼痛や脊髄麻痺を生じうる．局所性浮腫の軽減目的に以下の投与を検討する．

●デキサメタゾン（デカドロン®注）

　初回投与は10 mg静注し，以後4 mgを6時間ごとに静注して症状が軽減すれば数日ごとに減量していく．

ステロイド以外に使用される薬物

原疾患である腫瘍やその転移性病巣に対しての外科的治療，化学療法，放射線療法など集学的治療が主体である．局所性脳浮腫の軽減に関しては，浸透圧性利尿薬が単独もしくはステロイドと併用で使用されることがある．腫瘍の椎体への転移や脊髄圧迫による疼痛コントロールのためにNSAIDsやオピオイドが用いられる．

ステロイド薬物治療の考え方

脳腫瘍や脳転移，椎体転移に伴う神経症状の進行を一時的に軽減させることが目的であり，生命予後を改善できるものではない．しかし，患者のQuality of life（QOL）を保つ手段としては重要な支持療法の1つである．臨床の現場において，転移性脳腫瘍や脊髄圧迫に対するステロイド療法に関して神経内科医や脳神経外科医がコンサルテーションを受ける機会は少なくない．脊髄障害による運動麻痺は長時間経過すると不可逆的となるため早期の対応が望まれるが，ステロイド療法の具体的な投与量や投与時期，継続などに関するエビデンスは乏しいため，経験的に投与されているのが現状といえる．副作用の点からは糖尿病の悪化や，化学療法による骨髄抑制により日和見感染を生じやすくなっており，精神状態の悪化や消化性潰瘍を招く危険性もあるため**漫然とした長期使用は行うべきでない**．

症例⑦ 肺癌からの転移性脳腫瘍にステロイドを使用した1例

68歳，男性．咳を主訴に内科受診し，胸部X線，CTで右上葉に結節影を指摘されていた．数週間前より左上下肢の脱力としびれ感を自覚し徐々に進行していた．左顔面の痙攣発作で当科救急受診し，頭部CTで脳腫瘍を疑った．頭部MRIで右前頭葉白質に直径2cm大の腫瘍性病変を認め，周囲に広範囲の浮腫を伴っていた．腫瘍は著明なガドリニウム増強効果を示し，転移性脳腫瘍に伴う痙攣発作，左片麻痺と診断した．

経過 グリセオール400mg/日，デキサメタゾン8mg/日,フェニトイン200mg/日投与を開始した．デキサメタゾンは8mg/日を3日間投与し，その後4mg/日を3日間，2mg/日を3日間継続した．局所性浮腫の

改善とともに左片麻痺は改善し，しびれ感も軽減した．経皮的肺生検を行い，病理組織診断は扁平上皮癌であった．他臓器への転移検索を行ったが明らかな転移はなかった．原発巣，脳転移巣とも外科的切除が可能と判断され，脳転移巣に対しガンマナイフ施行後に開頭腫瘍摘出術，右肺上葉切除術が施行された．その後放射線療法，全身化学療法が追加された．

<文　献>

[多発性硬化症（MS）]

1）Filippini, G. et al.：Corticosteroids or ACTH for acute exacerbations in multiple sclerosis. Cochrane Database Syst. Rev.：CD001331, 2000

[重症筋無力症（MG）]

2）Schneider-Gold, C. et al.：Corticosteroids for myasthenia gravis. Cochrane Database Syst. Rev.：CD002828, 2005

[慢性炎症性脱髄性多発根ニューロパチー（CIDP）]

3）Dyck, P. J. et al.：Prednisone improves chronic inflammatory demyelinating polyradiculoneuropathy more than no treatment. Ann. Neurol., 11：136-141, 1982

[急性細菌性髄膜炎]

4）de Gans, J. et al.：Dexamethasone in adults with bacterial meningitis. N. Engl. J. Med., 347：1549-1556, 2002

5）細菌性髄膜炎の診療ガイドライン作成委員会：細菌性髄膜炎の診療ガイドライン．神経治療学，24：71-132，2007

第3部 疾患編

6. 甲状腺疾患

久保田 憲

亜急性甲状腺炎

　亜急性甲状腺炎は，発熱，有痛性甲状腺腫，破壊性甲状腺中毒症など特徴的な臨床像を呈する甲状腺疾患で，40代を中心に中年の女性に多い．高熱とともに著しい頸部の自発痛および圧痛を示し，往々にして患者の病脳は強い．しかも多くの患者は"のどが痛い"と表現するため，急性咽頭炎として無効な抗生物質が長く投与されていることも少なくない．

　本症の発熱や頸部痛には，ステロイドがすみやかに著効を表す．しかし，本来self-limitingな疾病で，対症的な鎮痛解熱薬の投与で対処可能な場合や，軽症例では病状を説明して安心させて経過観察で十分な場合もある．ステロイド治療は，炎症の終息から機能低下症からの回復までの全経過に有意の影響を与えないとされており，ステロイドを用いるか否かは，症例ごとに担当医が判断し決定すべきものである．

主に用いられるステロイドと使い分けのポイント

　使用経験が多いため，プレドニゾロン（プレドニン®）が多く用いられ，使い分けは特に行われない．

ステロイド以外に使用される薬物と使用しない薬物

1）**NSAID**：中等症まででステロイドに代わり，発熱・頸部痛の軽減を目的に対症的に用いられる．自己調節が可能で中止によるリバウンドがない．

2）**β遮断薬**：頻脈・手指振戦などに対して用いられる．$β_1$選択性である必要はなく，$β_2$作用も抑制するプロプラノロール（インデラ

ル®)がよく用いられる.

3) Lサイロキシン(チラーヂンS®):炎症消褪後にみられる一過性の甲状腺機能低下症が高度の場合(TSH≧20μU/mL)に一時的な甲状腺ホルモン補充を行うことがある.橋本病合併例などでは永続的機能低下症に至る例もあるが,終生の甲状腺ホルモン補償療法を要することは稀である.

4) チオナマイド薬(メルカゾール®,プロパジル®・チウラジル®):本症の甲状腺中毒症は破壊性のものであり,本剤は無効で低下症を助長し重篤な副作用もあるので**禁忌薬である**.

5) **抗生物質・抗菌薬**:発熱はあっても白血球増多症はなく非細菌性の炎症であるので無効であり**使用しない**.

ステロイド薬物治療の考え方

発熱と頸部痛に劇的な効果のある治療法であるが,早期離脱によるリバウンドに十分な注意を要する.前述のごとく治療に必須の薬物ではないので,発熱と頸部痛の程度,炎症の拡がり,甲状腺中毒症の程度,耐糖能異常など副作用の可能性を加味して,重症例など適応を選んで行うべきである.

症例1 炎症が対側に移動しステロイドが著効した42歳女性例

18日前に腰痛と37.6℃の発熱があり3〜4日で改善.11日前に38.1℃の発熱と咳嗽があり抗生物質を投与されたが午後になると発熱をくり返した.3日前に発熱・咳嗽とともに前頸部痛に気づき,当院総合診療科に紹介された.

経過 Day0:頻脈・発汗・手指振戦の諸症状とともに甲状腺両葉を硬く触れ右葉には強い圧痛がみられた.血液検査で,白血球数 6,700/μL,CRP 4.2 mg/dL,甲状腺関連検査FT$_4$ 4.5 ng/dL,FT$_3$ 8.3 pg/mL,TSH<0.01μU/mL,Tg 611 ng/mL,甲状腺超音波断層検査(図1 day0)で右葉の圧痛部位に一致した低エコー領域を認めた.診断ガイドライン(表)に従って亜急性甲状腺炎と診断され,当日,内分泌代謝科に治療目的で紹介された.甲状腺の自発痛は自制可能で発熱・炎症反応・甲状腺中毒症とも中等度と判断し,ステロイドは用いず,

↑↑↑ Day 0   ↑ Day 9 ↑↑

図1 亜急性甲状腺炎：症例1の頸部超音波断層像の変化
矢印は病変部の低エコー領域を示す

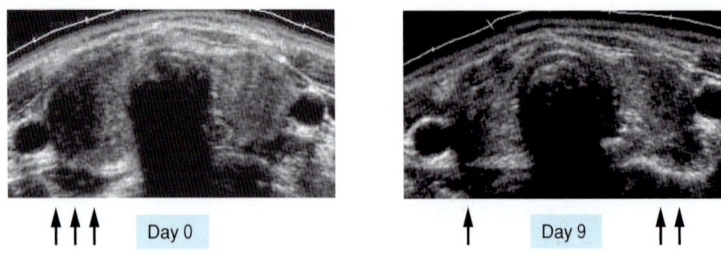

表 亜急性甲状腺炎（急性期）の診断ガイドライン

a）臨床所見：有痛性甲状腺腫

b）検査所見： 1　CRPまたは赤沈高値

　　　　　　　2　遊離T_4高値，TSH低値（0.1μU/mL以下）

　　　　　　　3　甲状腺超音波検査で疼痛部に一致した低エコー域

1）亜急性甲状腺炎　→　a）およびb）のすべてを有するもの

2）亜急性甲状腺炎の疑い　→　a）とb）の1および2

除外規定：橋本病の急性増悪，嚢胞への出血，急性化膿性甲状腺炎，未分化癌

付記　1　上気道感染症状の前駆症状をしばしば伴い，高熱をみることも稀でない

　　　2　甲状腺の疼痛はしばしば反対側にも移動する

　　　3　抗甲状腺自己抗体は原則的に陰性であるが経過中弱陽性を示すことがある

　　　4　細胞診で多核巨細胞を認めるが，腫瘍細胞や橋本病に特異的な所見を認めない

　　　5　急性期は放射線ヨード（またはテクネシウム）甲状腺摂取率の低下を認める

NSAID（ロキソプロフェン）による治療を選択した．図2に以後の経過を示す．

Day9：しかし，再診日に外来待合で40.0℃まで熱発し，今度は甲状腺左葉に圧痛を認めた．血液検査では白血球数 $4,800/\mu$L，CRP 6.4 mg/dL，甲状腺関連検査$FT_4>8.0$ng/dL，FT_3 24.2 pg/mL，TSH$<0.01\mu$U/mL，Tg 1,439 ng/mL，甲状腺超音波断層検査（図1 day9）で右葉の低エコー領域の縮小と左葉の圧痛部位に一致した低エコー領域の拡大を認め，甲状腺炎の主体が右葉から左葉に逍遥性に移動し，炎症所見・破壊性甲状腺中毒症とも増悪していた．そこでステロイド治療を選択し，

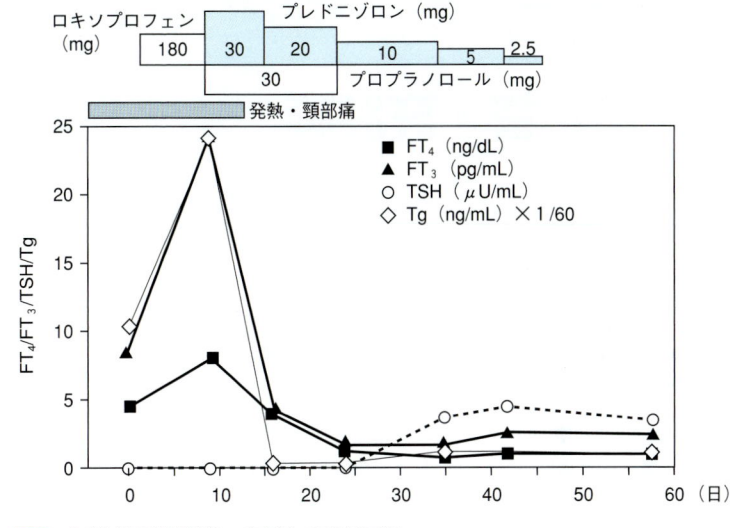

図2 亜急性甲状腺炎：症例1の臨床経過

プレドニゾロン30 mgとプロプラノロール30 mg分3を開始した．

Day16：ステロイド開始1日後には解熱し，頸部痛も軽減した．1週間後の再診日にはCRP 0.1 mg/dLと陰性化，甲状腺機能も改善しており，プレドニゾロンを20 mg 分2に減量した．

Day24：甲状腺機能は正常低値となって甲状腺中毒症状は消失，甲状腺腫大も縮小し柔らかく触れるようになり，プロプラノロールは中止，プレドニゾロンは10 mg 分2に減量し，その後，炎症の再燃のないことを確認しつつ，Day34に5 mg 分1，Day42に隔日5 mg 分1と漸減し，甲状腺腫を触れなくなったDay47には中止した．

その後は，甲状腺機能低下症の程度をチェックしたがDay104でFT₄ 1.0 ng/dL，FT₃ 2.2 pg/mL，TSH 6.12 μU/mLと潜在性低下症に留まったため，Lサイロキシンによる補償療法は行わず，Day180に血液検査と超音波断層検査により治癒を確認して終診とした．

<文　献>
・久保田憲：バセドウ病と鑑別を要する病態―無痛性甲状腺炎と亜急性甲状腺炎の診断と治療．Current Therapy, 27（2）：37-41, 2009
・満間照典：Subacute thyroiditis. 日本臨床, 38（3）：1716-1723, 1980

第3部 疾患編

7. 消化管・肝胆膵

野中康一，喜多宏人

1. 潰瘍性大腸炎（UC）

主に用いられるステロイドと使い分けのポイント

- **プレドニゾロン（プレドニゾロン®，プレドニン®）**
  - 十分量の5-アミノサリチル酸（5-ASA）製剤を用いても治療効果が不十分な場合や，全身症状が強く，腸管炎症の迅速な改善が望ましい場合にはステロイド内服の適応である．
  - 抗炎症作用はヒドロコルチゾンの3～4倍である．
  - 錠剤は直径約5.0mmで服用しやすい．
  - 1mg錠が市販されており，投与量の微量調節が容易である．
  - 薬価は2.5mg，5mgともに1錠が9.7円．1mgは8.2円（2009年10月現在）．
- **プレドニゾロンリン酸エステルナトリウム（プレドネマ®注腸）**
- **ベタメタゾンリン酸エステルナトリウム（ステロネマ®注腸）**
  - 活動期の遠位大腸炎において，局所療法として使用される．
  - ステロイド注腸療法と5-ASA（ペンタサ®）注腸療法を比較した場合，両者同等か5-ASAの優位性を示すエビデンスが収集されている．
  - 薬価はプレドネマ®注腸が1個889円，ステロネマ®注腸（100mL）1個が896円．

ステロイド以外に使用される薬物

- 5-ASA（ペンタサ®），サラゾスルファピリジン（サラゾピリン®）：
  - 炎症性腸疾患の基本薬となっている．
  - 経口薬は主に軽症～中等症の潰瘍性大腸炎の寛解導入薬として使

用される．原則として，寛解導入後も再燃予防を目的に長期に内服する．
- 5-ASAはサラゾスルファピリジンに比較し，副作用が少ない特徴をもつが，放出調整製剤であるため大腸に到達する量は投与量の約50%で，潰瘍性大腸炎に対してサラゾスルファピリジンと同等の有効性を示すためには約1.5倍の投与量が必要である．

ステロイド薬物治療の考え方

- ステロイド製剤としては坐剤，注腸，経口，点滴静注がある．
- UC（ulcerative colitis，潰瘍性大腸炎）に対する基本治療は5-ASA製剤であるが，十分な量の経口5-ASA製剤に局所療法（5-ASAまたはステロイド）を併用しても改善しない場合や，全身症状が強く，腸管炎症の迅速な改善が望ましい場合にはステロイドの全身投与が推奨される．
- PSL（プレドニゾロン）で0.6〜0.8 mg/kgの投与（30〜40 mg/日）が適切である．
- 経口投与では，副腎皮質ステロイドの日内変動を考慮し，朝に多くを配分することが望ましい．
- **ステロイド投与前には便培養やツベルクリン反応などを施行する習慣をつけ，少なくとも腸結核やアメーバ赤痢などを除外**する必要がある．また，難治性・再発性の症例では血中抗原検査などでサイトメガロウイルス感染の除外も必要である．
- 重症UCに対する経静脈的ステロイドの適量はPSL換算1〜1.5 mg/kg/日程度である．PSL経口であれば40〜80 mg/日．この時点では，入院当初からシクロスポリン投与や緊急手術を念頭においた治療・管理が必要であるため，専門の施設で外科医との協力体制の下で治療することが望ましい．
- 治療の効果判定としては，採血データなどとともに，体温，腹痛，排便（血便）回数などの臨床的な指標の観察が重要である．経過表を作成するなどの工夫も管理上有用である．
- **ステロイドは寛解導入には有効であるが，維持療法としての有効性は示されていない**ことに注意が必要である．
- 上記理由からも，漫然と長期投与すべきではなく，再燃に注意しな

がら漸減し離脱を試みる．
- 累積ステロイド投与量がPSL換算で10gとなった時点で手術を検討する必要がある（例：1日10mg内服が3年持続しただけで10gに達する）．
- 減量に関しては，再燃に注意しながら2週間に5mgずつの減量を試みる．20mgまで減量できたら，それ以降はさらに緩やかに減量を試みる（例えば2.5mgずつ）．
- ステロイド抵抗性：ステロイドの適正な治療にもかかわらず，1～2週間以内に明らかな改善が得られない場合．重症例にはシクロスポリン持続静注療法，中等症例には血球成分除去療法による治療を行う．
- ステロイド依存例：PSLの減量に伴って増悪または再燃が起こり，離脱が困難な場合．この場合にはアザチオプリン1日50～100mg（1.5～2.9mg/kg）併用による治療を行う．効果発現には数カ月を要する．

症例① 左側大腸炎型UCの維持療法中の増悪

24歳女性，1年前に近医で左側大腸炎型UCと診断され，5-ASA（ペンタサ®）1.5g/日で下血のない状態で維持されていた．失恋した頃から排便回数が1日5行以上になり，しだいに出血を伴うようになり当科受診となった．

【処方例】プレドニン®（5）　8錠　分2（朝6錠，昼2錠）
　　　　　ペンタサ®（250）　9錠　分3
　　　　　ガスター®（20）　2錠　分2（朝1錠，夕1錠）

> ❗ エビデンスはないためH₂ブロッカーではなく，セルベックス® 3カプセル　毎食後　各1カプセルなどでもよいと考える．

経過 入院加療とし1週間は絶食，末梢静脈栄養とした．約2週間で症状は改善し，PSLを1～2週間で5mgずつ減量し，20mgになった時点で再燃ないことを確認し退院外来加療となった．外来では2週間に2.5mgずつの漸減とし，その後寛解維持療法へ移行が可能であった．

こう考えて処方した
- 左側大腸炎型UCの維持療法中（ペンタサ® 1.5g/日内服）の増悪である．

- 失恋などのストレスが増悪の誘因となった可能性がある．本症例のようなケース以外にも転校や転勤，就職などが契機になることがある．
- 頻脈や発熱はなく，少なくとも左側大腸炎型UCの中等症の増悪と判断．ストレスなどが増悪の契機となった可能性もあるため入院加療とした．
- 便培養陰性，赤痢アメーバ抗体も陰性，血中サイトメガロウイルス抗原も陰性であることを確認した．下部内視鏡検査はグリセリン浣腸のみで施行．直腸から下行結腸にかけての粘膜は浮腫状で連続性の浅いびらんも認め，血管の透過性も低下していた．
- 患者は体重が52kgであり，プレドニン® 40mg/日の内服を開始した．ガスター®に関してはエビデンスはないが，やはりステロイドによる潰瘍などを考えると原則的には併用することが望ましいと考える．

症例 2　妊娠を契機に増悪したUC

28歳女性，15歳時に全大腸炎型UCと診断され，数回の入院歴あり．サラゾピリン® 3g/日で外来加療中に妊娠が判明．内服を自己中断した．その後排便回数が10行/日以上となり血便も認めるようになった．本人の強い希望もあり外来でフォローしていたが，改善なく妊娠21週で入院となった．入院時の検査所見はWBC 12,000/μL，Hb 8.3g/dL，CRP 7.2mg/dL，Alb 2.8g/dLであった．脈拍106/分，体温37.0℃

【処方例】プレドニン®（5）　　　10錠　分2（朝8錠，昼2錠）
　　　　　サラゾピリン®（500）　6錠　分3
　　　　　ガスター®（20）　　　 2錠　分2（朝1錠，夕1錠）

> エビデンスはないためH₂ブロッカーではなく，セルベックス® 3カプセル　毎食後　各1カプセルなどでもよいと考える．

経過　プレドニン® 50mg/日を開始後，症状は改善傾向を認めた．ゆっくりと漸減し，妊娠32週でプレドニン® 20mg/日で退院となった．

こう考えて処方した
- UCは妊娠を契機に増悪しやすい．
- 妊娠希望女性，妊娠女性の治療に関しては，患者本人との信頼関係の構築とともに，産科医との綿密な協力体制が必要であり計画妊娠・出産が望ましい．

> ⚠ ただしUCにおける妊う性については健常人と変わらないといわれている．

- 本例では重症例と判断．産科主治医と相談した結果，妊娠中期に入っておりPSL 50 mg/日で治療開始した．
- 一般的な薬物使用に関しては，妊娠中は器官形成期，あるいは4カ月程度の催奇形が起こる可能性が高い時期は可能な限り控えた方がよい．
- サラゾピリン®は妊娠・出産・産後の内服に関して，**通常量であれば妊娠の継続，出産には影響しない**とされている．しかし，**授乳については母乳中への移行が報告されており，減量が望ましい**．
- 妊娠中のステロイド療法に関してであるが，プレドニゾロンは胎盤を通過しないのでプレドニゾロン**30 mg/日以下では胎児への影響はほとんどない**といわれている．
- 本例の出産後の管理については，プレドニゾロン**20 mg/日以下では基本的に授乳には影響しない**とされており，**授乳が可能**である．それを超えた量が投与されている場合には投与後4時間程度をあけて授乳することが望ましい．

memo

2. クローン病

主に用いられるステロイドと使い分けのポイント

UC（前項参照）と同様である．

ステロイド以外に使用される薬物

- 5-ASA（ペンタサ®），サラゾスルファピリジン（サラゾピリン®）：UCと同様に炎症性腸疾患の基本薬となっている．
- インフリキシマブ（レミケード®）：TNF-αに対するキメラ型IgGモノクローナル抗体．炎症サイトカインであるTNF-αと特異的に結合することにより，TNF-αの働きを阻害して効果を示す．難治性瘻孔閉鎖に対して有効性が示され，効果は迅速・確実である．効果が長続きしないことが問題点である．

> ちなみにインフリキシマブ（レミケード®）の瘻孔閉鎖率は50％以上と報告されている．

- アザチオプリン（イムラン®）：主に寛解維持を目的に従来の薬剤に併用される薬剤である．

ステロイド薬物治療の考え方

- ステロイド製剤としては坐剤，注腸，経口，点滴静注がある．
- ステロイド療法は炎症を抑制するものの，瘻孔や痔瘻の閉鎖を期待できないことや，UCと同様に寛解維持効果がないこともあり，UCと比べ限定的である．
- 基本的には小腸型は禁食や成分栄養療法でコントロールできることが多いため，ステロイド療法は難治性の小腸型や大腸病変が優位な症例などに用いられている．

> 臨床の現場では，まずは5-ASA製剤や栄養療法を行い，反応が悪い場合にステロイド療法を検討する．この際には5-ASA製剤などと併用しつつ，可能な限りPSLは早期に減量を試みる．

- PSLで0.6～0.8 mg/kgの投与が適切である．

- 経口投与では，副腎皮質ステロイドの日内変動を考慮し，朝に多くを配分することが望ましい．
- UCと同様に，ステロイド投与前には便培養やツベルクリン反応などを施行する習慣をつけるとともに，発熱を認める場合には腹腔内膿瘍や肛門周囲膿瘍などの感染源の検索を行い，必要に応じて感染コントロールを先行させる必要がある．最低でもツベルクリン反応と胸部X線は施行し，鑑別が必要な**腸結核の除外は必須**である．
- UCと比べて効果発現が遅い印象があり，自覚症状と粘膜の炎症の程度の間に乖離が存在するので効果判定自体も難しい．
- ステロイド療法はあくまで**急性期病態への対処であり，粘膜再生には寄与しないため，可能な限り早期での離脱をはかる**．

症例③ クローン病初発例

27歳女性．手術歴なし．明らかな痔瘻の既往等なし．2カ月前頃から右下腹部痛を認めるようになり，その頃から6行/日程度の下痢を認めるようになった．諸検査により小腸型クローン病と診断され，ペンタサ® 1.5 g/日内服を外来で開始され，症状は改善傾向を認めていた．しかし再び排便回数が増加し，血便・発熱も認めるようになったため入院となった．

【処方例】プレドニン®（5）　　8錠　分2（朝6錠, 昼2錠）
　　　　　ペンタサ®（250）　9錠　分3
　　　　　ガスター®（20）　　2錠　分2（朝1錠, 夕1錠）

> エビデンスはないためH₂ブロッカーではなく，セルベックス® 3カプセル　毎食後　各1カプセルなどでもよいと考える．

経過 入院後よりペンタサ®も2.25 g/日へ増量を行ったが効果を認めなかった．施行した小腸内視鏡の結果も小腸病変の増悪を認めたため，本人と十分に話し合った結果プレドニン® 40 mg/日の内服を開始した（ペンタサ®内服は継続）．入院当初は絶食，末梢静脈栄養とし，症状改善を認めた時点で栄養療法を開始した．症状の改善に合わせて，プレドニン®漸減を行い，現在は栄養療法とペンタサ®内服のみでステロイドからの離脱が可能であった．

こう考えて処方した

- 本例は発熱を認めており，ステロイド投与前に肛門の診察やCTなどで感染巣の除外を行っている．またツベルクリン反応や胸部X線（CT），小腸病変の生検などで結核の除外も施行している．
- クローン病の治療の主体は日本では栄養療法やペンタサ®内服であるが，本例はそれに反応しなくなり，増悪を認めたため本人と十分に相談しステロイド療法を導入した．本例ではプレドニン® 40mg/日より開始した．本例では瘻孔がないことからもレミケード®の使用は優先しなかった．
- ステロイドは急性期病態の離脱を目的としており，ペンタサ®内服などの併用で可能な限り早期の離脱をめざす．
- 本例では下痢回数の減少，腹痛の改善を認めた時点でプレドニン®減量を施行できたが，クローン病はもともと腹部症状が乏しく効果判定が困難であることも多い．

> 解熱やCRPの低下はステロイドの薬理学的作用であり，必ずしも病状を反映していないことがあるので注意が必要である．逆に，ステロイド投与後に発熱やCRPの改善を認めなければ感染の増悪も含め，診断の再検討の必要性がある．

- クローン病では症状の増悪・改善と局所の粘膜所見に乖離があることが多い．**UCでは大腸内視鏡検査や注腸検査自体が病状を増悪させることがあり注意が必要であるが，クローン病ではその可能性は低いため，特に大腸に評価できる病変がある場合は積極的に内視鏡検査を施行し，粘膜の局所病変の改善をめざすことも大切である**．ここ数年ではダブルバルーン小腸内視鏡も発展してきており，比較的容易に小腸病変の評価も可能となったため，適応をきちんと評価したうえ，積極的に病態の評価にとり入れていく必要がある．

memo

3. 自己免疫性肝炎（AIH）

主に用いられるステロイドと使い分けのポイント

UCと同様である．

ステロイド以外に使用される薬物

- ウルソデオキシコール酸（**UDCA**）：AIH（autoimmune hepatitis）において軽度の免疫抑制作用が示唆されている．UCDA 600 mgが，PSL（プレドニゾロン）5 mg程度の作用があるといわれている．副作用も少ない薬であり，軽症例ではまずUCDAが試されることもある．

ステロイド薬物治療の考え方

- 欧米では初期投与量を通常60 mg/日としているが，病態や年齢分布の相違から日本では通常，初期投与量は30 mg/日以上とされる．
- 経口投与では，副腎皮質ステロイドの日内変動を考慮し，朝に多くを配分することが望ましい．
- 臨床の現場では30〜50 mg/日から開始し，血清トランスアミナーゼ値の改善を効果の指標にして，2週間おきに5 mgずつ漸減する．

> ! 減量中に再燃した場合は，2度目の減量ではさらに慎重に漸減する必要性がある．

- ステロイド治療によく反応し，投与後3〜4日程度で採血結果に反映する．
- 改善を認めなければ，本当にAIHなのか診断を再検討する必要がある．
- ステロイド中止により多くは再発するため5〜10 mg/日で維持する．
- PSL療法により症状が改善したり，採血データがほぼ正常になると外来患者の内服コンプライアンスが低下することがあるので，予期せず増悪を認めた場合は必ず内服状況を確認するとともに，治療導入時に自己判断による減量・中止は副腎不全など生命を脅かす危険性があることを十分に説明しておく必要がある．
- 日本例の大半を占めるDR4陽性例は良好な経過を示し，ステロイド療法の有効率は90％以上といわれている．

- AIHと他の肝炎（C型慢性肝炎など）の合併には非常に注意が必要であり，治療に悩むような場合には，躊躇せずに専門医に相談・治療を委ねる勇気が必要である．

症例 4　発症早期に診断基準を満たさなかったAIH症例

58歳女性，体重48 kg．毎年会社の健診で採血，腹部超音波検査も受けていたが特に異常は指摘されていない．黄疸を主訴に他院より紹介入院となった．飲酒歴は機会飲酒程度．健康食品なども含め常用薬もない．家族歴や海外渡航歴もない．特記すべき既往歴もなし．輸血歴なし．各種ウイルスマーカーおよび抗核抗体ANAを含む自己抗体は陰性で血清IgG値も基準範囲内であった．AST 653 IU/L，ALT 938 IU/L，ALP 409 IU/L，γ-GTP 92 IU/L，Alb 3.5 g/dL，T-Bil 4.4 mg/dL，PT 73%であった．UDCA（ウルソデオキシコール酸）600 mg/日，強力ネオミノファーゲンシー®（SNMC）の投与により改善傾向を認めたが一過性であった．経過中ANAの陽性化とIgG値が2,288 mg/dLと上昇を認め，肝生検の結果も自己免疫性肝炎として矛盾しない所見であった．

【処方例】プレドニン®（5 mg）　6錠　分2（朝4錠，昼2錠）
　　　　　ガスター®（20）　　　2錠　分2（朝1錠，夕1錠）
　　　　　あるいはセルベックス® 3カプセル　分3（毎食後各1カプセル）

経過　投与開始4日目の採血ではトランスアミナーゼの改善を確認．治療開始3週間後にはトランスアミナーゼ値はほぼ正常範囲内となったため，2週間ごとにPSL 5 mgずつの減量を行った．維持量5 mg/日で経過中である．

こう考えて処方した
- 発症早期に抗核抗体（ANA）が出現せず，診断基準を満たさなかった症例である．
- 現病歴から考えてもアルコール性肝障害，薬剤性肝障害，脂肪肝による肝障害などは否定的である．

> 肝障害の原因検索では問診が非常に重要である．特に健康食品の摂取や，嗜好歴（食歴，性活動）の聴取が最も難しく，重要である．

- ウイルス性の急性肝炎も積極的に示唆する症例ではなかった．
- まずは原因検索を併行しつつ，UDCA 600mg/日，強力ネオミノファーゲンシー®（SNMC）の投与を行った．
- 経過中にANAの陽性化，IgGの上昇等認め，scoring systemによりAIHと診断した．
- トランスアミナーゼの上昇が軽度で顕性黄疸も認めないような症例では，まずUDCAの投与を試みても問題ないと思われるが，本例はトランスアミナーゼも高く，顕性黄疸も認めており，PSL 30mg/日より治療を開始した．
- 効果の現れは典型的であり，開始早期（4日後）には採血上，著明な改善傾向を認め，3週間後にはトランスアミナーゼはほぼ正常範囲となったため漸減に入った．
- 本例ではUDCAの併用を行っていないが，UCDA 600mgがPSL 5mg程度の作用があるといわれており，内服併用してよいと考える．
- 外来で維持療法中であるが，忙しく短い外来診療時間では，つい採血データの結果説明のみとなってしまいがちであるが，定期的な腹部超音波検査やステロイド内服厳守の指導なども重要な仕事である．

<文 献>

[潰瘍性大腸炎（UC）]

- 難治性炎症性腸管障害に関する調査研究班プロジェクト研究グループ：エビデンスとコンセンサスを統合した潰瘍性大腸炎の診療ガイドライン2006
- 棟方昭博：炎症性腸疾患（IBD）治療の進歩－薬物治療－．Mebio, 22：98-102, 2005
- 光山慶一：炎症性腸疾患に対する最新の内科的治療．日本大腸肛門病学会雑誌, 56：826-833, 2003

[クローン病]

- 飯田三雄：クローン病の薬物治療 治療指針改訂案の報告．厚生労働科学研究費補助金難治性疾患克服対策事業「難治性炎症性腸管障害に関する調査研究」班平成15年度報告書, 21-22, 2004
- 棟方昭博：炎症性腸疾患（IBD）治療の進歩－薬物治療－．Mebio, 22：98-102, 2005
- Present, D. H. et al.：Infliximab for the treatment of fistulas in patients with Crohn's disease. NEJM, 340：1398-1405, 1999

[自己免疫性肝炎（AIH）]

- 戸田剛太郎：Meeting report 自己免疫性肝炎診断指針1996．肝臓, 37：298-300, 1996
- Alvarez, F. et al.：International autoimmune hepatitis group report：review of criteria for diagnosis of autoimmune hepatitis. J. Hepatol., 31：929-938, 1999
- Johnson, P. J. & McFarlen, I. G.：Meeting report：International autoimmune hepatitis group. Hepatology, 18：998-1005, 1993
- Nakamura, K. et al.：Efficacy of ursodeoxycholic acid in Japaneese patients with type1 autoimmune hepatitis. J. Gastroenterol. Hepatol., 13：490-495, 1998

第3部 疾患編

8. 皮膚科疾患

中川秀己

1. アトピー性皮膚炎

主に用いられるステロイドと使い分けのポイント

アトピー性皮膚炎の成り立ちを背景とし，科学的根拠に基づいて，一般臨床医を対象とした厚生労働省[1]と専門医を対象とした日本皮膚科学会[2]から**アトピー性皮膚炎治療ガイドライン**が作成されている．そこでは薬物療法，スキンケア，悪化因子の検索と除去を治療の3本柱としている．厚生労働省のものは一般臨床医を対象とし，日本皮膚科学会のものはより専門性の高い医師を対象としている点が異なる．

これらの治療の柱のなかでも最も重要なものは，湿疹病変を軽快させる薬物療法である．世界的に認められている治療アルゴリズムを図1に示す．ステロイド外用剤は治療の根幹を占めるが，その使用法としては患者の年齢，皮疹の程度，部位に応じて適当なものを選択することが基本となっている．ステロイド内服は原則としては使用しないが，アトピー性皮膚炎が重症で外用のみではコントロールできない場合に短期間使用されることがある．

1) ステロイド外用剤

個々の皮疹の重症度に応じたステロイド外用剤の選択基準を以下に示す．

① 重症

高度の腫脹・浮腫・浸潤ないし苔癬化を伴う紅斑，丘疹の多発，高度の鱗屑・痂皮の付着，小水疱，びらん，多数の掻破痕，痒疹．

→ベリーストロングないしストロングクラスのステロイド外用剤を第1選択とする．痒疹ではストロンゲストクラスの使用もあり得る．

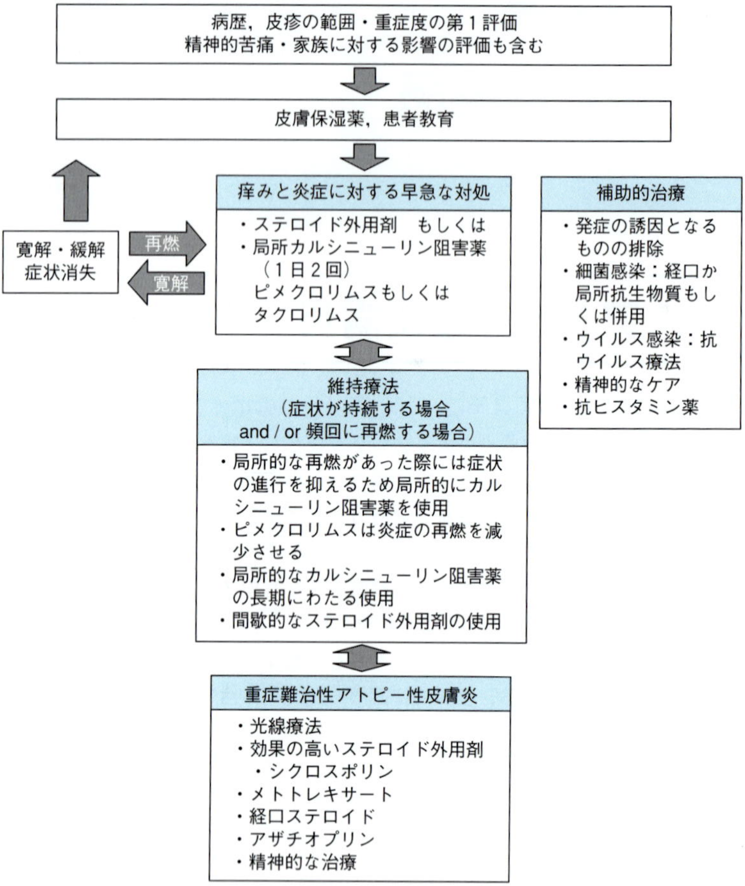

```
┌─────────────────────────────────────────┐
│ 病歴，皮疹の範囲・重症度の第1評価      │
│ 精神的苦痛・家族に対する影響の評価も含む│
└─────────────────────────────────────────┘
                    ↓
┌─────────────────────────────────────────┐
│         皮膚保湿薬，患者教育            │
└─────────────────────────────────────────┘
```

痒みと炎症に対する早急な対処
- ステロイド外用剤 もしくは
- 局所カルシニューリン阻害薬（1日2回）ピメクロリムスもしくはタクロリムス

寛解・緩解 症状消失 ←再燃／寛解→

補助的治療
- 発症の誘因となるものの排除
- 細菌感染：経口か局所抗生物質もしくは併用
- ウイルス感染：抗ウイルス療法
- 精神的なケア
- 抗ヒスタミン薬

維持療法（症状が持続する場合 and/or 頻回に再燃する場合）
- 局所的な再燃があった際には症状の進行を抑えるため局所的にカルシニューリン阻害薬を使用
- ピメクロリムスは炎症の再燃を減少させる
- 局所的なカルシニューリン阻害薬の長期にわたる使用
- 間歇的なステロイド外用剤の使用

重症難治性アトピー性皮膚炎
- 光線療法
- 効果の高いステロイド外用剤
- シクロスポリン
- メトトレキサート
- 経口ステロイド
- アザチオプリン
- 精神的な治療

図1 アトピー性皮膚炎：治療アルゴリズム
文献3より

②中等症

中等度までの紅斑，鱗屑，少数の丘疹，掻破痕．
→ストロング～ミディアムクラスのステロイド外用剤を第1選択とする．

③ **軽症**

乾燥および軽度の紅斑，鱗屑が主体．

→ミディアムクラス以下のステロイド外用剤を第1選択とする．

④ **軽微**

炎症症状に乏しく乾燥症状主体．

→ステロイドを含まない外用剤（保湿薬）を選択する．

2）ステロイド内服薬

外用剤でコントロール不可の最重症患者に極短期間，プレドニゾロンで20mg前後を使用し，症状軽快と共にすみやかに減量・中止する．長期投与にならないように留意する．痒みに対する効果はシクロスポリンに劣る．

ステロイド以外に使用される薬物

1）タクロリムス軟膏

外用剤として**タクロリムス軟膏**が挙げられる．16歳以上のアトピー性皮膚炎患者に対して0.1%タクロリムス軟膏（プロトピック®軟膏）が，2〜15歳患者に対して0.03%製剤が使用される．本薬はステロイドと作用機序が異なるカルシニューリン阻害薬であるため，ステロイド外用剤長期使用でみられる皮膚萎縮・毛細血管拡張などの局所的副作用がないのが特徴となっている．タクロリムス軟膏はアトピー性皮膚炎病変部の種々の炎症細胞に対し比較的特異的に働き，炎症が軽快し皮膚バリア機能が正常化してくると，分子量が大きいため，皮膚からの吸収がなくなるという特徴を有している．

一般臨床医を対象とした厚生労働省から出されたガイドライン[1]には，【幼児から成人のアトピー性皮膚炎患者を対象に非ステロイド系免疫抑制薬であるタクロリムス外用剤が開発され，特に顔面の皮疹に対して有用である．本剤は，ステロイド外用剤等の既存療法では効果が不十分または副作用によりこれらの投与が出来ないなど，本剤による治療がより適切と考えられる場合に使用する】と記載されている．

日本皮膚科学会から出されている専門医に対するガイドライン2004改訂版[2]では，【ステロイド外用剤では治療が困難であったアトピー性皮膚炎に対しても高い有効性を期待し得る．しかし本剤の薬効は薬剤の吸収され方に依存しており，塗布部位およびそのバリア機能の状態に大きく

影響をうける．また高頻度に一過性の刺激症状が出現し，2歳未満の小児に対する安全性は確立していない．従ってその使用は…別途ガイドライン『…使用ガイダンス[4]』に忠実に従うことが必要とする．】となっている．

ステロイド外用剤とタクロリムス軟膏の特徴を表1に示す．一般的にステロイド外用剤と比べ，タクロリムス軟膏は長期使用に向く薬剤であるといえる．

タクロリムス外用剤が第1選択になる場合としては以下のものが挙げられる．

1) ステロイド外用剤使用で局所的副作用が起きやすい部位，すなわち，顔面・頸部，間擦部位の皮疹
2) ステロイド外用剤長期使用により，皮膚萎縮・毛細血管拡張・多毛などの局所的副作用がすでに出現している部位の皮疹

表1　ステロイド外用剤とタクロリムス外用軟膏の特徴

ステロイド外用剤
●分子量：400〜500程度
●バリアが破壊された皮膚からよく吸収されるが，正常皮膚からも吸収される
●効果の範囲が広い（ウィークからストロンゲストまで）
●剤型が豊富
●刺激感がほとんどない
●連用により，皮膚萎縮・毛細血管拡張・酒さ様皮膚炎などの局所的副作用が生じる
タクロリムス軟膏（0.1%・0.03%プロトピック®軟膏）
●分子量：822.03
●バリアが破壊された皮膚からしか吸収されない．正常皮膚からはほとんど吸収されない
●効果の範囲が一定（0.03%製剤はステロイド外用剤のストロングクラスよりやや弱い）
●剤型が軟膏のみ
●使用開始時，一過性の刺激感がある（特にびらん，掻破痕が顕著な皮疹では強い）
●ステロイド外用剤にみられる局所的副作用は生じない

参考：本邦では添付文書に使用量制限あり．
また，びらん・潰瘍面には使用しないことになっている．ただし，欧米の添付文書にはこれらのしばりはない．

<使用に関しての留意点>

① 皮膚刺激性について

灼熱感，ヒリヒリ感，ほてり，痒みなどの皮膚刺激症状が高率に認められるが，一般には外用後3～5日前後で軽快してくる．また，温度差，入浴などにより症状が再燃することがある．したがって，使用開始時，皮膚刺激感があることを患者によく伝えておかなければならない．この皮膚刺激感はびらん・掻破痕が認められる皮疹では高度となる．したがって，そのような場合にはステロイド外用剤を短期間使用し，びらん・掻破痕を軽減させた後に本薬の使用を行う方がよい．

② 用法・用量などについて

1日1～2回塗布．成人では1回最大限5gまでとし，1日最大10gを超えないこととする．小児では2～5歳（体重20kg未満）では1回塗布量は1g，6～12歳（20kg以上50kg未満）では2～4g，13歳以上（50kg以上）では5gまでとなっている．

したがって，広範囲に皮疹が存在する場合は，ステロイド外用剤との併用を行う．

2）内服薬としてのシクロスポリン

成人型難治性重症アトピー性皮膚炎で，通常の治療でコントロールができずQOLが著しく障害されている患者を対象に初期投与量3mg/kg/日前後から開始し，最大5mg/kg/日まで投与する．**痒みには速効性がある**．原則として2～3カ月投与し，症状が改善したら，通常の治療に戻すという間歇投与法が認可されている．

3）保湿薬など

保湿薬としては，1）白色ワセリンのように皮膚の表面に油膜をつくり，水分蒸散を防ぐもの，2）ヘパリン類似物質のように水分と結合して保湿効果を発揮するもの，3）尿素のように天然の保湿因子であるもの，4）セラミドのようにバリア機能を強化し保湿効果を発揮するもの，に分類できる．保湿薬として必要な条件には，①角層柔軟化作用，②バリア機能補強作用，③水分保持作用があるが，用いられている保湿薬により，若干の違いがあることを十分に念頭に置くべきである．また，使用回数・時期（可能なら1日数回外用，入浴後には必ず外用），使用感の問題も重要であり，患者の皮膚の状態，年齢，生活パターン，季節を含めてきめ細かく保湿薬の使用法を臨機応変に指導する必要がある．

日本で小児患者を中心に使用されている非ステロイド系消炎鎮痛外用剤はEBMの観点からもほとんど効果がなく，接触皮膚炎の頻度が高いので用いるべきではない．

4) 抗ヒスタミン薬

眠気のより少ない第2世代の抗ヒスタミン薬が頻用されており，ステロイド外用剤などと併用することで痒み抑制と掻破予防にある程度の効果があることが証明されている．

ステロイド薬物治療の考え方

ステロイド外用剤は，アトピー性皮膚炎治療において皮膚炎を鎮静化するために不可欠な薬剤であり，その使用方法，使用量をきちんと守れば，内服のステロイドと異なり全身的な副作用を起こすことはほとんどない．

ステロイド外用剤の長期使用による局所的副作用には皮膚萎縮，毛細血管拡張，酒さ様皮膚炎・口囲皮膚炎（顔面），紫斑，多毛，皮膚感染症の誘発・増悪などが含まれるが，これも患者の年齢，皮疹の程度，部位に応じて適当なものを選択し，十分な経過観察を行い，皮疹の軽快に伴って適切なものに変更していくことである程度避けることが可能である．

ステロイド外用剤に対する誤った考え方も最近では徐々に改善されてきているが，まだまだ根強いものがある．したがって，ステロイド外用剤は正しい外用指導が必要となる．

基本的な注意事項としては，**個々の皮疹の状態（程度），部位，年齢に応じて適当なものを選択して用いる**ことであり，**皮疹の軽快に伴って適切なものに変更していく**．そうすることでこの薬剤の効果を十分に引き出し，望ましくない局所的副作用の出現を抑えることも可能である．

表1に示すようにタクロリムス軟膏を上手に使用することにより，ステロイド外用剤の長期連用をできるだけ避けるようにすべきである．

症例1 顔面皮疹を主訴としたアトピー性皮膚炎症例（図2）

17歳，男性．2歳より発症したアトピー性皮膚炎で他院にてステロイド外用剤を中心とした治療を行っていた．顔面にはマイルドクラスのステロイド外用を行っていたが軽快せず，夜間の痒みも強いため受診した．顔面全体

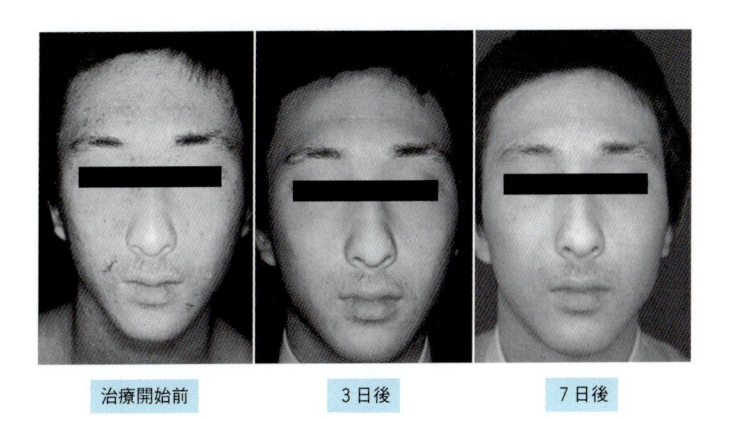

図2 顔面 典型初診例（17歳/男性）
治療開始前／3日後／7日後
巻頭カラー参照

に落屑性紅斑を認め，びらん・掻破痕が混在している．

【処方例】ベリーストロングクラスのステロイド外用剤（アンテベート®軟膏）を1日2回3日間外用後，0.1%タクロリムス軟膏に切り替えた．その後，0.1%タクロリムス軟膏の週2～3回外用でコントロール可能となった．痒みによる掻破軽減のため抗ヒスタミン薬（アレグラ®）の併用も行った．

解説 ベリーストロングクラスのステロイド外用剤使用3日後にはびらん・掻破痕は改善した．その後，0.1%タクロリムス軟膏に切り替えたが，灼熱感や火照りなどの皮膚刺激症状を生じることなく，紅斑も経過した．

こう考えて処方した
- 顔面皮疹に対して，長期のステロイド外用剤の使用は皮膚の副作用を生じやすいことが知られており，ステロイド外用剤で生じうる皮膚の副作用がないタクロリムス軟膏による治療が第1選択となる．
- タクロリムス軟膏は使用開始時に皮膚の刺激症状（ヒリヒリ感，火照り，痒みなど）を高率に生じることが知られており，特に顔面皮疹でびらんや掻破痕が存在する場合には，症状が強いため，患者が使用を中止する場合がある．

・この症例は顔面のびらんや掻破痕が高度なため，皮膚の刺激症状が強いことが予想されたため，短期使用であれば問題がなく，しかもすみやかな効果が得られるベリーストロングクラスのステロイド外用剤により，びらん・掻破痕を改善させた後，タクロリムス軟膏を使用した．皮膚刺激症状はほとんど生じず，その後タクロリムス軟膏の間欠的使用で寛解状態を維持できた．

症例2　四肢の痒みの強い皮疹を主訴としたアトピー性皮膚炎症例
（図3）

25歳，男性．5歳より発症したアトピー性皮膚炎で他院にてストロングクラスのステロイド外用剤と保湿剤，抗ヒスタミン薬を中心とした治療を行っていたが軽快せず，夜間の痒みも強いため受診した．下肢に紅色丘疹，痒疹結節を認め，びらん・掻破痕が混在している．

【処方例】ベリーストロングクラスのステロイド外用剤（フルメタ®軟膏）を1日2回10日間外用とした．その後，痒疹結節に対してはステロイド含有テープ（ドレニゾン®・テープ）を1回8〜10時間貼付させた．

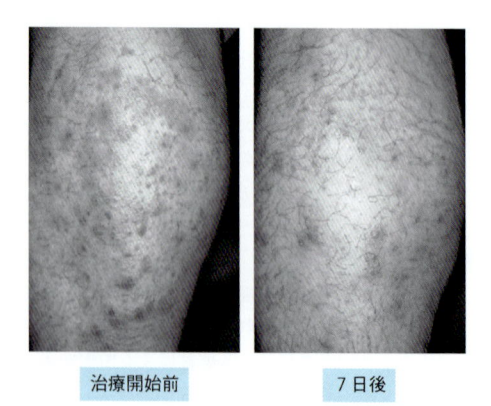

治療開始前　　　7日後

図3　下肢　ステロイド外用剤中止後の再燃例（25歳/男性）
巻頭カラー参照

解説 ベリーストロングクラスのステロイド外用剤使用10日後にはびらん・掻破痕，紅色丘疹は改善したが痒疹結節は残存した．その後，痒疹結節に対してはステロイド含有テープに変更し，コントロール可能となった．

こう考えて処方した

- 皮疹の重症度から考え，手に対してストロングクラスよりはベリーストロングクラスのステロイド外用剤が適切と考えた．
- 難治性皮疹の代表である痒疹結節に対しては，ステロイド含有テープまたはストロンゲストクラスのステロイド外用剤が適切と考えたが，下肢はステロイド外用剤で毛嚢炎の生じやすい場所であり，ピンポイントに貼付できるステロイド含有テープを選択した．

memo

2. 蕁麻疹

主に用いられるステロイドと使い分けのポイント

ステロイド外用剤が蕁麻疹の紅斑・膨疹，痒みに効くというエビデンスは一切ない．その原因としては，外用剤を塗擦しても蕁麻疹反応が生じる真皮までは効果が届かないことが挙げられる．

ステロイドの全身投与は，急性の重症蕁麻疹やアナフィラキシーショックの場合には，その後に引き続いて起こる遅発反応防止の意味で有用である．

個々の紅斑・膨疹の持続時間が長い（1日以上）蕁麻疹で抗ヒスタミン薬が無効である場合には，少量（プレドニン®で10〜15mg/日）のステロイドを抗ヒスタミン薬と併用して用いる．多くの症例では短期間で離脱可能であるため，短期間（数週）で投与を切り上げる．

ステロイド以外に使用される薬物

- 抗ヒスタミン薬（H_1受容体拮抗薬）：通常の蕁麻疹では抗ヒスタミン薬が薬物療法における第1選択薬となる．
- エピネフリン：気道症状，血圧低下などのアナフィラキシー症状を認めた場合には，0.1％アドレナリン（エピネフリン）の筋肉内注射（成人では通常0.3〜0.5 mL，小児では0.01 mL/kg，最大0.3 mL）を行う．

ステロイド薬物治療の考え方

ステロイド外用剤は効果がないと考えられるため，原則として使用しない．

蕁麻疹の第1選択薬は抗ヒスタミン薬である[5]．

個疹の持続時間が1日以上あり，抗ヒスタミン薬が無効である場合にのみ短期間少量のステロイド内服を併用する．

症例③ 全身の難治性蕁麻疹を主訴とした症例

52歳，女性．2年前より発症した蕁麻疹で他院にて抗ヒスタミン薬内服

を中心とした治療を行っていたが，難治で紅斑・膨疹の持続時間も1日以上であった．特に起床時，夜間の痒みが強いため受診した．なお，血液検査では異常を認めなかった．

【処方例】抗ヒスタミン薬を併用しつつ，プレドニン®で15 mg/日併用も行った．痒みを増強させる飲食物（アルコール，香辛料の入った食べ物など）の制限とストレス緩和指導を併せて行った．

経過 ステロイド使用3日後には皮疹・痒みは改善した．その後，ステロイドを減量し，1カ月後に中止したが，現在抗ヒスタミン薬のみで十分に症状はコントロールされている．

こう考えて処方した
- 個疹の持続時間が1日以上あり，抗ヒスタミン薬が無効であるため，少量のステロイドを併用した．
- ステロイドは症状の改善に合わせて，ゆっくり減量し，抗ヒスタミン薬のみでコントロールできるまで使用した．

memo

3. 虫刺症

主に用いられるステロイドと使い分けのポイント

ベリーストロング以上のステロイド外用剤が治療の中心で，1日2～3回外用させる．虫に刺された後に，**すぐに用いると効果が高いので**，虫刺されの危険性がある地域に出掛けるときには持参させるように指導するとよい．

ステロイドの全身投与は重症の虫刺症に用いる．通常短期間（1週以内）少量（プレドニン®で10～20mg/日）を用いる．ハチによるアナフィラキシーショックの場合には，エピネフリンに加えて，ステロイドの全身投与を行う．その後に引き続いて起こる遅発反応防止の意味で有用である．

ステロイド以外に使用される薬物

- 抗ヒスタミン薬（H_1受容体拮抗薬）：痒みを軽減するために用いる．
- エピネフリン：ハチによるアナフィラキシーショックの緊急時の対策として携帯用の注射であるエピペン®を勧める．体重30kg以上の人は0.3mg，体重15kg以上30kg未満の人には0.15mgを含む2種類がある．体重15kg未満の小児には適応がない．

ステロイド薬物治療の考え方

虫刺症の第1選択薬はステロイド外用剤で効果が高いもの（デルモベート®）を選択する．抗ヒスタミン薬を併用するとよい．

全身に虫刺症を認める場合，個々の症状が強い場合には，ステロイド外用剤，抗ヒスタミン薬に加え，1週以内で少量のステロイド内服を併用する．

4. 薬疹

主に用いられるステロイドと使い分けのポイント

薬疹の治療には原因薬剤の中止は必須となる．

ステロイドの全身投与が基本となるが，薬疹の重症度に応じてステロイドの全身投与量を考える．ステロイド外用剤は主に軽症例にのみ用いる．

ステロイドの全身投与による初期治療が奏効しなかった場合にはステロイドパルス療法を行う．重症薬疹であるスティーブンス・ジョンソン症候群，中毒性表皮壊死症型薬疹，急激に進展する劇症型のHypersensitivity syndrome（薬剤過敏性症候群）では初期治療として重要な位置を占める．

＜一般的使い分けの例＞

① 重症型薬疹

大量のステロイド投与と全身状態の管理が必要．

ソル・メドロール®注　500〜1,000 mg/日　点滴静注（3日間）．以後，プレドニン®　30 mg/日内服，症状の改善をみながら徐々に減量．その際，ベリーストロングのステロイド外用剤を併用する．

② 中等症例

プレドニン®　20〜30 mg/日（内服）で開始し，漸減し短期投与に留める．その際，ストロング〜ベリーストロングのステロイド外用剤併用．

③ 軽症例

抗ヒスタミン薬とベリーストロングクラスのステロイド外用剤を1日2回使用する．

ステロイド以外に使用される薬物

痒みには抗ヒスタミン薬を用いる．

シクロスポリン，γグロブリン製剤，血漿交換療法はステロイドの全身投与による初期治療が奏効しなかった場合に用いる．このなかでγグロブリン製剤静注は高齢者で腎障害のある患者以外では最も使いやすい．

ステロイド薬物治療の考え方

原因薬剤中止後も,皮疹に加え,発熱などの全身症状が急速に増悪する場合にはステロイドの全身投与を行う.ステロイドは全身に生じている過剰で有害な免疫反応を効率よく抑制する.ステロイドの初回投与量はやや多めに設定する.**ステロイドは効果が得られた時点からゆっくり減量することが大切である.**

重症薬疹では症状が進展する前から十分に使用することが大切である.

症例④ 高熱と広範な表皮剝離をきたした中毒性表皮壊死症の症例
(図4)

56歳,男性.肺アスペルギルス症のため抗真菌薬内服開始3週目より,全身に紅斑・丘疹が出現.薬疹を疑われ,すべての薬剤が中止され,プレドニン®50 mgを投与されたが,発熱,皮疹が拡大し,表皮剝離が出現してきた.全身にびらん・表皮剝離を認め,体温は38.4℃で眼瞼,口腔内にもびらんが混在している.

【処方例】メチルプレドニゾロン(ソル・メドロール®)1 g/日を1~3病日に3日間静注,2~4病日に静注用ヒト免疫グロブリン5 g/日を投与した.その後,プレドニン®60 mg/日内服投与に切り替えた.

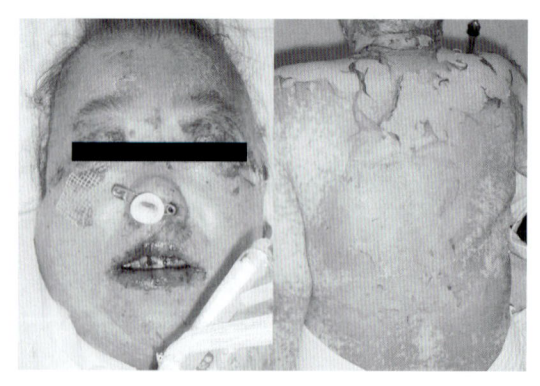

図4 抗真菌薬による中毒性表皮壊死症の症例
巻頭カラー参照

> **経過** 第5病日より皮疹の拡大は収まり,平熱となった.その後,徐々に表皮剥離は軽快し,上皮化した.プレドニン®は漸減し,3週間で中止した.

こう考えて処方した
- 重症薬疹では死の転帰や重い後遺症を残す場合があるので,すみやかな治療が必要となる.
- 重症薬疹のなかでも,中毒性表皮壊死症は致死率が高いため,ステロイドパルス療法に加え,γグロブリン製剤にて初期治療を行った.
- プレドニン®の漸減は再燃の可能性も考え,ゆっくりと行った.

症例⑤ 広範な紅斑と落屑をきたした紅皮症の症例(図5)

64歳,男性.気管支拡張症のため去痰薬内服開始2週目より,全身に痒みを伴う紅斑が出現.薬疹を疑い,薬剤を中止した.なお,発熱などの全身症状はない.プレドニン® 30 mg/日を投与されたが,発熱,皮疹が拡大し,表皮剥離が出現してきた.全身にびらん・表皮剥離を認め,体温は38.4℃で眼瞼,口腔内にもびらんが混在している.

【処方例】プレドニン® 30 mgの投与と抗ヒスタミン薬(アレロック®),

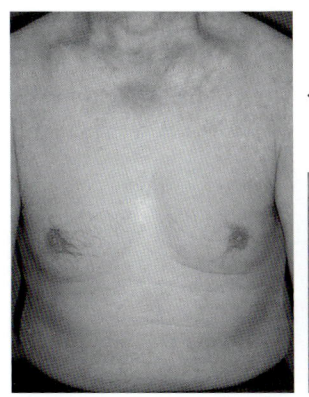

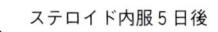

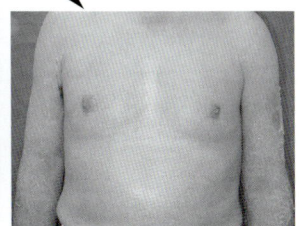

図5 64歳,男性.去痰薬による紅皮症型薬疹
巻頭カラー参照

ベリーストロングクラスのステロイド外用剤（アンテベート®軟膏）を併用した．

経過 第5病日には皮疹はほぼ軽快していたため，プレドニン®を1週で漸減，中止したが以後再燃はみられていない．

こう考えて処方した
- 紅皮症型の薬疹であったが，発熱などの全身症状がなかったため，中等量のステロイドを開始した．
- 短期間で症状の改善が得られたため，早期にステロイドを中止できた．

memo

5. 自己免疫性水疱症（天疱瘡と類天疱瘡）

主に用いられるステロイドと使い分けのポイント[6]

- ステロイド（通常プレドニン®）全身投与（内服投与）は，症状の重症度，患者の合併症の有無により，初期投与量0.5〜1 mg/kg/日で開始する[7]．
- 天疱瘡では初期投与量1 mg/kg/日のことが多いが，一般に類天疱瘡ではより低用量で初期投与量0.5 mg/kg/日で開始することが多い．
- 寛解維持はプレドニン® 10 mg/日以下とする．
- ステロイドパルス療法は，天疱瘡の重症例，再発例，通常の治療に抵抗例でプレドニン® 60 mg/日で改善が得られない場合に施行を考慮する．メチルプレドニゾロン（ソル・メドロール®）1,000 mg/日を3日間点滴静注して1クールとするものが一般的である．
- ストロング〜ベリーストロングのステロイド外用剤をステロイド内服に併用する場合がある．

ステロイド以外に使用される薬物（表2）

難治性症例に対してステロイドとの併用またはステロイド減量の目的で併用される．単独で使用されることは少ない．ステロイドと同様，類

表2 自己免疫性水疱症の標的と治療法

自己抗体の減量と消失	
1）抗体の物理的除去	血漿交換療法
2）抗体の産生抑制	ステロイド，免疫抑制薬，ヒト免疫グロブリン大量静注療法

原因抗体により惹起される反応の抑制	
1）抗炎症作用	ステロイド，ジアフェニルスルホン，テトラサイクリン，ニコチン酸アミド
2）表皮細胞の抗体に対する反応の抑制	ステロイド

天疱瘡では低用量で使用される.

1）免疫抑制薬（天疱瘡の場合）
① アザチオプリン：2～3 mg/kg/日
② シクロホスファミド：1～2 mg/kg/日
③ シクロスポリン：3～5 mg/kg/日
④ ミゾリビン：1～3 mg/kg/日
⑤ ミコフェノール酸モフェチル：2～3 g/日

2）血漿交換療法
重症例，自己抗体価の高い例，合併症などでステロイドが使用できない，または十分使用できない例に対して週2回，2～3カ月施行する.

3）ヒト免疫グロブリン大量静注療法
ステロイド内服などの通常の治療に反応しない場合に400 mg/kg/日を5日間連続投与する.

4）その他の治療
① ジアフェニルスルホン：天疱瘡のなかでも落葉状天疱瘡に用いられることがある.
② テトラサイクリン（またはミノシクリン）・ニコチン酸アミド併用療法：類天疱瘡に用いられることがある.

ステロイド薬物治療の考え方

- 天疱瘡におけるステロイド全身投与は，最も確立された治療法であり必要不可欠である.
- 類天疱瘡患者は，高齢者が多いこと，通常ステロイド反応性が高いことからステロイド初期投与量は天疱瘡患者より低用量で開始する.
- 十分なステロイド初期投与量を3週以上使用したにもかかわらず，症状のコントロールができない重症例ではほかの治療の併用を考える.
- **ステロイドの減量は，少なくとも2週以上新たな病変の出現がなく，病変の80%以上が治癒している場合に考慮**する.
- ステロイドの**長期使用による副作用には十分な経過観察を行い，皮疹の軽快に伴って減量していくことが重要**である. 副作用が出現しても減量ができない場合にはほかの治療の併用を考え，ステロイドを減量できるようにする.

症例 ❻ 口腔内のびらん・潰瘍，体幹・四肢に多発する弛緩性水疱・びらんを認める天疱瘡症例

　34歳，男性．1年前より口腔内にびらん・潰瘍を発症し加療を受けるも難治であった．最近になり，体幹・四肢に多発する弛緩性水疱・びらんが生じたため，来院．検査では天疱瘡抗体であるデスモグレイン3に対する値が高値を示し，生検病理組織像では表皮の基底層直上に水疱形成を認めた．合併症はない．口腔内のびらん・潰瘍を30％以上，皮膚病変を体表面積の20％に認め，水疱新生は1日3〜4個，抗デスモグレイン3抗体価はELISA法で150倍以上であった．

【処方例】　プレドニン®を初期投与量1 mg/kg/日で開始した．水疱・びらんには抗生物質含有軟膏（ゲンタシン®軟膏）を塗布し，口腔内のびらん・潰瘍にはステロイド含有軟膏を使用した．治療開始時から胃粘膜保護薬，ビスホスホネート製剤も併用した．

経過　ステロイド使用2週目より新生病変はなくなり，口腔内びらん・潰瘍，体幹・四肢のびらんも改善した．その後，2週間同量のステロイドを継続投与し，皮疹の十分な改善が得られたことを確認してからステロイドの減量を開始した．2〜3週ごとにプレドニン®を0.1 mg/kg/日ずつ減量し，現在プレドニン® 10 mg/日で寛解を維持している．この間，徐々に抗デスモグレイン3抗体価も低下した．

こう考えて処方した
・症状からは重症の尋常性天疱瘡と考えられたため，プレドニン®を初期投与量1 mg/kg/日で開始した．
・通常治療が長期間にわたるため，ステロイドの副作用防止のために治療開始時から胃粘膜保護薬，ビスホスホネート製剤を併用した．
・口腔内のびらん・潰瘍のため，食事がうまくできなかったため，口腔内皮疹にはステロイド含有軟膏を使用した．

症例 ❼ 四肢・体幹の痒みの強い浮腫性紅斑，緊満性水疱を主訴とした類天疱瘡症例

　75歳，女性．半年前より発症した浮腫性紅斑に対してストロングクラスのステロイド外用剤と抗ヒスタミン薬を中心とした治療を行っていたが軽快

せず，痒みも強いため受診した．四肢・体幹の痒みの強い浮腫性紅斑，緊満性水疱を認め，びらん・掻破痕が混在していた．検査では類天疱瘡抗体であるBP180に対する値が高値を示し，生検病理組織像では表皮直下に好酸球を混じる水疱形成を認めた．合併症として糖尿病があり，経口糖尿病薬を使用している．一部に緊満性水疱を伴う浮腫性紅斑を体表面積の20％に認め，水疱新生は1日10個程度であった．白血球数は8,900，好酸球は18.7％であった．

【処方例】プレドニン®を初期投与量0.3 mg/kg/日で開始した．水疱・びらんには抗生物質含有軟膏を塗布し，浮腫性紅斑にはベリーストロングクラスのステロイド外用剤（アンテベート®軟膏）を使用した．治療開始時から胃粘膜保護薬，ビスホスホネート製剤も併用した．痒みに対しては抗ヒスタミン薬を併用した．

経過 ステロイド使用3日目より新生病変はなくなり，好酸球数も減少し，体幹・四肢の浮腫性紅斑も徐々に改善した．2週間同量のステロイドを継続投与し，皮疹の十分な改善が得られたことを確認してからステロイドの減量を開始した．2週ごとにプレドニンを0.1 mg/kg/日ずつ減量し，現在プレドニン5 mg/日で寛解を維持している．

こう考えて処方した
- 皮疹の重症度から考えて，類天疱瘡としては中等症であるが，高齢であること，糖尿病を合併していることから，プレドニン®を初期投与量0.3 mg/kg/日で開始した．手に対してストロングクラスよりはベリーストロングクラスのステロイド外用剤が適切と考えた．
- ステロイドを少量で開始したため，浮腫性紅斑に対してはベリーストロングクラスのステロイド外用剤を用いた．
- 痒みによる掻破防止のために抗ヒスタミン薬を併用した．
- 通常治療が長期間にわたるため，ステロイドの副作用防止のために治療開始時から胃粘膜保護薬，ビスホスホネート製剤を併用した．

6. 結節性紅斑

主に用いられるステロイドと使い分けのポイント

ステロイドの全身投与は重症例で短期間使用することがある．通常短期間（1週以内）少量（プレドニン® で10～20 mg/日）を用いる．

ステロイド以外に使用される薬物

- **非ステロイド性抗炎症薬**：疼痛を軽減するために用いる．
- **ヨードカリ**：結節性紅斑の圧痛，熱感と関節痛を軽減する．通常400～900 mg/日を投与する．
- **抗生物質**：上気道感染症が発症に関与している場合．

ステロイド薬物治療の考え方

結節性紅斑にステロイド全身投与はきわめて有効であるが，本来自然軽快することの多い予後良好な疾患であるため，**安易にステロイドの投与を行うべきではない**．

重症例にステロイド全身投与を行う場合は**少量・短期投与を原則**とする．

症例⑧ 下腿伸側に限局する自発痛を伴う硬いしこりを触れる紅斑が多発した症例

24歳，女性．5日前に感冒様症状と全身倦怠感あり．2日前より軽度の発熱を伴い，突然下肢に痛みを伴う硬いしこりを触れる紅斑が生じたため，来院．足首，膝の関節痛を伴っていた．検査ではCRP上昇と軽度の白血球増加を認めた．結核，サルコイドーシス，炎症性腸疾患など合併症はなく，薬剤使用歴もなかった．

【処方例】上気道感染症（特に溶血性連鎖球菌）を疑い，抗生物質と非ステロイド性抗炎症薬を投与し，安静を指示したが，発熱，関節痛が強まったため，来院3日目よりプレドニン®を20 mg/日で開始した．

経過 ステロイド使用3日目より発熱，関節痛は著明に改善した．その後，10日間皮疹の改善を確認しつつステロイドを3～4日ごとに5mg/日ずつ漸減しながら投与し，皮疹の十分な改善が得られたことを確認してからステロイドを中止した．以後，再燃は認めていない．

こう考えて処方した

・症状からは上気道感染症に伴う結節性紅斑と考えられたため，まず安静の指示と抗生物質と非ステロイド性抗炎症薬を投与した．
・症状はさらに増悪し，重症と考えられたため，プレドニン®を低用量で開始した．
・症状は短期間で改善したため，ステロイド全身投与は短期間で終了した．

<文　献>

[アトピー性皮膚炎]

1)「アトピー性皮膚炎治療ガイドライン2005」(平成8年度厚生省長期慢性疾患総合研究事業アレルギー総合研究および平成9-16年度厚生科学研究)
2) 日本皮膚科学会，アトピー性皮膚炎治療ガイドライン改訂委員会（古江増隆，他）：日本皮膚科学会アトピー性皮膚炎治療ガイドライン 2004改訂版．日本皮膚科学会雑誌，114：135-142，2004
3) Ellis, C. et al.: Br. J. of Dermatol., 148 (s63), 3-10, 2003
4) FK506軟膏研究会：アトピー性皮膚炎におけるタクロリムス軟膏0.1％および0.03％の使用ガイダンス．臨床皮膚科，57：1217-1234，2003

[蕁麻疹]

5) 秀道広，他：蕁麻疹・血管性浮腫の治療ガイドライン．日本皮膚科学会雑誌，115：703-715，2005

[自己免疫性水疱症]

6) 藤本亘：自己免疫性水疱症の診断と治療．西日皮膚，71：294-305，2009
7) 北島康雄：診断治療ガイドライン2008，稀少難治性疾患に関する調査研究（平成19年度総括・分担報告書）

第3部 疾患編

9. 眼科疾患

高瀬 博，望月 學

1. ぶどう膜炎

主に用いられるステロイドと使い分けのポイント

●点眼液，眼軟膏

　角膜後面沈着物，虹彩炎，隅角結節などの前眼部炎症には，0.1％ベタメタゾン点眼液（リンデロン®点眼・点耳・点鼻液0.1％）を1日4回から開始する．重症例には最大1時間ごとの点眼を行い，就寝時にベタメタゾン眼軟膏（眼・耳科用リンデロン®A軟膏）を点入する．比較的軽症例や，ステロイド点眼による眼圧上昇を生じた場合には，0.01％ベタメタゾン（リンデロン®点眼液0.01％）または0.02％デキサメタゾン（サンテゾーン®点眼液0.02％）を用いる．フルオロメトロン点眼液（フルメトロン®点眼液0.1％）は眼内移行に乏しく，眼内においては十分な消炎効果は得られないため，ぶどう膜炎には用いない．

●眼周囲注射

　ベーチェット病や急性前部ぶどう膜炎にみられる前房蓄膿を伴うような強い急性の前眼部炎症は，ステロイドの頻回点眼では消炎がしばしば不十分であり，即効性の消炎効果を期待して水溶性デキサメタゾン注射液（デカドロン®注射液）を結膜下に注射する．サルコイドーシスなどの肉芽腫性ぶどう膜炎にみられる，硝子体混濁やスノーバンクなどの中間部ぶどう膜炎，網脈絡膜炎，網膜血管炎，囊胞様黄斑浮腫などの後部ぶどう膜炎には持続性ステロイド懸濁液であるトリアムシノロンアセトニド（筋注用ケナコルト®-A）の後部テノン囊下注射を行う．注射を反復する場合は，原則として3カ月は間隔を置く．

●**内服**

両眼性の重篤な後部ぶどう膜炎や,ステロイド緑内障を生じる症例にはプレドニゾロン(プレドニン®錠)の全身投与を行う.強い前眼部炎症発作を生じる急性前部ぶどう膜炎の重症例では,プレドニゾロンの内服を0.5 mg/kg/日から開始,漸減し,7～10日程度で終了する.肉芽腫性後眼部炎症が持続するサルコイドーシスや特発性肉芽腫性ぶどう膜炎では,プレドニゾロン内服を0.5 mg/kg/日,さらに重症例では1 mg/kg/日から開始し,3カ月～1年以上かけてゆっくりと漸減する.Vogt-小柳-原田病(以下,原田病)ではステロイドパルス療法または大量投与に引き続き,プレドニゾロンの内服を0.5～1 mg/kg/日から開始し,6カ月以上かけて漸減する.

●**静脈注射**

原田病の初期治療には,ステロイドパルス療法としてメチルプレドニゾロン(ソル・メドロール®)1 gを3日間点滴静注,または大量漸減療法としてプレドニゾロン換算160～200 mgのベタメタゾン(リンデロン®注)またはプレドニゾロン(水溶性プレドニン®)を3日間点滴静注する.その後は上述のごとくプレドニゾロンを長期間かけて内服,漸減する.

●**眼内インプラント**

片眼性の非感染性後部ぶどう膜炎に対して,フルオシノロンアセトニド0.59 mgの眼内インプラント(Retisert®)[1]が,欧米ではすでに承認され,日本では臨床試験が進行中である.毛様体扁平部より眼内に挿入し,0.3～0.6 μg/日を約30カ月間放出する.

ステロイド以外に使用される薬物

虹彩炎により虹彩後面と水晶体前面の癒着(虹彩後癒着)を予防するため,トロピカミド(ミドリン®P),フェニレフリン塩酸塩(ネオシネジン®)などの散瞳薬を点眼する.アトロピン(日点アトロピン®点眼液1%)は中等度の散瞳作用に加えて毛様体筋に対する弛緩作用が強く,毛様痛や炎症の軽減を目的に点眼する.散瞳薬点眼で解除できない虹彩後癒着に対しては,比較的新しいものであればエピネフリン(ボスミン®)を0.1～0.2 mLを限度に角膜輪部結膜内に注射する.ステロイドの局所および全身投与でも効果が不十分で炎症が遷延する症例に対しては,シクロスポリンやメトトレキサートの内服を行うことがある.最近ベーチェ

ット病による難治性に対して抗TNF-α抗体であるインフリキシマブ（レミケード®）の使用が保険適応されたが，欧米ではベーチェット病以外のぶどう膜炎にもその適応を拡大して用いられている．

ステロイド薬物治療の考え方

- ぶどう膜炎はびまん性，再発性の経過をしばしばたどるため，網膜，視神経の不可逆的な障害を防ぐことを目的に，**ステロイドの使用は長期にわたることが多い**．
- ぶどう膜炎の病態は，その原因疾患によって大きく異なる．ステロイド開始前に可能な限り眼所見および全身所見についてのデータを収集し，より**確実な診断のもとにステロイド治療を開始することが重要**である．
- サルコイドーシスは，眼内の慢性肉芽腫性炎症を消退させるために，治療期間は長期にわたることが多い．そのため，全身の副作用の心配が少ないベタメタゾンの点眼およびトリアムシノロンのテノン嚢下注射による治療を第1選択とする．眼局所治療に反応せず，視機能が障害されるおそれのある重篤な症例に対しては，日本サルコイドーシス/肉芽腫性疾患学会による治療指針[2]に従い内服治療を考慮する．
- 原田病はメラノサイトを標的とした細胞性自己免疫性疾患と考えられており[3]，炎症が遷延すると夕焼け状眼底に代表される不可逆的な全身性の色素脱失を生じる．そのため，ステロイドパルス療法や大量静注による初期治療に引き続き，**長期間の十分な免疫抑制治療を目的としてプレドニゾロンの内服，漸減を最低半年かけて行う**．大量静注を行う場合は，作用時間が長いベタメタゾンを選択する．
- ベーチェット病の眼発作は，前房蓄膿などの前眼部症状に加えて網膜動脈炎や網膜出血，視神経乳頭炎などの後眼部症状を生じ，直接視機能にかかわる重篤なものである場合が多い．そのため，水溶性デキサメタゾンやトリアムシノロンの**眼球周囲注射によってすみやかな消炎を図る必要がある**．ベーチェット病に対するステロイドの内服は禁忌とされるが，視神経炎などの重篤な発作に対しては経静脈的にステロイドの大量投与を短期間行い，シクロスポリンやインフリキシマブなどの免疫抑制治療の導入へつなぐことがある．
- ステロイドを用いたぶどう膜炎加療では，ステロイド白内障やステロ

イド緑内障などの合併症がしばしば問題となるが，**不可逆的な視機能障害を防止する観点からは眼内の消炎を優先することを原則とし**，これらの合併症に対してはそれぞれ薬物的，手術的加療を行うことで対処する．

症例1 サルコイドーシスによる片眼性の汎ぶどう膜炎

52歳，女性．数日前からの右眼の霧視を主訴に受診．右眼前眼部に虹彩結節と隅角結節，眼底に網膜静脈周囲炎（図1）と囊胞様黄斑浮腫（図2）があり矯正視は0.1に低下していた．ツ反陰性，胸部X線でBHL（bilateral hilar lymphadenopathy，両側肺門リンパ節腫大）を認め，TBLB（transbronchial lung biopsy，経気管支肺生検）で非乾酪壊死性肉芽腫が証明され，サルコイドーシスと診断した．

【処方例】リンデロン®0.1％を1日8回から両眼に点眼開始，前眼部炎症所見に応じて3～4回程度まで減量．ケナコルト®20 mg　右眼テノン囊下注射1回/3カ月を囊胞様黄斑浮腫が寛解または消失するまで数回施行．

経過　ケナコルト®20 mgのテノン囊下注射施行1カ月後の受診で，右眼矯正視力は1.0に改善，囊胞様黄斑浮腫は消失していた．半年後の検診で再発がみられたため，注射を再施行した．

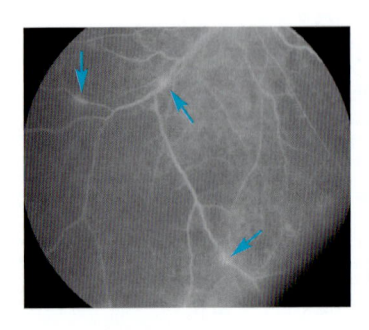

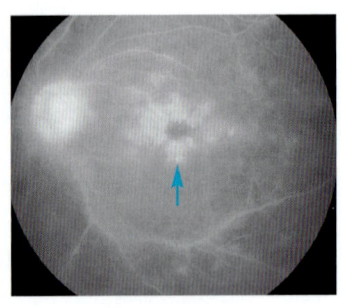

図1　網膜静脈周囲炎　　　　図2　囊胞様黄斑浮腫

こう考えて処方した

- 前眼部の結節性病変の存在は病気の活動性の高さを示す．また隅角に生じる結節は房水流出抵抗を増し眼圧上昇の原因となるため，リンデロン®0.1%の頻回点眼を行い，早期の消炎を図る．しかし長期間のステロイド点眼薬の継続もまたステロイド反応性の眼圧上昇の原因となりえるため，炎症所見を注意深く観察し，可能であれば点眼回数を漸減する．
- 片眼性の肉芽腫性ぶどう膜炎で強い後眼部病変が生じた症例には，ケナコルト®20 mgを後部テノン囊下に注射する．感染症と眼圧上昇に注意し，経過観察を行う．

症例❷ サルコイドーシスによる両眼性の後部ぶどう膜炎

64歳，女性．肺サルコイドーシスで呼吸器科で経過観察中，両眼の視力低下を主訴に紹介受診した．前眼部の炎症は軽微だったが，両眼に右眼視神経乳頭上に肉芽腫形成（図3），左眼黄斑部に囊胞様黄斑浮腫を認めた．両眼それぞれにケナコルト®20 mgのテノン囊下注射を施行し，左眼の囊胞様黄斑浮腫は軽快したが，右眼視神経乳頭肉芽腫は改善しなかった．

【処方例】サンテゾーン®0.02%両眼1日4回点眼．プレドニン®5 mg錠8錠（朝4錠，昼2錠，夕2錠，それぞれ食後）2週間，7錠（3-2-2）2週間，6錠（2-2-2）1カ月，以後1カ月ごとに1錠減量する．途中，症状の再燃があれば増量し，同様に漸減する．

経過 プレドニン®内服開始後，約3カ月で右眼視神経乳頭肉芽腫は著明に

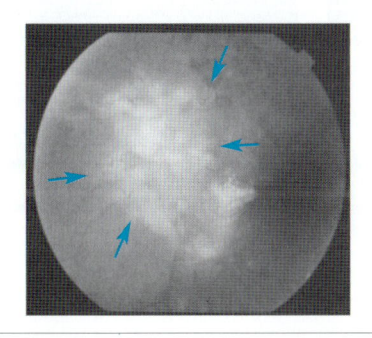

図3 右眼視神経乳頭肉芽腫
巻頭カラー参照

縮小した．プレドニン®内服量が10 mg/日に減量された時点で左眼に嚢胞様黄斑浮腫の再発を認めたが，ケナコルト®20 mgのテノン嚢下注射を施行することですみやかに寛解した．

こう考えて処方した

- 局所治療で寛解しないサルコイドーシスによる後眼部病変，または重篤な両眼性の病変に対しては，プレドニゾロンの内服を行う．日本サルコイドーシス/肉芽腫性疾患学会による治療指針[2]に従い，0.5～1 mg/kg/日から開始し，最低半年かけて漸減する．
- 後眼部病変が再発した場合は，プレドニゾロン内服量の増量，またはトリアムシノロンアセトニドのテノン嚢下注射で対処する．

症例 3　原田病による両眼性汎ぶどう膜炎

35歳，女性．感冒様症状，耳鳴りに引き続き両眼の霧視を自覚し受診した．矯正視力は右眼0.4，左眼0.5．前眼部に炎症所見はなく，両眼とも胞状の漿液性網膜剥離を眼底に認めた（図4）．髄液検査で細胞数増多（100/3個，リンパ球100％），耳鼻科で感音性難聴を指摘され，原田病と診断した．

【処方例】ソル・メドロール®1,000 mg，またはリンデロン®100 mg点滴静注　朝1回　3日間．プレドニン®5 mg錠　8錠（朝4錠，昼2錠，夕2錠，それぞれ食後）2週間，7錠（3-2-2）2週間，6錠（2-2-2）1カ月，以後1カ月ごとに1錠減量する．途中，症状の再燃があれば増量し，同様に漸減する．

経過　ステロイドパルス療法に引き続くプレドニゾロン内服により，治療開

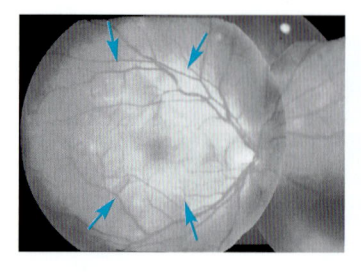

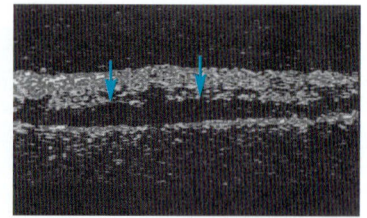

図4　漿液性網膜剥離
右は黄斑部OCT縦断像．巻頭カラー参照

始後約 2 週間で漿液性網膜剥離は消失した．途中前眼部炎症が出現したためプレドニン®10 mg/日からは月に0.5錠の減量とし，約 1 年かけて内服終了した．その後は再発なく経過している．

こう考えて処方した

原田病の治療は，発症初期の抗炎症治療による視機能の保全と，その後の再発予防のための長期的な免疫抑制治療を行う．炎症の再燃がみられた場合は減量速度をさらに遅くする．

2. 結膜炎

主に用いられるステロイドと使い分けのポイント

●点眼液，眼軟膏

アレルギー性結膜炎治療には，原則的に抗アレルギー点眼薬が第1選択となる．抗アレルギー薬のみでは効果が不十分なアレルギー性結膜炎に対して，症状に応じて0.1%または0.02%フルオロメトロン点眼液を1日4回から開始し，重症例には0.1%デキサメタゾン，0.1%ベタメタゾン点眼液などを1日4回から開始し，最大1時間ごとまで増量する．アトピー性角結膜炎，春季カタルなどの重症な結膜疾患に対しては，0.1%ベタメタゾン点眼を1日4回から最大1時間ごとの頻度で行う．流行性角結膜炎（EKC：epidemic keratoconjunctivitis）で偽膜や糸状角膜炎を生じるなど炎症が高度な症例や，角膜上皮下混濁を生じた例では，0.1%フルオロメトロンの点眼を1日4回程度行う．結膜炎症の治癒後に角膜上皮下混濁が遷延する例では，0.1%フルメトロン®点眼液を長期に使用する場合がある．

●眼球周囲注射

アトピー性角結膜炎や春季カタルで，巨大乳頭や角膜輪部のプラークや潰瘍を形成した症例に対しては，デキサメタゾン（デカドロン®）0.5 mgやトリアムシノロンアセトニド（ケナコルト®）20 mgを眼瞼結膜または眼瞼皮下に注射する．

ステロイド以外に使用される薬物

軽症のアレルギー性結膜炎，特に花粉症のような季節性アレルギーに対しては，抗アレルギー点眼薬と非ステロイド性抗炎症点眼薬の使用が第1選択となる．重症の春季カタルやアトピー性皮膚炎に伴う結膜炎に対しては，シクロスポリン点眼液（パピロックミニ®）またはタクロリムス点眼液（タリムス®）を用いる．

ステロイド薬物治療の考え方

・アレルギー性結膜炎の治療には，抗アレルギー点眼薬が第1選択であることを，まずは銘記すべきである．ステロイド白内障やステロイド

緑内障などの副作用防止のため，**結膜疾患に対するステロイドの使用は，必要最小限に止める．小児への使用の際は特に注意を要する．**そのため，結膜疾患にステロイド点眼薬を処方した場合，最低でも週に1回は経過をみる必要がある．

- 重症のアレルギー性結膜炎や春季カタル，またEKCなどの感染性疾患では結膜の感染防御能が低下しているため，ステロイド点眼薬による細菌やヘルペスウイルスに対する易感染性を生じる可能性があり，定期的な診察が必要であるとともに，感染予防のための抗生物質点眼薬の併用を考慮する．

症例 4　花粉症による結膜アレルギーを生じた症例

32歳男性．4月に入り，突然両眼の強い異物感と掻痒感，結膜充血，白色の眼脂を生じるようになった．上眼瞼結膜に乳頭が多数形成されていた（図5）．眼脂培養，アデノウイルス抗体検査は陰性だった．スクラッチテストを行い，スギ抗原陽性だった．

【処方例】抗アレルギー点眼薬（リザベン®点眼液，パタノール®点眼液など）1日4回点眼，効果不十分の場合にフルメトロン®0.1%　1日4回点眼を2週間，症状改善あれば回数減または中止．

こう考えて処方した

- 軽症のアレルギー性結膜炎に対しては，抗アレルギー点眼薬の効果が不十分な症例に限り，フルオロメトロン点眼液を1日4回程度から開始する．
- 長期投与を避けるために，開始1〜2週間の時点で必ず診察を行い，症状軽快あればすみやかに減量，中止する．

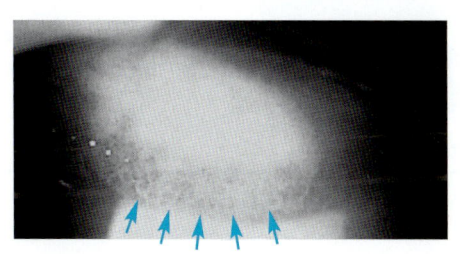

図5　**上眼瞼結膜の乳頭形成**
巻頭カラー参照

症例 5 アトピー性皮膚炎に春季カタルを生じた症例

16歳男性．9歳時よりアトピー性皮膚炎に罹患している．1年前より両眼の掻痒感が持続し，近医でアレルギー性結膜炎の診断を受けていた．最近，両眼の強い異物感と流涙が出現し受診した．眼瞼結膜に石垣状乳頭増殖（図6）と，点状角膜上皮障害を多数認めた．

【処方例】抗アレルギー点眼薬を1日4回行い，症状に応じてフルメトロン® 0.1％またはリンデロン®0.1％1日4回点眼を行う．症状に改善がみられない場合，シクロスポリン点眼液の併用，またはトリアムシノロンアセトニド4 mgを数週間間隔で眼瞼結膜下注射する．

こう考えて処方した

- 春季カタルの結膜乳頭増殖が高度になると，点状角膜上皮欠損を生じる．これが高度になると角膜プラークや潰瘍形成の原因となるため，抗アレルギー点眼薬を常用することに加えて，ステロイド点眼加療は十分かつ長期間行う必要がある．
- ベタメタゾンやデキサメタゾンなどの強力なステロイド点眼薬の使用にもかかわらず寛解がみられない場合，ステロイド懸濁液の結膜下注射の施行や免疫抑制薬点眼液の併用を行う．
- ステロイド白内障やステロイド緑内障を生じるおそれが強く，注意深い経過観察が必要である．

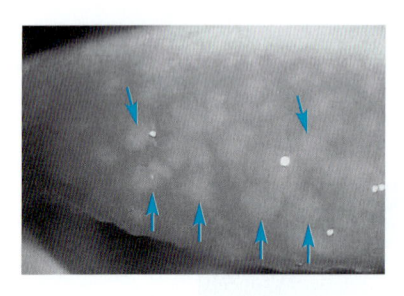

図6 眼瞼結膜に認められた石垣状乳頭増殖
巻頭カラー参照

3. 特発性視神経炎

主に用いられるステロイドと使い分けのポイント

●静脈注射
視機能障害が重篤なものや両眼性のものにはステロイドパルス療法としてメチルプレドニゾロン1,000 mgを3日間点滴静注する．視力および視野の回復が不十分な場合は，2回目，3回目のステロイドパルスを行うこともある．

●内服
自然治癒が見込まれない症例に対して，プレドニゾロン60 mg/日の内服から開始し，約3週間で漸減，終了する．ステロイドパルス施行例に対しては，プレドニゾロンを0.5 mg/kg/日から開始し，約2週間かけて漸減，終了する．

●眼球周囲注射
片眼性の特発性視神経炎に対して，全身的副作用を防止するために，持続性ステロイド懸濁液であるトリアムシノロンアセトニドの後部テノン嚢下注射を行うことがある．

ステロイド以外に使用される薬物

症状が軽度の視神経炎にはメコバラミン（メチコバール®）1,500 µg分3を内服投与することがある．

ステロイド薬物治療の考え方

- 軽症の特発性視神経炎は自然治癒傾向があるが，**視力低下，視野障害が著しい例，両眼同時罹患症例などではステロイドパルス治療を行う**．
- 1回のステロイドパルス療法で症状回復が十分に得られない症例では，数日の間隔をあけた後にステロイドパルス療法の再施行を検討する．

症例❻ 両眼性の特発性球後視神経炎の症例

24歳女性．数日前からの両眼視力低下を主訴に来院した．矯正視力は両眼とも30 cm指数弁．両眼とも直接対光反射の遅延があり，ゴールドマン

視野検査で両眼にラケット状暗点（図7）を検出した．眼底や視神経乳頭に異常所見はなく，多局所網膜電図も正常だった．各種全身検査で副鼻腔炎，多発性硬化症，中毒性視神経症などは否定された．

【処方例】ソル・メドロール®1,000 mg点滴静注　朝1回　3日間．
　　　　　プレドニン®5 mg錠　6錠（朝4錠，昼2錠，それぞれ食後）4日間，4錠（2-2-0）4日間，2錠（朝食後）6日間で終了．

経過　ソル・メドロール®1,000 mg点滴静注を3日間施行後も視力は両眼とも矯正0.2程度しか改善しなかったため，3日間あけた後に再びソル・メドロール®1,000 mg点滴静注を3日間施行した．視力は両眼矯正1.0に改善したため，プレドニン®内服に変更し，漸減終了した．

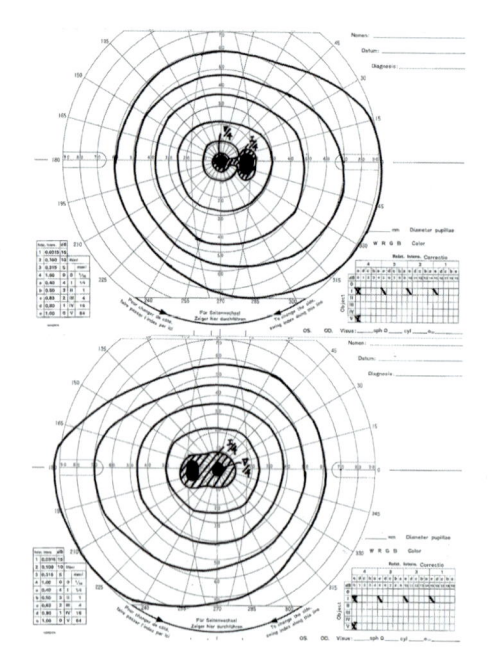

図7　ゴールドマン視野検査で検出された両眼のラケット状暗点

こう考えて処方した

両眼性の特発性視神経炎に対しては，ステロイドパルス療法を行い，視機能回復が不十分である場合は複数回施行する．改善がみられた後は，内服に変更し漸減終了する．

<文　献>
1) Jaffe, G. J. et al.：Long-term follow-up results of a pilot trial of a fluocinolone acetonide implant to treat posterior uveitis. Ophthalmology, 112：1192-1198, 2005
2) 日本サルコイドーシス/肉芽腫性疾患学会サルコイドーシス治療ガイドライン策定委員会：サルコイドーシス治療に関する見解−2003．サルコイドーシス/肉芽腫性疾患, 23：105-114, 2003
3) Sugita, S. et al.：Ocular infiltrating CD4＋ T cells from patients with Vogt-Koyanagi-Harada disease recognize human melanocyte antigens. Invest. Ophthalmol. Vis. Sci., 47：2547-2554, 2006

memo

第3部 疾患編

10. 耳鼻咽喉科疾患

國井直樹, 岡本美孝

1. 突発性難聴・急性感音難聴

主に用いられるステロイドと使い分けのポイント

●**プレドニゾロン（プレドニン®）**

突発性難聴に対する臨床効果をベタメタゾンと比較した臨床研究では，この2剤に明らかな差はないとするものが多い．しかし，**2週間程度の漸減投与でベタメタゾンにて副作用発生率が高いとの報告があり**[1]，おそらくベタメタゾンの血中半減期が長いことに起因しているものと思われる．

●**ベタメタゾン（リンデロン®）**

急性低音障害型感音難聴については，発症初期に眩暈などの前庭症状を伴わなくても後にメニエール病と診断される症例もある．**ミネラルコルチコイドがメニエール病における内リンパ水腫の病態を悪化させる可能性がある**ので，ミネラルコルチコイド作用をもたないベタメタゾンが優れているとの報告もある[2]．

ステロイド以外に使用される薬物

①**代謝賦活薬・ビタミン剤**：内耳循環と代謝改善を目的にATP（アデホスコーワ®顆粒）や，ビタミンB_{12}であるメコバラミン（メチコバール®）は，内服・点滴ともに一般的に用いられている．

②**循環改善薬**：内服薬としてカリジノゲナーゼ（カルナクリン®）や注射剤としてPGE_1製剤を用いることがある．

③めまい等の前庭機能障害が強い症例では，抗眩暈薬や制吐薬を併用する．

④不安が強い場合は，眠剤やminor tranquilizerを適宜用いる．
⑤急性低音障害型感音難聴で，内リンパ水腫の病態が示唆される場合には，利尿薬であるイソソルビド（イソバイド®）やアセタゾラミド（ダイアモックス®）を併用することが多い．
⑥その他：高圧酸素療法や星状神経節ブロックを行う施設もある．

ステロイド薬物治療の考え方

- 突発性難聴に対するステロイドの有効性については，1980年代に2つの大規模なプラセボ対照二重盲検試験が行われ，中等度以下の障害ではステロイド群で有意に改善した，と報告された[3)4)]．以来，ステロイド投与が突発性難聴の治療法の根幹をなしている．しかし，その用量については種々の意見があり，いまだ統一された見解はない．突発性難聴に関して基本的には，ステロイドの用量と予後との相関についてはエビデンスが乏しい．

- 日本での報告では，突発性難聴の新鮮例（20歳以上，発症後2週以内）に対して6剤（ATP，ベタメタゾン，ヒドロコルチゾン，PGI_2，PGE_1，ウログラフィン）の単独投与での治療効果を比較したところ，それぞれの群に有意差を認めなかった[5)]．このことからも，突発性難聴の原因は一元的に説明できず，多因子が絡んでいるものと思われる．したがって，明確な治療法が確立していない現状では，実地臨床としては多剤を併用して治療を行う場合が多い．

症例① 68歳，女性　糖尿病を合併する突発性難聴患者

【主　訴】右難聴
【既往歴】糖尿病，高血圧
【現病歴】昨日朝から右難聴と耳鳴を自覚，今朝から軽度の浮動性眩暈を自覚したため近医内科受診，当科紹介となる．初診時，鼓膜所見は正常，自発眼振なし，X線にて内耳道の拡大を認めなかった．以下に初診時の聴力図（図1）を示す．

経過　初診時，空腹時血糖125 mg/dL，HbA_{1c} 6.7％であり，代謝内科医と相談のうえ，入院にて水溶性プレドニゾロン40 mg/日で開始し，スライ

ディングスケールで血糖コントロールを行うこととした．ステロイドならびに併用薬の投薬スケジュールを下に示す（図1）．入院後は眩暈症状は改善し，明らかな副作用を認めなかった．入院8日目にプレドニゾロンを内服に変更し，血糖も落ち着いていたことから退院・外来管理とした．入院中には聴力改善は認められなかったが，発症4週間後に外来で測定したところ，右聴力は左とほぼ同レベルまで改善していた．自覚症状も改善していたため，治療終了とした．

こう考えて処方した

合併症として糖尿病を有する患者であったため，入院のうえ，プレドニゾロンを40 mgから開始した．併用薬としてATPとメコバラミン，PGE_1を用いた．血糖コントロール良好であったため，8日目からは外来管理に移行できた．前述のように突発性難聴におけるステロイドの用量と予後との相関についてはエビデンスが乏しく，合併症を有する場合には大量療法の適応は慎重に検討するべきである．

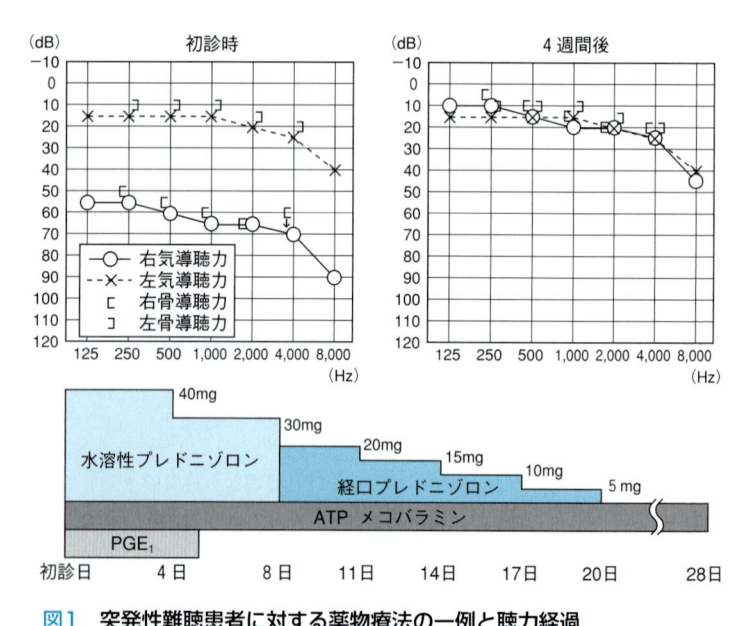

図1　突発性難聴患者に対する薬物療法の一例と聴力経過

症例 2 35歳，女性　急性低音障害型感音難聴患者

【主　訴】右耳閉感
【既往歴】特になし

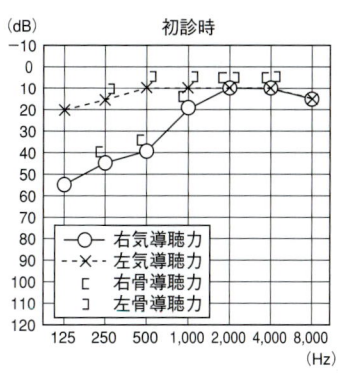

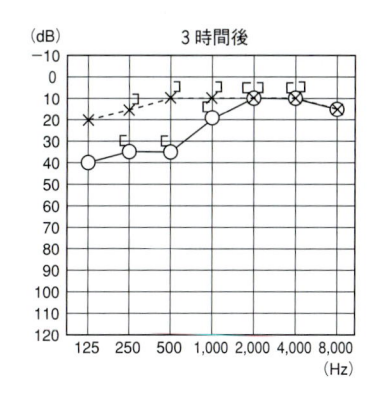

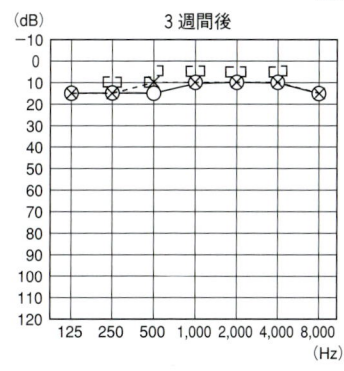

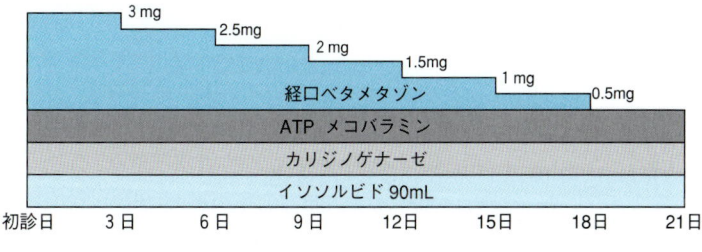

図2　急性低音障害型感音難聴患者に対する薬物療法の一例と聴力経過

【現病歴】本日朝から右耳閉感と耳鳴，軽度の難聴を自覚，当科を受診した．眩暈の自覚はなかった．初診時，鼓膜所見は正常，自発眼振なし，X線にて内耳道の拡大を認めなかった．下に初診時ならびに1.3g/kgのグリセロール内服後3時間での聴力図（図2）を示す．

経過　外来にて経口ベタメタゾン3 mgを開始した．ステロイドならびに併用薬の投薬スケジュールを図2に示す．治療開始後3週間にて全音域で20 dB以下に改善したため，治療を終了した．なお，本症例は6カ月後に回転性眩暈を伴う同様の難聴発作が認められ，平衡機能検査を追加してメニエール病の診断確定例となった．

こう考えて処方した

本症例では初診時に急性低音障害型感音難聴と診断し，グリセロールテスト陽性であったことから内リンパ水腫の病態が強く疑われた．そのため，ミネラルコルチコイド作用をもたないベタメタゾンを用い，また同時に浸透圧利尿薬であるイソソルビドも併用した．3週間後には聴力ならびに自覚症状も改善した．

memo

2. 顔面神経麻痺

主に用いられるステロイドと使い分けのポイント

●プレドニゾロン（プレドニン®）

顔面神経麻痺に対してはプレドニゾロンが用いられることが多い．

ステロイド以外に使用される薬物

①**代謝賦活剤・ビタミン剤**：突発性難聴と同様に，メコバラミン（メチコバール®）やATP（アデホスコーワ®顆粒）を併用することが多い．

②**抗ヘルペス薬**：Ramsay Hunt症候群は，膝神経節に潜伏感染していたvaricella zoster virus（VZV）の再活性化によるウイルス性末梢神経節炎であり，バラシクロビル（バルトレックス®）3,000mgまたはアシクロビル（ゾビラックス®）4,000mgを7日間投与する．また，Bell麻痺でもherpes simplex virus-1（HSV-1）の再活性化が重要な要因であること，初期にはHunt症候群との鑑別が困難な場合があることから，Bell麻痺に対してもバラシクロビル1,000mgまたはアシクロビル2,000mgを5日間投与する施設もある．Bell麻痺に対してステロイドと抗ヘルペス薬の併用の有効性を示す報告[6]も散見するが，いまだ議論の分かれるところである．

③**高浸透圧利尿薬**：狭い側頭骨内を走行する顔面神経の浮腫を改善する目的で使用することがある．

④**循環改善薬**：カリジノゲナーゼ（カルナクリン®）やPGE$_1$製剤を用いることがある．

⑤**点眼薬**：眼輪筋麻痺に伴う兎眼ならびに大錐体神経麻痺に伴う涙液分泌減少による乾燥性角結膜炎を予防するために頻回の点眼が必要である．

ステロイド薬物治療の考え方

顔面神経麻痺は神経炎に伴って起こる側頭骨内の浮腫が原因であり，ステロイドによる抗炎症作用が有効である．しかし，Hunt症候群とBell麻痺の多くはウイルス感染が関与していると考えられており，ステロイドが感染を増悪させる可能性があり，その点では矛盾がある．**特にHunt症候群ではウイルス性髄膜炎を併発していることが多く，注意が必要である**．リスクを伴う治療であり，症例ごとに治療法を検討し，事前に十

分な説明を行う必要がある．

症例❸ 56歳，男性　Bell麻痺患者

【主　訴】左顔面麻痺
【既往歴】特になし
【現病歴】今朝，髭を剃っているときに左顔面麻痺を自覚，当科受診．耳介・鼓膜所見に異常なく，純音聴力検査は正常，自発眼振なし，シルマーテストは左右差なし，アブミ骨筋反射は患側で低下，X線にて内耳道の拡大を認めなかった．顔面運動評価は柳原法にて22/40点であった．また，他の神経学的異常所見を認めなかった．Bell麻痺の疑いと診断した．入院は希望されず外来にて治療を開始した．

経過 プレドニゾロン60 mgより開始し，以下のような併用薬を用いた（図3）．初診時に提出した血液サンプルでは，VZV-IgM（－），IgG 2.8であった．治療開始1週間目から麻痺は改善傾向，4週経過時点で完全寛解となり治療を終了した．

こう考えて処方した

本症例患者は職場で管理職であり，入院加療を希望されなかった．初診時に不全麻痺であり，アブミ骨筋反射も消失していないこと，Bell麻痺が疑われたことから外来治療が可能と考えた．ほかに合併症がないことから，経口プレドニゾロン60 mgから開始し，バラシクロビル1,000 mg×5日間も併用した．

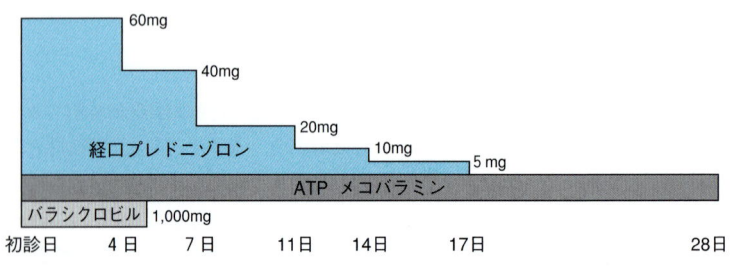

図3　Bell麻痺患者に対する薬物療法の一例

症例 ④ 25歳，女性　Ramsay Hunt症候群患者

【主　訴】右顔面麻痺

【既往歴】特になし

【現病歴】5日前から右耳痛を自覚，2日前から水がうまく飲めなくなり，涙が止まらなくなった．昨日，夕に近医受診，本日当科紹介受診した．右耳介には限局性水疱が認められ，自発痛を認めた．鼓膜所見・純音聴力検査は正常，自発眼振なし，シルマーテストは左右差なし，アブミ骨筋反射は患側で無反応だった．X線にて内耳道の拡大を認めなかった．顔面運動評価は柳原法にて6/40点であった．また，他の神経学的異常所見を認めなかった．

この時点でHunt症候群が強く疑われ，本人と家族に治療のリスクを十分説明したところ，ステロイドミニパルス療法を希望されたため，入院管理とした．

経過　水溶性プレドニゾロン200mgより開始し，以下のような併用薬を用いた（図4）．初診時に提出した血液サンプルでは，VZV-IgM 2.23，IgG 78.3，入院中に施行したMRIにて異常所見を認めなかった．入院

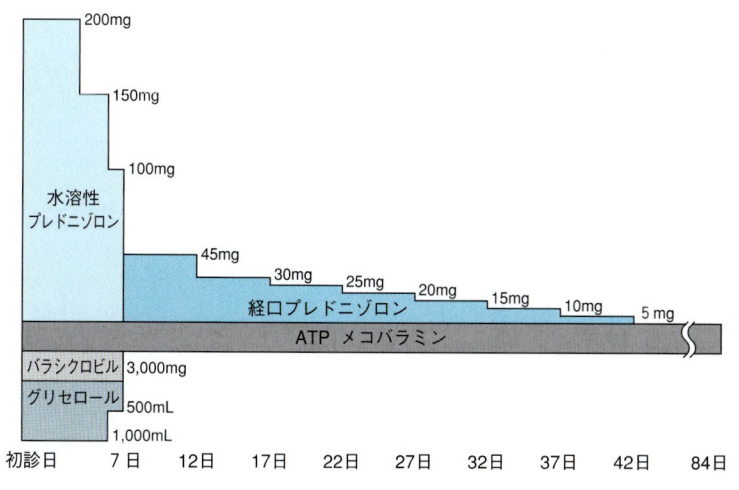

図4　Hunt症候群患者に対する薬物療法の一例

8日（発症10日目）に施行したENoG検査（electroneuronography, 表情筋筋電図検査）は15％であった．入院中は軽度の頭痛を訴えた以外に重篤な副作用は認めず，8日目から経口プレドニゾロンに変更し，9日目から外来フォローとなった．治療開始3週間目から麻痺は改善傾向となり，3カ月経過時点で柳原法38/40点まで改善したため治療を終了した．

こう考えて処方した

本症例は生来健康な若年未婚女性に発症したHunt症候群であり，初診時に完全麻痺である点，アブミ骨筋反射が無反応であった点から予後不良が予想された．そのため，本人の強い希望もあり，いわゆるStennert法[7]と呼ばれるステロイドミニパルス療法を入院にて施行した．しかし，このミニパルス療法での死亡例も報告されており，その適応には慎重を要する．

memo

3. アレルギー性鼻炎

主に用いられるステロイドと使い分けのポイント

●鼻噴霧用ステロイド

「鼻アレルギー診療ガイドライン」[8]では,通年性アレルギー性鼻炎の中等症以上,花粉症の軽症以上に適応がある,とされている.鼻噴霧用ステロイドに関しては,「第2部 5.鼻噴霧用薬」の項に詳細に記述されているのでご参照頂きたい.

●プレドニン®,セレスタミン®

経口ステロイドは,鼻噴霧用ステロイドでは抑制できない重症・最重症・難治例に対して処方することがあるが,**短期間の投与にとどめるべき**である.現在,日本でアレルギー性鼻炎に対して最も処方頻度の高いステロイドであるセレスタミン®はベタメタゾン(1錠あたりプレドニン換算で2.5mg)と第1世代抗ヒスタミン薬であるクロルフェニラミン(ポララミン®)の合剤である.もし,やむを得ず経口ステロイドを用いる場合でも,副作用軽減の観点からセレスタミン®よりプレドニン®と第2世代の抗ヒスタミン薬の併用が推奨される.

●トリアムシノロン

かつて盛んに行われていたトリアムシノロンの筋注は**副作用から望ましくなく,安易に行うべきではない**.仮に行う場合でも厳重な経過観察が必要である.

ステロイド以外に使用される薬物

①**第2世代抗ヒスタミン薬**:多くのアレルギー性鼻炎で第1選択薬となる.
②**ケミカルメディエーター遊離抑制薬・Th2サイトカイン阻害薬**:比較的軽症症例に用いられることが多い.
③**抗LTs薬,抗PGD$_2$・TXA$_2$薬**:通年性アレルギー性鼻炎・花粉症ともに鼻閉型に有効である.また,花粉症に対する初期治療にも有効性が認められている.
④**特異的免疫療法**:「減感作療法」として古くから行われてきた.近年,臨床研究として舌下免疫療法が注目されている[9].

ステロイド薬物治療の考え方

- アレルギー性鼻炎において「鼻噴霧用ステロイド」は非常に重要な薬剤である．抗ヒスタミン薬が比較的効き難い**鼻閉の症状に対して有効**である．しばしば使用を嫌がる患者を認めるが，十分に説明したうえで使用することにより大きな臨床効果が得られる．
- 経口ステロイドに関しては，副作用の問題から適応は限定的で，他の治療で難治性の季節性アレルギー性鼻炎において短期間使用する場合のみにするべきである．

症例⑤ 45歳，女性　スギ・ヒノキ花粉症患者

【主　訴】無症状
【既往歴】20年来のスギ・ヒノキ花粉症
【現病歴】上記に対する初期療法希望にて1月25日受診．鼻内所見では軽度の下鼻甲介発赤を認めるのみで，腫脹・鼻汁なし．中鼻道に膿性鼻汁を認めない．以前に行った特異的IgE抗体価検査ではスギ・ヒノキ花粉に対し陽性であった．

経過　この年のスギ花粉飛散開始予想が2月7日であったため，2月1日からの内服を指示して，第2世代抗ヒスタミン薬を処方した．2月14日再来時に鼻閉・鼻汁の悪化が認められたため，モメタゾン（ナゾネックス®点鼻液）を追加処方した．スギ・ヒノキ花粉飛散期はこの2剤により良好にコントロールされ，飛散終了後に終了となった．

こう考えて処方した

本症例ではスギ・ヒノキ花粉症に対して初期療法が行われ，飛散ピーク時に局所ステロイドを追加することで，飛散期を通して軽症を維持できた．

症例⑥ 24歳，男性　スギ花粉症患者

【主　訴】くしゃみ，鼻漏，鼻閉，咽頭違和感
【既往歴】気管支喘息
【現病歴】2月初旬より上記症状を自覚も放置．症状悪化による睡眠障害をきたしたため2月25日受診．鼻内所見では鼻中隔弯曲はないが，

両側下鼻甲介粘膜が浮腫状に肥厚，水様性鼻汁多量．鼻汁中好酸球陽性であったため，アレルギー性鼻炎と診断した．

経過 スギ花粉症充全型重症と判断し，プランルカスト（オノン®）とオロパタジン（アレロック®）を併用，フルチカゾン（フルナーゼ®点鼻液）を開始した．この時点ですでにスギ花粉飛散はピークに達しており，鼻閉・咽頭違和感が増強したとのことで，2月27日再診した．そのため，導入時に限ってプレドニゾロン（プレドニン®）20mg×4日間を併用し，その1週間後から症状は中等症にまで改善した．飛散期終了をもって治療を終了した．

こう考えて処方した

本症例は飛散ピークまで未治療で放置された重症スギ花粉症であり，日常臨床ではしばしば苦労するケースである．鼻噴霧用ステロイドと抗LTs薬・第2世代抗ヒスタミン薬のみでは対応困難と判断し，導入時にプレドニゾロンを併用した．

＜参　考＞

[突発性難聴・急性感音難聴]
1) 萩森伸一：突発性難聴．MB ENT., 48：1-6, 2005
2) 真鍋恭弘, 他：急性低音障害型感音難聴に対する異なるステロイド剤による効果の相違について．Audiology Japan, 45（2）：176-181, 2002
3) Wilson, W. R. et al.：The efficacy of steroids in the treatment of idiopathic sudden hearing loss. A double-blind clinical study. Arch. Otolaryngol., 106（12）：772-776, 1980
4) Moskowitz, D. et al.：Steroid use in idiopathic sudden sensorineural hearing loss. Laryngoscope, 94：664-666, 1984
5) 平成13年度厚生科学研究費補助金 急性高度難聴に関する研究 総括研究報告書

[顔面神経麻痺]
6) Adour, K. K. et al.：Bell's palsy treatment with acyclovir and prednisone compared with prednisone alone：a double-blind, randomized, controlled trial. Ann. Otol. Rhinol. Laryngol., 105（5）：371-378, 1996
7) Stennert, E.：Bell's palsy–a new concept of treatment. Arch. Otorhinolaryngol., 225（4）：265-268, 1979

[アレルギー性鼻炎]
8)「鼻アレルギー診療ガイドライン2009年版」（鼻アレルギー診療ガイドライン作製委員会），ライフ・サイエンス, 2008
9) Horiguchi, S. et al.：A randomized controlled trial of sublingual immunotherapy for Japanese cedar pollinosis. Int. Arch. Allergy Immunol., 146（1）：76-84, 2008

医薬品索引

（医薬品名，医薬品分類名）

数　　字

6-メルカプトプリン … 215

欧　　文

ACE阻害薬 ……… 242, 244
ARB ……………… 242, 244
β遮断薬 …………………… 296
Campath-1H …………… 215
Glatiramer acetate …… 280
γグロブリン製剤
　……………… 218, 228, 323
H₁受容体拮抗薬 ……… 320
Lサイロキシン ………… 297
NSAIDs ………………… 261
N-アセチルシステイン 265
O/W型基剤 …………… 108
O/W型乳剤性基剤 …… 134
UCDA …………………… 308
VP-16 …………………… 228
W/O型乳剤性基剤
　…………………… 134, 136

和　　文

あ

亜鉛華軟膏 …………… 108
アザチオプリン
　……… 215, 249, 276, 305
アズマネックス® 146, 148
アドエア® ……………… 157
アドコルチン® ……… 137
アドリアシン® ……… 220
アミノフィリン … 260, 261
アムシノニド ………… 134
アルクロメタゾンプロピオン酸エステル ……… 140
アルケラン® ………… 225
アルデシン® AQネーザル
　………………………… 171
アルメタ® ……………… 140
アレムツズマブ ……… 215
アンテベート® ……… 132
イトラコナゾール … 81
イムラン® ……………… 305
ウルソデオキシコール酸
　………………………… 308
エアゾール製剤 … 145, 171
液滴分散型軟膏 ……… 131
エクラー® ……………… 136
エピネフリン ………… 322
エンドキサン® … 220, 225
オルガドロン ………… 87
オルベスコ® ………… 161
オンコビン® ………… 220

か

加水ラノリン ………… 119
活性型ビタミンD製剤 … 39
カルバマゼピン ……… 32
還元ラノリン ………… 119
眼軟膏 …………… 180, 188
キメラ型抗CD20モノクローナル抗体 ……… 215
吸入懸濁液 …………… 145
吸入剤 …………………… 15
キュバール® ………… 158
キンダベート® ……… 141
クロベタゾールプロピオン酸エステル ……… 127
クロベタゾン酪酸エステル
　………………………… 141
ケナコルト® ………… 139
ケナコルト®-A筋注用関節腔内用水懸注 ……… 89
ケナコルト®-A皮内用関節腔内用水懸注 ……… 89
ゲル化炭化水素 ……… 105
ゲル基剤 …………… 105, 107
降圧薬 ……………………… 42
抗菌薬 ……………………… 39
抗痙縮薬 ……………… 280
抗コリンエステラーゼ薬
　………………………… 284
抗生物質 ……………… 331
抗てんかん薬 ………… 280
抗ヒスタミン薬
　……………… 316, 317, 320
抗プロスタグランジン（PG）D₂・トロンボキサン（TX）A₂薬 ……………… 166
抗リウマチ薬（DMARDs）
　………………………… 204
抗ロイコトリエン（LTs）薬
　……………………… 166, 259
コートリル® …………… 73
コートン® ……………… 75
コルチゾール ………… 20
コルチゾン ……………… 20
コルチゾン酢酸エステル
　…………………………… 75

さ

サラゾピリン …… 300, 305
サリドマイド ………… 225
ザルックス® ………… 136
サレド® ………………… 225
サンテゾーン® ……… 190
ジアフェニルスルホン 328
死菌ワクチン …………… 32
シクレソニド
　……………… 145, 161, 257
シクロスポリン
　………… 184, 238, 301, 315, 323

シクロホスファミド
　25, 215, 218, 220, 225, 238, 268, 269, 276
ジフラール® ………… 127
ジフルコルトロン吉草酸エステル ………… 133
ジフルプレドナート … 133
ジフロラゾン酢酸エステル ………………… 127
水溶性基剤 ………… 105
水溶性ハイドロコートン ………………… 83
水溶性プレドニン …… 91
スタチン系薬剤 ……… 242
ステロイド含有テープ 319
ステロイド内服薬 …… 313
ステロネマ® ………… 300
精製ラノリン ………… 119
生物学的製剤 ………… 204
ゾメタ® ……………… 225
ソル・コーテフ® ……… 83
ソル・メドロール®
　……………… 93, 215, 218
ゾレドロン酸 ………… 225

た

第2世代抗ヒスタミン薬 ………………… 166
ダイアコート® ……… 127
タクロリムス ………… 184
タクロリムス軟膏 …… 313
チオナマイド薬 ……… 297
長時間作用型β₂刺激薬 ………………… 259
鎮痛解熱薬 ………… 296
定量噴射式懸濁剤 …… 171
テオフィリン ………… 259
デカドロン®
　………… 66, 87, 215, 218
デキサメタゾン
　21, 66, 181, 215, 218, 237, 259
デキサメタゾン吉草酸エステル ……………… 136

デキサメタゾンプロピオン酸エステル ………… 135
デキサメタゾンメタスルホ安息香酸エステルナトリウム ………………… 190
デキサメタゾンリン酸エステルナトリウム …… 87
テクスメテン ………… 133
テトラサイクリン …… 328
デプロドンプロピオン酸エステル ………… 136
デルモベート® ……… 127
点眼液 ……… 180, 181, 188
ドキソルビシン ……… 220
トシル酸スプラタスト 272
トプシム® …………… 129
ドライパウダー製剤
　………… 145, 165, 173
トリアムシノロン …… 64
トリアムシノロンアセトニド ………………… 89, 139

な

ナゾネックス®点鼻液 176
生ワクチン ………… 32, 54
乳剤性基剤
　… 97, 105, 107, 124, 126
ネオメドロール®EE … 191
ネリゾナ® …………… 133
濃厚血小板（platelet concentrate：PC）………… 218
ノバントロン® ……… 220

は

ハルシノニド ………… 137
パルミコート® ……… 160
パンデル® …………… 135
ビスオ® ……………… 141
ビスダーム® ………… 134
非ステロイド外用剤 … 109
非ステロイド性抗炎症薬 ………………… 32, 331
ビスホスホネート製剤 38

ビタミンK₂製剤 ……… 39
ヒト化抗CD52モノクローナル抗体 ………… 215
ヒドロキシプロピルセルロース ………………… 172
ヒドロコルチゾン
　…… 48, 73, 181, 258, 260
ヒドロコルチゾンコハク酸エステルナトリウム … 83
ヒドロコルチゾン酪酸エステル ………… 141
ヒドロコルチゾンリン酸エステルナトリウム … 83
皮膚外用剤 ………… 15
鼻噴霧用ステロイド
　……………… 165, 355
ビンクリスチン … 218, 220
フェニトイン ………… 32
フェノバルビタール … 32
ブデソニド … 145, 160, 257
プラスチベース ……… 105
フルオシノニド ……… 129
フルオシノロンアセトニド ………………… 138, 334
フルオロメトロン
　………………… 181, 191
フルコート® ………… 138
フルタイド® ………… 155
フルダラ® …………… 220
フルダラビン ………… 220
フルチカゾンプロピオン酸エステル
　145, 155, 165, 168, 169, 170, 174, 257
フルドロコルチゾン酢酸エステル ………… 57
フルナーゼ®点鼻液 … 174
フルメタ® …………… 130
フルメトロン® … 184, 191
プレドニゾロン
　20, 48, 59, 141, 181, 191, 215, 218, 237, 258, 260, 261, 269, 273, 274, 280
プレドニゾロン吉草酸エステル酢酸エステル … 139

プレドニゾロンコハク酸エステルナトリウム　91
プレドニン® ……… 59, 191, 215, 218
プレドネマ® ………… 300
プレドハン® ………… 59
プレロン® ………… 59
プロパデルム® ……… 138
プロピレングリコール …………………………119
フロリネフ ………… 57
ベクロメタゾンプロピオン酸エステル
　138, 145, 158, 165, 169, 170, 257
ベクロメタゾンプロピオン酸エステル液状製剤 … 171
ベクロメタゾンプロピオン酸エステル粉末製剤 … 172
ベタメタゾン
　21, 70, 181, 237, 259, 261
ベタメタゾン吉草酸エステル ………………………… 137
ベタメタゾンジプロピオン酸エステル ………… 131
ベタメタゾン酪酸エステルプロピオン酸エステル ………………………… 132
ベタメタゾンリン酸エステルナトリウム … 85, 190
ベタメタゾンリン酸エステルナトリウム・フラジオマイシン硫酸塩配合 … 190
ベトネベート® ……… 137
ベルケイド® ……… 225
ペンタサ® ……… 300, 305
ボアラ® ………… 136
防腐剤 ………… 107, 134
保湿薬 ………… 315
ボルテゾミブ ……… 225

ま

マイザー® ………… 133
ミゾリビン ………… 238

ミトキサントロン …… 220
メサデルム® ………… 135
メチルプレドニゾロン
　21, 62, 215, 218, 237, 258, 274, 279, 324
メチルプレドニゾロンコハク酸エステルナトリウム ………………………… 93
メチルプレドニゾロン・フラジオマイシン硫酸塩配合 ………………………… 191
メトトレキサート ……… 215, 269, 276
メドロール®錠 ……… 62
メルファラン ………… 225
免疫抑制薬
　25, 215, 265, 280, 284, 328
モメタゾンフランカルボン酸エステル水和物 ……… 130, 145, 165, 176

や

油脂性基剤 … 97, 105, 107, 119, 124
ヨードカリ ………… 331

ら

酪酸プロピオン酸ヒドロコルチゾン ………… 135
ラノリンアルコール … 119
リツキサン® ……… 220
リツキシマブ ……… 215, 218, 220, 233
リドメックス® ……… 139
リネステロン® ……… 70
リノコート® パウダースプレー ………………………… 172
リファンピシン …… 32, 81
リンデロン® ……… 69, 85, 184, 190
リンデロン®A ……… 190
リンデロン®DP ……… 131
リンデロン®V ……… 137
レダコート® ……… 64, 139

レミケード® ………… 305
ロコイド® ………… 141

事項索引
（疾患名，重要語）

数字

1 FTU ……… 111

欧文

ACTH ……… 28
ADAMTS13 ……… 233
AIHA ……… 215
autoimmune hemolytic anemia ……… 215
Bell麻痺 ……… 351, 352
BHL ……… 336
BP180 ……… 330
CHOP療法 ……… 221
Churg-Strauss症候群 ……… 263
CP療法 ……… 225
CYP3A4 ……… 30, 81, 168
EBV ……… 230
EKC ……… 341
FDG-PET-CT検査 ……… 222
FL-IPI ……… 223
FND療法 ……… 221
FTU ……… 109
HbA1c ……… 41
IgA腎症 ……… 249
IgGインデックス ……… 42
ITP ……… 218
LDLアフェレーシス ……… 244
lymphoma-associated hemophagocytic syndrome (LAHS) ……… 230
macrophage activation syndrome (MAS) ……… 231
MPO-ANCA ……… 254
MP療法 ……… 225
MRI ……… 43
ODT ……… 117
P450 ……… 30
PAIgG ……… 26
PR3-ANCA ……… 253, 254
Ramsay Hunt症候群 ……… 351, 353
RPGN ……… 252
SLE ……… 25
Stennert法 ……… 354
TBLB ……… 336
Upshaw-Schulman症候群 ……… 234
VAD療法 ……… 225
Vogt-小柳-原田病 ……… 334
von Willebrand因子（vWF） ……… 233

和文

あ

亜急性甲状腺炎 ……… 296
悪性リンパ腫 ……… 220
アスピリン喘息 ……… 44, 79, 82, 93, 261
アスピリン喘息患者 ……… 87, 89
アセチルコリンレセプター ……… 283
悪化因子の検索と除去 ……… 311
アトピー性咳嗽 ……… 144
アトピー性角結膜炎 ……… 340
アトピー性皮膚炎 ……… 311, 342
アトピー性皮膚炎治療ガイドライン ……… 97, 100, 311
アナフィラキシーショック ……… 320
アレルギー性結膜炎 ……… 183, 340, 341
アレルギー性結膜疾患 ……… 180
アレルギー性鼻炎 ……… 165, 171, 172, 174, 176, 355
アンテドラッグ ……… 96, 135
石垣状乳頭増殖 ……… 342
維持量 ……… 27, 53
医薬品添加物 ……… 119
インスリン抵抗性 ……… 41
インターフェロン β 療法 ……… 280
ウイルス性角結膜炎 ……… 184
栄養療法 ……… 307
液滴分散法 ……… 131
炎症抑制作用 ……… 136
塩喪失型先天性副腎皮質過形成症 ……… 57
塩喪失型慢性副腎皮質機能不全（アジソン病） ……… 57

か

化学療法 ……… 87
隔日投与 ……… 53, 239
角膜移植 ……… 185
角膜炎 ……… 180
角膜潰瘍 ……… 185
角膜ヘルペス ……… 184
加重軽減 ……… 43
花粉症 ……… 166, 356
可溶性IL-2受容体 ……… 223
眼圧 ……… 37, 186
感音性難聴 ……… 338
間欠投与法 ……… 53, 62
眼瞼炎 ……… 183
還元反応 ……… 30
間質性肺炎 ……… 39
関節腔内投与 ……… 90
関節内注射 ……… 206
関節リウマチ ……… 268
感染 ……… 187
完全寛解 ……… 238
感染症 ……… 39
眼内インプラント ……… 334
顔面・頸部，間擦部位の皮疹 ……… 314
顔面神経麻痺 ……… 351
気管支喘息 ……… 15, 79, 80, 144

気管支肺胞洗浄 …… 274
奇形性 …………………… 45
球後視神経炎 …………… 343
吸収不良症候群 ………… 15
吸収率 …………………… 50
急性感音難聴 …………… 346
急性細菌性髄膜炎 …… 290
急性低音障害型感音難聴
　………………… 346, 349
急速進行性糸球体腎炎 … 252
胸水 ……………………… 25
胸腺腫 …………………… 283
胸腺摘出術 ………… 283, 284
強皮症 …………………… 269
強膜炎 …………………… 180
局所性副作用 … 114, 115, 133
局所性浮腫 ……………… 293
局所注射療法 …………… 79
局所的副作用 …………… 313
局所投与 ……………… 15, 80
魚油 ……………………… 249
禁忌 ………………… 46, 189
筋症状が軽い皮膚筋炎 … 208
筋特異的チロシンキナーゼ
　………………………… 283
グルクロン酸抱合 ……… 30
グルココルチコイド作用
　………………………… 48, 57
クレアチニン …………… 37
クレアチン ……………… 37
グレープフルーツ ……… 30
クロトン油耳介皮膚炎 … 131
クロトン油耳介皮膚炎抑制効果
　133, 134, 135, 137, 139, 141
経口からの切り替え … 80
経口ステロイド療法 … 284
経口投与 ………………… 48
経口への切り替え … 80
憩室炎 …………………… 40
頸動脈エコー …………… 37
血管運動性鼻炎
　………… 165, 171, 172, 174
血管炎症候群 …………… 25

血管収縮効果
　121, 122, 126, 127, 132, 134
血管収縮作用 …………… 96
血管収縮試験
　97, 119, 121, 130, 131, 133,
　135, 136, 137, 139, 140, 141
血管収縮指数 …………… 138
血球貪食症候群（HPS, HLH）
　………………………… 228
月経異常 ………………… 37
血漿交換 ………………… 233
血漿交換療法
　………… 280, 284, 323, 328
血清Mタンパク ………… 226
血清学的異常 …………… 25
血清電解質濃度 ………… 58
血清補体価 ……………… 25
結節性紅斑 ……………… 331
血糖 ……………………… 41
結膜下注射 ……………… 342
下痢 ……………………… 15
原則投与禁忌 …………… 54
減量 ………………… 26, 53
抗DNA抗体 ……………… 25
抗GBM抗体 …………… 254
抗IL-5抗体 ……………… 272
抗アクアポリン4抗体 … 281
抗炎効果 … 131, 132, 133
抗炎症作用 … 17, 130, 131
抗核抗体 ………………… 309
高血圧 ………… 20, 33, 42
高血糖 …………………… 33
膠原病 …………… 25, 268
抗好中球細胞質抗体 … 25
好酸球 …………………… 43
好酸球増加 ……………… 20
好中球 …………………… 43
好中球エラスターゼ … 264
後発医薬品
　119, 121, 122, 123, 127, 132
紅皮症 …………………… 325
後部テノン囊下注射 …… 333
国際予後指標（international prognostic index：IPI）
　………………………… 222
骨髄移植 ………………… 231
骨粗鬆症 ………………… 38
骨代謝マーカー ………… 37
骨密度測定 ……………… 38
コハク酸エステル ……… 259
混合 ……………………… 124

さ

最低必要量 ……………… 28
サイトメガロウイルス 301
再燃 ……………………… 53
痤瘡 ……………………… 35
サルコイドーシス
　………… 333, 335, 336, 337
サルベージ治療法 …… 221
自家末梢血幹細胞移植術
　（auto-PBSCT）… 222, 226
自己免疫疾患 …………… 18
自己免疫性水疱症 …… 327
自己免疫性多発ニューロパチー
　………………………… 287
自己免疫性溶血性貧血 215
脂質異常症 ……………… 36
視神経炎 …… 180, 343, 345
視神経脊髄炎 …………… 281
視神経脊髄型多発性硬化症
　………………………… 281
視神経乳頭肉芽腫 …… 337
視野障害 ………………… 343
重症筋無力症 …………… 283
重症度 …………………… 101
重症度判定 ……………… 100
重層療法 …………… 108, 109
手術 ……………………… 45
授乳 ……………………… 45
春季カタル
　………… 183, 340, 341, 342
漿液性網膜剥離 ………… 338
消化性潰瘍 ……………… 32
上気道感染症 …………… 331
症候性骨髄腫 …………… 226

使用量	102
初期投与量	23, 25
食欲亢進	37, 42
初乳	46
痔瘻	305
尋常性白斑	103
新鮮凍結血漿	234
心嚢液	25
蕁麻疹	320
水中油型（O/W型）	107
頭蓋内圧亢進	293
スギ花粉	167
スキンケア	311
スティーブンス・ジョンソン症候群	323
ステロイド依存性	238, 239
ステロイド依存例	302
ステロイド外用剤	96, 311
ステロイド外用剤の混合	123
ステロイドカバー	42
ステロイド感受性	187
ステロイド筋症	41, 66
ステロイド減量効果	199
ステロイド抵抗性	238, 239, 302
ステロイドの大量投与	48
ステロイド白内障	335, 340, 342
ステロイドパルス療法	195, 249, 262, 265, 270, 279, 284, 323, 334, 338, 343
ステロイド補充療法	42
ステロイドミニパルス療法	354
ステロイド緑内障	335, 340, 342
ステロイドレスポンダー	187
ストレス	45
脆弱性骨折	38
成人型難治性重症アトピー性皮膚炎	315
精神障害	42
生理的分泌量	50
脊髄圧迫	293
咳喘息	144
接触皮膚炎	119, 134, 136, 138, 139
全身性エリテマトーデス	18, 269
全身性副作用	96, 111, 113, 116, 117, 129, 130, 132, 133, 134, 135, 137
先天性TTP	234
先発医薬品	119, 121, 122, 123, 127, 132
前房蓄膿	333
相互作用	30, 81
巣状糸球体硬化症	242
創傷治癒遅延	187
増殖性ループス腎炎	198
相当量	22
相反作用	31
側鎖	15
ゾル	132

た

対応量	21
大腿骨骨頭	42
大腿骨頭壊死	82
耐糖能異常	41
胎盤	45
胎盤通過性	54
大量療法	18
多汗	37
脱髄疾患	279
多尿	37
多発性筋炎	270
多発性硬化症	279
多発性骨髄腫	87, 225
多毛症	37
短時間作用型	84
単純塗布	108, 117
中間時間作用型	89, 91, 93
虫刺症	322
虫垂炎	40
中枢神経系感染症	290
中枢神経ループス	198
中毒性表皮壊死症型薬疹	323
長時間作用型	85, 87
直接Coombs試験	216
椎体転移	294
通年性アレルギー性鼻炎	165
低カリウム血症	37
摘脾術	215, 218
デスモグレイン3	329
テノン嚢下注射	337
転移性脳腫瘍	293
電解質作用	48
天疱瘡	327
天疱瘡抗体	329
糖尿病	41
動脈硬化	36
投与速度	82
投与方法	23, 52
投与量	50
特発性間質性肺炎	264, 266
特発性血小板減少性紫斑病	25, 218
突発性難聴	346, 347
塗布回数	109
塗布方法	109
塗布量	109, 117

な

内因性ステロイド	83
内リンパ水腫	346
ニコチン酸アミド併用療法	328
二次性副腎不全	42
乳頭	341
尿中排泄率	137
妊娠	45, 303
妊娠・授乳時の注意	54
脳腫瘍	293
嚢胞様黄斑浮腫	333, 336, 337

は

肺気腫 …………… 15
肺線維症 …………… 39
培養検査 …………… 39
破壊性甲状腺中毒症 … 296
白内障 …………… 40, 188
白血球 …………… 43
発現時期 …………… 33
発症 …………… 43
発生 …………… 43
原田病 …… 334, 335, 338
パルス療法 …… 78, 80, 237
半減期 …………… 15
鼻アレルギー診療ガイドライン
　………………… 169
微小変化型ネフローゼ症候群
　………………… 237
皮疹 …………… 25
皮疹の程度 …………… 316
ヒト免疫グロブリン大量静
　注療法 …………… 328
皮膚萎縮 …………… 101
皮膚筋炎 …………… 270
皮膚刺激性について … 315
皮膚透過性 …… 124, 125
皮膚透過比 …………… 125
皮膚菲薄化 …………… 35
非ホジキンリンパ腫 … 220
びまん性大細胞型B細胞性
　リンパ腫 …………… 222
病的骨折 …………… 226
表皮剥離 …………… 324
日和見感染症 …………… 81
頻回再発型 …………… 239
不完全寛解Ⅰ型 …… 238
不完全寛解Ⅱ型 …… 238
副作用 …………… 33, 81
副腎萎縮 …………… 52
副腎皮質機能抑制 …… 117
副腎皮質刺激ホルモン　28
副腎不全 …… 20, 78, 80
副腎抑制 …………… 23, 50
腹膜炎 …………… 40
浮腫 …………… 20
不整脈 …………… 33
ぶどう膜炎
　……… 180, 185, 333, 335
不眠 …………… 42
フリーエア …………… 40
分割投与 …………… 52
閉塞性肺疾患
　(chronic obstructive pulmonary disease：COPD)
　………………… 144
ベーチェット病 … 333, 335
ヘリコバクター・ピロリ菌
　………………… 218
ベンスジョーンズタンパク
　………………… 227
補充療法 …………… 17
母乳中へ移行 …………… 56

ま

膜性腎症 …………… 245
末梢神経障害 …………… 287
満月様顔貌 …………… 34
慢性炎症性脱髄性多発根
　ニューロパチー …… 287
慢性好酸球性肺炎 …… 272
密封療法（ODT）
　96, 108, 109, 117, 131, 133,
　134, 137, 139
ミネラルコルチコイド … 20
ミネラルコルチコイド作用
　……………… 57, 58
無菌性骨頭壊死 …… 33, 42
メニエール病 …………… 346
メルファラン大量療法 226
免疫グロブリン大量静注療法
　……………… 280, 284
免疫抑制作用 …………… 17
毛細血管拡張 …………… 101
網膜静脈周囲炎 …………… 336

や

薬剤過敏性症候群 …… 323
薬疹 …………… 323
薬物代謝 …………… 30
薬物療法 …………… 311
薬理療法 …………… 17
有痛性甲状腺腫 …… 296
油中水型（W/O型） … 107
溶骨性病変 …………… 226
予防投与 …………… 37

ら

落葉状天疱瘡 …………… 328
ラケット状暗点 …………… 344
ランク …………… 97
離脱 …………… 26
リバウンド …………… 297
流行性角結膜炎 …………… 340
緑内障 …………… 40, 186
リン酸エステル …………… 259
臨床病期 …………… 222
リンパ球 …………… 43
累積皮膚透過量 …………… 123
類天疱瘡 …………… 327
類天疱瘡抗体 …………… 330
レニン・アンジオテンシン系
　………………… 42
瘻孔 …………… 305
濾胞性リンパ腫 …………… 223

医学とバイオサイエンスの 羊土社

羊土社 臨床医学系書籍ページ http://www.yodosha.co.jp/medical/

- 羊土社では,診療技術向上に役立つ様々なマニュアル書から臨床現場ですぐに役立つ書籍,また基礎医学の書籍まで,幅広い医学書を出版しています.
- 羊土社のWEBサイト"羊土社 臨床医学系書籍ページ"は,診療科別分類のほか目的別分類を設けるなど書籍が探しやすいよう工夫しております.また,書籍の内容見本・目次などもご覧いただけます.ぜひご活用ください.

▼ メールマガジン「羊土社メディカルON-LINE」にご登録ください ▼

- メディカルON-LINE(MOL)では,羊土社の新刊情報をはじめ,お得なキャンペーン,学会・フェア情報など皆様に役立つ情報をいち早くお届けしています.
- PC版は毎月3回の配信です(研修医号,エキスパート号,医学総合号).各号のテーマに沿って情報を配信いたします.また,手軽にご覧いただける携帯版もございます(毎月1回配信).
- PC版・携帯版ともに登録・配信は無料です.登録は,上記の"羊土社 臨床医学系書籍ページ"からお願いいたします.

薬剤ごとの違いがわかる ステロイドの使い分け
豊富な薬剤情報と症例

2010年2月15日 第1刷発行	編 者	山本一彦,鈴木洋史
	発行人	一戸裕子
	発行所	株式会社 羊 土 社
		〒101-0052 東京都千代田区神田小川町2-5-1
		TEL:03(5282)1211
		FAX:03(5282)1212
		E-mail:eigyo@yodosha.co.jp
		URL:http://www.yodosha.co.jp
	装 幀	日下充典
ISBN978-4-7581-0683-2	印刷所	株式会社 加藤文明社

本書の複写にかかる複製,上映,譲渡,公衆送信(送信可能化を含む)の各権利は(株)羊土社が管理の委託を受けています.

JCOPY <(社)出版者著作権管理機構 委託出版物>
本書の無断複写は著作権法上での例外を除き禁じられています.複写される場合は,そのつど事前に,(社)出版者著作権管理機構(TEL 03-3513-6969, FAX 03-3513-6979, e-mail:info@jcopy.or.jp)の許諾を得てください.

薬の使い方がよくわかる！羊土社オススメ書籍

レジデントノート増刊 Vol.11
日常診療での薬の選び方・使い方
日頃の疑問に答えます

編／徳田安春，青木眞，岸本暢将，本村和久，堀之内秀仁

頻用薬の使い分けや具体的な処方に関する様々な疑問を解決します！処方を行う際のベテラン医師の臨床思考のロジックを，症例と豊富な図表を用いてわかりやすく解説！納得のいく処方の実践には欠かせない1冊！

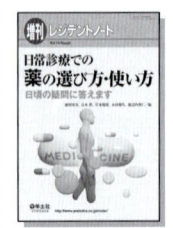

- 定価（本体3,900円＋税）
- B5判　247頁
- ISBN978-4-7581-0490-6

治療薬
イラストレイテッド改訂版
一目でわかる薬理作用と疾患別処方例

編／山田信博

各診療科で使う主な薬の作用機序と具体的な使い方が1冊に！大好評初版をアップデートした待望の改訂版．イラストで薬理作用をスッキリ解説．さらに充実の処方例，投薬の注意，患者説明のコツで診療に即役立ちます．

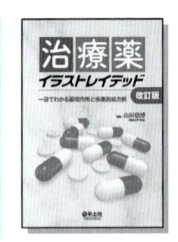

- 定価（本体5,800円＋税）
- B5判　383頁
- ISBN978-4-7581-0675-7

類似薬の使い分け
症状に合った薬の選び方とその根拠がわかる

編／藤村昭夫

薬の使い分けの難しい疾患別に，類似薬の特徴と使い方の違いを比較して解説．豊富な症例から具体的な処方も学べて理解しやすい！薬選びに困っている全ての医師に役立つ1冊．

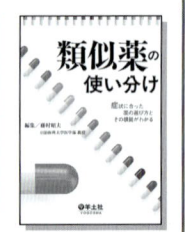

- 定価（本体3,600円＋税）
- A5判　286頁
- ISBN978-4-7581-0665-8

治療薬・治療指針
ポケットマニュアル 2010

監／梶井英治　編／小谷和彦，朝井靖彦

初期診療の診断から投薬までを1冊に凝縮！使い分けのコツや使用上の注意などのアドバイスが豊富で薬の選び方・使い方がよくわかる！10年度の改訂ではサイズはそのままで同種薬／類似薬や副作用などの情報を大幅に追加！

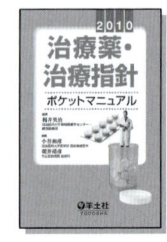

- 定価（本体3,800円＋税）
- A6変型判　863頁
- ISBN978-4-7581-0902-4

発行　羊土社 YODOSHA
〒101-0052　東京都千代田区神田小川町2-5-1　TEL 03(5282)1211　FAX 03(5282)1212
E-mail:eigyo@yodosha.co.jp
URL:http://www.yodosha.co.jp/

ご注文は最寄りの書店，または小社営業部まで

日常診療に役立つ！羊土社オススメ書籍

ステロイド薬の選び方・使い方ハンドブック

編／山本一彦

どの薬を何錠，何日間？ 効果がなかったら？ 副作用が出たら？ ステロイド薬の基礎知識と使用の根拠から疾患別の処方とコツまでわかる1冊．商品名，薬価，後発医薬品，会社名がわかるステロイド薬リスト収載．

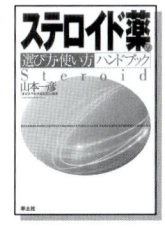

- 定価（本体4,300円＋税）
- B6判　333頁
- ISBN978-4-7581-0635-1

抗菌薬について内心疑問に思っていることQ&A

編／大曲貴夫

「レジデントノート」での好評特集＆大人気連載を単行本化！ 抗菌薬を自由に使いこなすには？ 臨床の現場で日々湧き起こってくる感染症診療や抗菌薬治療にまつわる素朴な疑問に現場の先輩医師がやさしく答えます．

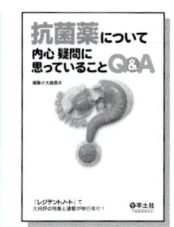

- 定価（本体3,600円＋税）
- A5判　222頁
- ISBN978-4-7581-0680-1

疾患を絞り込む・見抜く！身体所見からの臨床診断

編／宮城征四郎，徳田安春

身体診察の教育に定評のある著者らによる解説．「所見」から「診断」を絞り込む過程が一目でわかる！ 診断力の向上につながる1冊です！

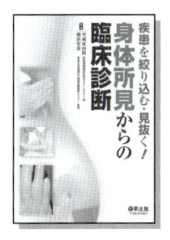

- 定価（本体4,200円＋税）
- B5判　246頁
- ISBN978-4-7581-0679-5

輸液療法の進め方ノート改訂版
体液管理の基本から手技・処方までのポイントがわかる実践マニュアル

編／杉田学

多くの医師に支持されてきた輸液マニュアル，待望の改訂版！ 院内ですぐに使えて超実践的．輸液処方の具体例が豊富でベッドサイドで即使えます．疾患別の輸液療法は27項目と他書にない充実ぶり！

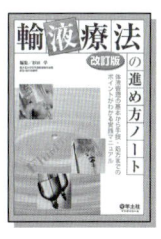

- 定価（本体4,500円＋税）
- B5判　279頁
- ISBN978-4-7581-0678-8

発行　羊土社　YODOSHA

〒101-0052　東京都千代田区神田小川町2-5-1　TEL 03(5282)1211　FAX 03(5282)1212
E-mail:eigyo@yodosha.co.jp
URL:http://www.yodosha.co.jp/

ご注文は最寄りの書店，または小社営業部まで

日常診療に役立つ！羊土社オススメ書籍

当直で困らない 小外科のコツ改訂版

編／平出敦

ベストセラーの改訂第2版！やけど、骨折、子供の誤嚥から、虫が耳に入った！など当直で出合うけがや疾患、その他の症状に適確に対処できるコツが満載．医療安全面の情報を補充し、さらに役立つ一冊になりました．

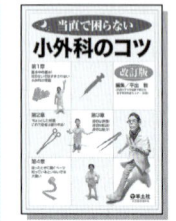

- 定価（本体4,500円＋税）
- B5判 213頁
- ISBN978-4-7581-0673-3

酸塩基平衡、水・電解質が好きになる

簡単なルールと演習問題で輸液をマスター

著／今井裕一

ややこしい計算をしなくても簡単・的確に輸液が使えるようになる，目からウロコのルールを伝授！疑問に応える解説と豊富な演習問題で、基本から現場での応用力までいつの間にか身につきます．もう輸液で迷わない！

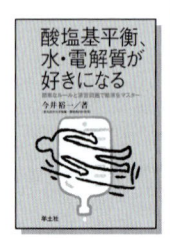

- 定価（本体2,800円＋税）
- A5判 202頁
- ISBN978-4-7581-0628-3

がん診療パーフェクト

基礎知識から診断・治療の実際まで

編／佐々木常雄

がん診療の基本知識、各がん腫の診断・治療がこの1冊でマスターできる！実臨床で役立つ知識をわかりやすく解説し、各がんのケーススタディも掲載．がん治療認定医試験の学習にも最適な内容．

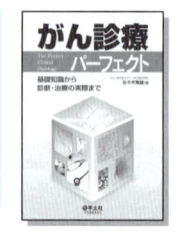

- 定価（本体6,500円＋税）
- B5判 389頁
- ISBN978-4-7581-0682-5

ビジュアル救急必須手技ポケットマニュアル

編／箕輪良行，児玉貴光

救急の現場で必須の検査・手技について、豊富なカラー写真とイラストで丁寧に解説．現場の最前線に立つ医師だからこそ知っているポイントを随所に盛り込んであります．携帯に便利なポケット判！初期研修医は必携！

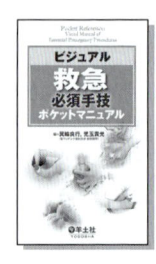

- 定価（本体3,900円＋税）
- B6変型判 334頁
- ISBN978-4-7581-0677-1

発行　羊土社 YODOSHA
〒101-0052　東京都千代田区神田小川町2-5-1　TEL 03(5282)1211　FAX 03(5282)1212
E-mail:eigyo@yodosha.co.jp
URL:http://www.yodosha.co.jp/

ご注文は最寄りの書店、または小社営業部まで